재치와 유머로 배우는

실전 약국경영

재치와 유머로 배우는

실전 약국경영

정일영 지음

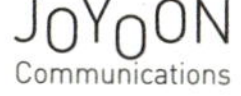

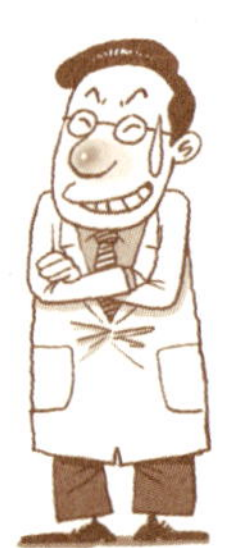

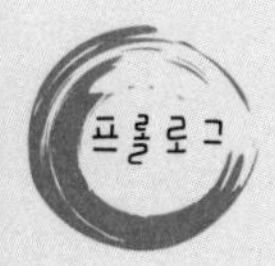

재치와 유머 넘치는 약국을 위하여

1980년대 중반까지는 전국의 모든 약국에는 환자들이 매우 많이 오셨다고 들었습니다.

아니 그때에는 약국을 경영하셨던 약사님들이 그만큼 주민의 건강 지킴이로서의 역할을 충분히 수행하셨으며, 그로 인해 우리 국민들의 건강이 잘 유지되었음을 누구도 부인할 수 없을 것입니다. 그때는 상대적으로 문턱이 높았던 병의원에 비해 더 쉽게 접근할 수 있는 약국에서, 국민들은 약사님들로부터 건강에 관한 상담과 조언을 받으며 건강을 지켰을 것입니다.

그러나 제가 약국을 시작(1987년 12월)한 다음 달인 1988년 1월부터 조치원을 비롯한 전국의 농어촌 지역에서 농어촌 의료보험이 시작되었고, 환자들은 문턱이 낮아진 병의원을 먼저 찾기 시작하면서 약국을 찾는 환자가 줄었기 때문에, 전 예전엔 약국에 환자가 얼마나 많이 오셨는지를 알 수가 없습니다.

그러다가 1989년부터 전국민의료보험제도 시행에 발맞추어 약국에서의 조제에도 의료보험을 적용시키는 약국의료보험 제도가 시작되어 환자들의 발길을 약국으로 되돌릴 기회를 얻었습니다.

그러나, 정부당국과 매스컴의 홍보부족, 국민들의 인식 부족과 약사들의 외면으로, 약국 의료보험은 빛을 한 번 크게 발하지도 못하고 의약분업과 함께 역사의 뒤안길로 사라지고 말았습니다.

약국을 시작한지는 어느덧 20년이 되었지만, 제게 환자들을 접할 기회가 그렇게 많았다고 볼 수는 없습니다. 사실 저보다 환자를 상담한 경험이 훨씬 풍부한 약사님들에게 환자들과의 에피소드가 더 많을 것입니다. 따라서 경험도 부족하고 말주변도 부족한 제가 환자들과의 에피소드를 모아 책을 낸다는 것이 외람스럽게까지 느껴집니다.

제가 약국을 시작하기에 앞서 어느 약국에서 실습을 했는데, 그때 실습했던 약국의 약사님이 약국경영 경험이 많은 분이어서 그 약사님께 많은 것을 배우고 약국을 시작하게 됐습니다. 그 약사님이 동네에서 약국을 경영하시며 주민들과 오래 같이 하시다 보니, 환자들과도 스스럼없이 대화하시며 우스갯소리를 많이 주고받곤 하셨습니다.

그런 약사님께 배웠던 덕으로 저도 환자들과 재미있는 대화를 많이 나누게 되지 않았나 생각합니다.

실은 저도 처음에는 환자와 이야기할 때 표정이 많이 굳어있었습니다. 그래서 환자가 오면 겁부터 났습니다.

‘내가 모르는 병 때문에 왔으면 어쩌지?’,

‘내가 드린 약 때문에 부작용이 나지는 않았을까?’,

‘부작용이 나서 항의하러 오시는 건 아닐까?’

등등 걱정이 끝이 없었습니다. 나중에는 전화만 와도 겁부터 났습니다. 그러다가 컴퓨터 통신을 시작하면서 유머 게시판을 자주 들어가 보게 됐습니다.

그러면서 재미있는 유머들은 몇 가지 기억해두기도 했지요.

그중 약국에 오는 환자에게 적용할 수 있는 것들을 약국에서 환자들에게 써 봤지요. 환자들도 웃으시며 대부분 좋아하시더군요. 어떤 분은 와서 “오늘은 왜 싱거운 소리 안 해?”하며 그런 우스갯소리를 하도록 유도하는 분도 계셨습니다. 그러나 간혹 어떤 분들은 기분이 나쁘다며 화를 내던 분도 계셨습니다.

처음에 저는, 제가 경험하던 환자들과의 에피소드가 저희 약국에서만 일어나는 일인 줄 알았습니다. 그런데 컴퓨터 통신에 그런 사례들을 올리고 다른 약사님들과 이야기도 주고받다 보니, 내가 겪는 환자들의 사례를 다른 약사님들도 똑같이 겪고 계신다는 것을 알았습니다.

분업 전에는 VT 환경의 대한약사통신 시절에 대전 약사들의 게시판(대전 부루스)에 '약국 에피소드'라 해서 여러 달에 걸쳐 올렸던 적이 있습니다. 제가 겪는 일들이 다른 약사님들도 똑같이 겪는 일들이란 것을 안 뒤에는 웹 환경의 대한약사통신에 '약국마다 이런 사람 꼭 있다'라는 제목으로 환자들과의 에피소드를 올리기 시작했습니다.

주로 환자들과 제가 겪었던 환자들 중 엉뚱하거나 황당한 사례들을 중심으로 글을 올렸습니다. 많은 약사님들이 내용에 공감한다는 말씀을 하셔서 저도 힘을 얻어 글을 올리다 보니, 모두 300 여 개의 사례를 올렸더군요.

이런 사례들을 대한약사통신에 올리면서 제가 환자들과 했던 대화들을 조금씩 섞어가면서 올렸더니 약사님들의 반응이 좋았습니다. 좋은 방법이라며 고맙다는 반응을 보인 분도 있었습니다.

모든 사람들에게 똑같은 농담을 하지는 않습니다. 사람을 가려서 하기도 하지요. 대체로 연세 드신 분들은 농담을 잘 받아주시는 경우가 많았습니다. 중년 분들은 농담을 농담으로 받지 않고 화를 내는 경우도 있었습니다.

그런데 제가 환자들과 주고받던 농담들 중 대부분은 제가 창작한 것은 아니고, 다른 사람의 아이디어를 도용한 것입니다.

제가 임기응변에 능해서 그런 농담을 주고받는 것도 아니고, 같은 상황을 여러 번 겪다가 겨우 생각해낸 것들입니다.

그 동안 대한약사통신에 짤막짤막하게 올렸던 글들을 정리해서 책을 만들도록 격려해주신 조윤커뮤니케이션 최몽순 편집장님과 삽화를 그려주신 한국경제신문 조영남 화백님, 이런 글을 통신에 올릴 수 있도록 제 글에 관심을 보여주셨던 여러 통신 약사동지들께도 이 지면을 빌어 감사드립니다. 또 무엇보다도 약국경영을 하며 지혜와 유머를 배울 수 있도록 함께해주신 많은 환자분들께 감사드립니다.

항상 긍정적인 마음으로 환자들을 대하며 유머를 구사할 수 있도록 인도하신 하나님께 특히 감사드립니다. 모든 분들께 하나님과 예수님의 사랑과 평안이 늘 함께 하기를 기도드립니다.

대전 십자약국에서
정일영 약사

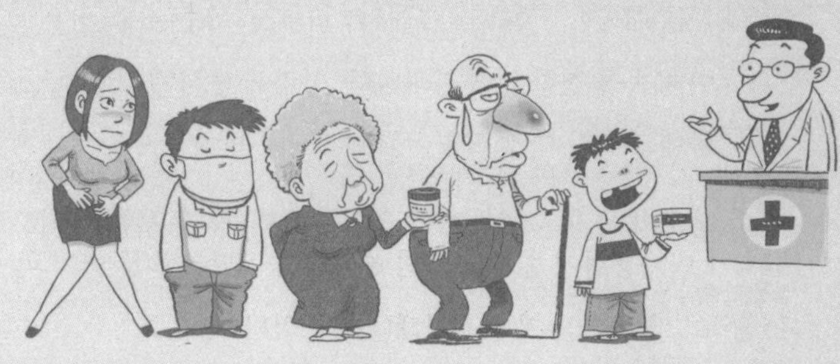

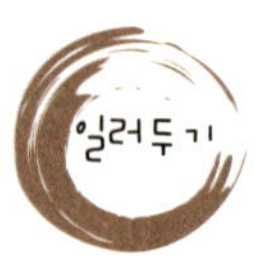

지금 당장 약국현장에서 생생하게 적용할 수 있는 실용적인 표현들

질병은 사전에고 없이 불현듯 찾아온다. 아픈 사람이 주로 찾는 약국 고객 역시도 이럴 듯 싶다. 이렇다 보니, 환자들과의 대화는 이성적인 대화보다는 돌발적 대화체가 대부분이다. 이 책은 바로 이런 환자들의 다양하고 생생한 대화내용을 에피소드 형식으로 모은 것이다. 이곳에서 제시하는 저자의 대화 역시도 약학 교과서에 나오는 정답은 아닐 터이다.

각각의 약국이 직면한 환경과 약사의 여건이 다른 만큼 이 책을 접하는 독자들의 대응방식이 각기 다를 수 밖에 없기 때문이다.

편집 및 구성

- 책의 구성은 가독성을 높이기 위하여, 각 Chapter별로 분류하여 제목을 정한 것에 불과하다. 따라서 순서나 각 Chapter의 제목에 구애받지 않고 읽어 내려가도 무방하다.
- 본문의 문장은 생생한 약국현장의 분위기를 살리기 위하여 구

어체로 표현했다.

· 대화의 대상자는 주로 나(약사), 환자(약국고객)로 했으며, 그 외 아주머니, 젊은사람, 할머니 등으로 구분했다.

마지막으로, 독자 개인의 정서상 일부 표현들이 다소 귀에 거슬리더라도 너그러운 양해를 부탁드리면서, 이 책을 접한 것을 계기로 더욱 유머와 재치가 넘치는 멋진 약국경영을 실현하길 희망한다.

편집자 주

목차

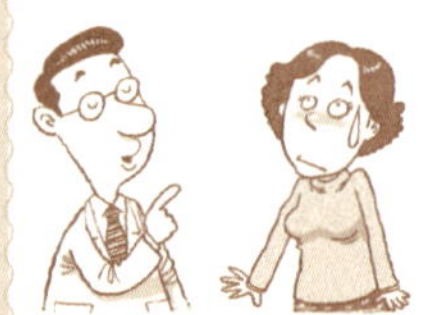

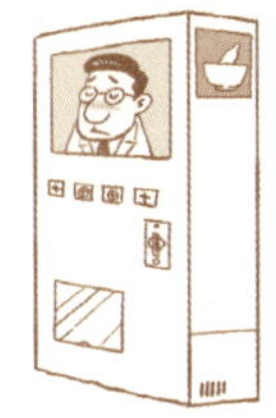

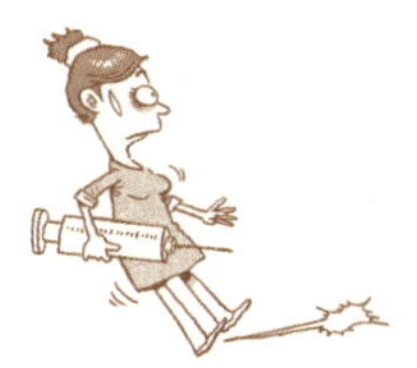

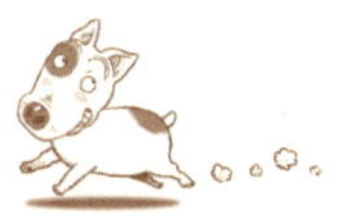

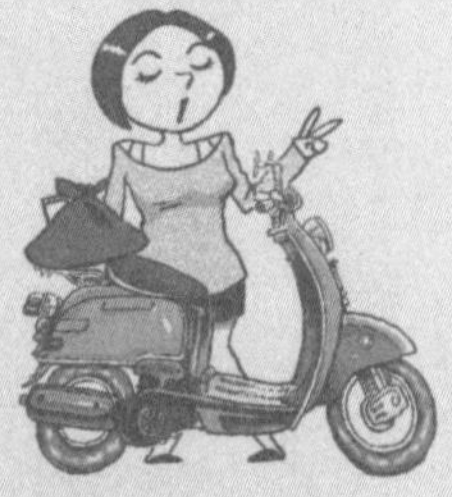

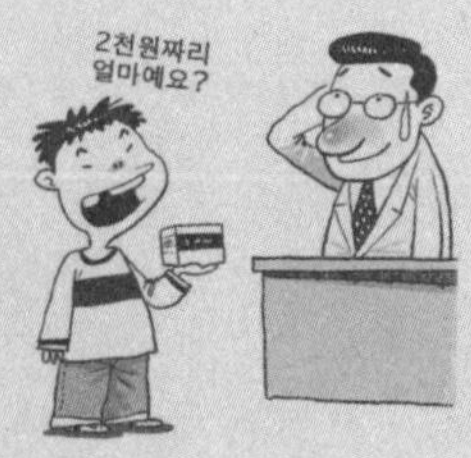
2천원짜리
얼마예요?

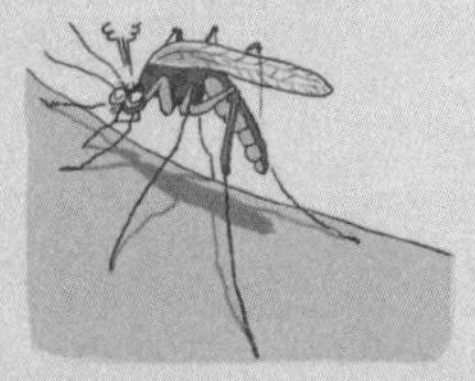

약국경영 비결 1

재치와 유머로 만드는 약국경영 비결

재미난 유머를 골라 약국에 오는 환자에게 써 봤지요. 환자들도 웃으시며 대부분 좋아하시더군요. 어떤 분은 와서 "오늘은 왜 싱거운 소리 안 해?" 하며 그런 우스갯소리를 듣고 싶어 하는 분도 계셨습니다.

하지만 분위기 파악을 못하고 농담을 했을 땐, 간혹 어떤 분들은 기분이 나쁘다며 화를 내던 분도 계셨습니다.

모든 사람들에게 똑같은 농담을 하지는 않습니다. 사람을 가려서 하기도 하지요. 대체로 연세 드신 분들은 농담을 잘 받아주시는 경우가 많았습니다. 중년 분들은 농담을 농담으로 받지 않고 화를 내는 경우도 있었습니다.

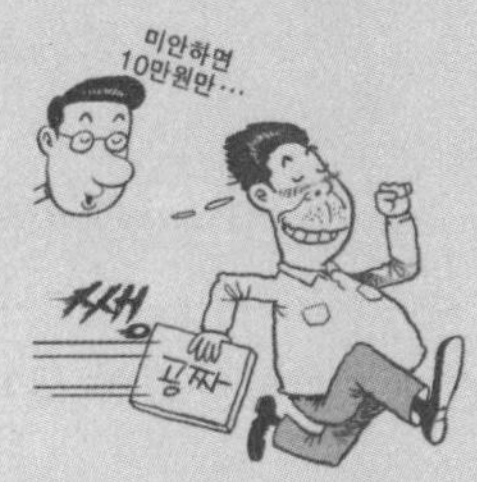

약사의 직업병

제가 학교 다닐 때에는 밥을 하도 천천히 먹어서, 친구들로부터 밥 좀 빨리 먹으라는 말을 많이 들었습니다. 그런데 약국을 하면서부터 밥 먹는 속도가 빨라져서, 어떤 때에는 밥 먹고 양치 끝내기까지 5분이 걸리기도 했습니다. 분업이 된 지금은 전만큼 급하지 않은데도 밥 먹는 속도는 여전히 빠릅니다.
그래서 사람들과 같이 밥을 먹을 때에도 오해를 받습니다.

사람들 : "밥을 벌써 다 드셨네요? 배가 많이 고프셨나 봐요. 밥 좀 더 드세요"

나 : 밥 빨리 먹는 건 다 직업병이에요.

아마 밥을 빨리 먹는 건 직업병일듯 싶습니다. 그런 증상은 몇 가지 더 있습니다.

"환자가 약국에 무슨 종이만 들고 와도 처방전으로 오인하는 경우"

"길을 가거나 어느 모임에서 '약'이란 말만 들려도 고개가 돌아가는 경우"

자기 소개

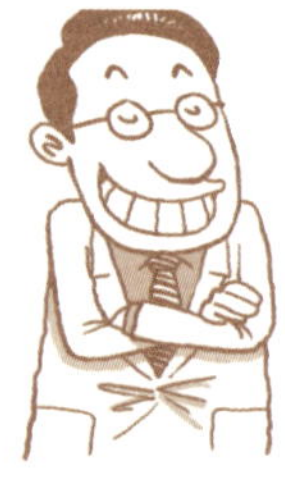

제 이름이 정일영입니다. 정일영이니까 정10으로도 쓸 수 있습니다. 이걸 '정일공'으로 읽으면 안됩니다.
제 이름이 정일영 즉 정10인 이유는 제 생일과도 관련이 있습니다. 제 생일이 1월2일입니다.
1962년 1월2일생이니까 주민등록번호 앞자리가 620102입니다. 그래서 전 제 주민등록번호를 꼭 '육이공일영이'라고 읽습니다.
제 e-mail 주소가 plus102@kpca.co.kr입니다. 이것도 역시 '플러스 일영이'로 읽으셔야 합니다.
plus(+)는 양(陽)이고 minus(-)는 음(陰)이며, 또 plus(+)는 정(正)이

고 minus(-)는 부(否)입니다. 그래서 '102' 앞에 plus를 붙여서 제 E-mail 아이디를 plus102로 만들었습니다. '정일영이'를 제 멋대로 영어와 아라비아숫자로 번역(?)한 거지요.

이상과 같은 이유로 제가 제일 좋아하는 숫자는 10 또는 102입니다. 그래서 저희 약국 이름도 십자약국(10자약국)입니다. 제 이름을 표현하는 뜻도 되고 크리스천 냄새도 풍기도록 그렇게 지었습니다.

제가 핸드폰 SMS를 보낼 때에는 맨 뒤에 이름 대신 '10'을 붙입니다. 말하자면 제 사인입니다.

제 휴대폰 번호에도 제 이름이 들어갑니다. HP 번호가 010-8345-0263인데, 010 (이름) - 8345 (집전화국번) - 0263 (약국전화번호) 이렇게 세가지가 합쳐진 것입니다.

왜 불러

약국에 오면 꼭 "나를 왜 불렀어요?" 하며 농담을 건네는 아주머니 한 분이 계십니다. 처음엔 그 농담에 웃기만 하다가 결국 비장의 묘수를 개발해 냈습니다.

아주머니 : 오늘은 왜 이리 일찍부터 불렀어요? 바쁜데...

나 : 오시라고 한 게 언젠데 왜 이제야 오셨어요? 아까부터 불렀는데... ·.·

약을 가지고 가시면서 또 한 마디 하십니다.

아주머니 : 다음부터는 좀 안 바쁠 때 불러요. 알았죠?

나 : 예. ^^ 다음부터는 부르면 바로 오세요.

아기 온도계

환자 : 아기 온도계 주세요.

나 : (능청을 떨면서) 온도계는 없는데요.

환자 : 아기 체온 재는 거 없어요?

나 : 아! 체온계요?
환자 : 예.
나 : 아기 체온만 재는 건 아니에요. 어른 체온도 잴 수 있어요.

돈 주기 싫은 심리

거스름돈을 줄려고 동전을 집을 때 잘 집어지지 않는 경우가 있죠?

나 : 거스름돈 드리기가 아까운가, 왜 이리 안 집어지지?

환자도 돈이 잘 안 꺼내지는 경우에,

환자 : 돈내기가 싫은가, 왜 이리 안 나와?

박카스가 문제

박카스 하나 사면서 10,000원짜리를 내는 사람이 있습니다. 그래도 이런 사람은 그 중 좀 나은 편입니다.

환자 : 죄송해요. 돈이 이 것 밖에 없어서...
나 : 뭘요. 100원짜리 하나 사면서 10,000원짜리 내는 사람도 있는데요.

전에 낱알 판매가 허용될 때의 일입니다.

공치사

약국에 좀 자주 오는 분이 계십니다. 자주 온다고 공치사를 하십니다. 단골이니 잘 해달라는 무언의 압력도 있겠지요.

환자 : 나 또 왔어. 나만큼 약국에 자주 오는 사람도 없을 거야.
나 : 진짜로 약국에 자주 오는 분은 그런 소리도 안 하세요.

환자 : 나 보다 더 자주 오는 사람도 있다고?
나 : 그럼요...

다방 아가씨

1.

아가씨 : 박카스 두 잔하고 우루사 두 알 주세요.
나 : 잉?
아가씨 : 아참! 박카스 두 병하고 우루사 두 알 주세요.
나 : 그럼 나는 이따가 커피 두 병 주문해야겠네.

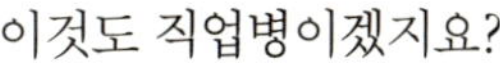

이것도 직업병이겠지요?

2.

아가씨 : 배 아픈데 먹을 약좀 주세요.
나 : 누가?
아가씨 : 몰라요. 환자가 사 오래요.

3.

아가씨 : 감기 걸렸는데 먹을 약좀 주세요.
나 : 누가?
아가씨 : 몰라요.
나 : 환자가?
아가씨 : 예.

약 심부름을 무슨 과자 심부름시키듯 하는 사람이 많은가 봅니다.

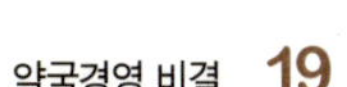

옆구리 통증

환자 : 우리 집 애들 아빠가 아침에 일어나더니 갑자기 옆구리가 결린대요.

나 : 주무실 때 발로 걷어차신 것 아니예요? 아프지 않게 살살 차시지, 왜 그렇게 세게 차셨어요?

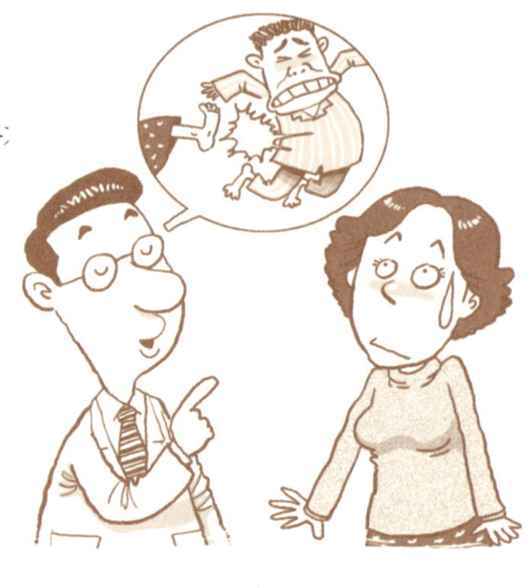

잔돈의 유혹

환자 : 얼마예요?

나 : 10,100원이네요.

환자 : (작은 소리로 혼잣말을 합니다) 100원 깎아 주면 안돼요?

나 : (웃으며)그렇게 크게 말하면 들려요? 좀 더 작게 말해야지… 10,000원만 주세요.

드링크 병 깨질 때

1. 다른 사람이 떨어뜨렸는데 안 깨졌을 때

나 : 그렇게 떨어뜨려서 깨져요?

2. 내가 떨어뜨렸는데 깨졌을 때

나 : 아, 이렇게 하면 깨지는구나.

3. 아내가 떨어뜨린 것이 깨졌을 때

나 : 월급에서 까.

아내 : 언제 월급 한 푼이나 제 때 제때 줘 봤어요?

딸 : 아빠가 엄마께 돈 다 드리잖아요?

아내 : 월말이면 다 가져가는 돈은 필요 없어.

잘못된 주소

환자 : 쌍화차좀 줘

나 : (능청을 떨며) 여긴 약국인데요?

환자 : 쌍화차 없어?

나 : 쌍화탕이겠죠.

환자 : 그게 그거 아닌가?

낱알 판매의 추억

1.

환자 : ○포스 하나 하고 ●청수 주세요.

나 : (○포스 한 갑을 먼저 꺼냅니다)

환자 : 그거 말고 한 봉지만 줘요.

나 : 한 봉지요?

환자 : 왜요? 낱개로 안 팔아요?

나 : 이걸 누가 낱개로 사요?

환자 : 그럼 다 관 두세요. 다른 데는 다 낱개로 파니까 달라고 하지.(하면서 씩씩거리며 나가 버립니다)

나 : (속으로) 다른 사람들은 다 한 갑씩 사니까 안 된다고 하지.

2.

환자 : 훼럼포라 한 알만 주세요.

나 : 훼럼포라 한 알이요?

환자 : 예, 왜요? 낱알로는 안 파나요?

나 : 그걸 누가 한 알씩 사요?

환자 : 예, 천안에 사는데 약을 깜빡 잊고 집에 두고 와서 그래요.

나 : 한 알을 빼서 드리면 그 나머지는 어쩌고요? 환자 분 같은 분이 또 오시기만 기다리라고요? 하루쯤 안 먹었다고 큰 일나는 건 아니니까 집에 가서 드세요.

어느 약사님과의 대화

나 : 내가 약값을 비싸게 해서 그런지 우리 약국엔 환자가 없어. 다 시내로 빠지나 봐.

어느 약사님 : 나는 시내 값에 다 맞춰 줘도 시내 환자들이 우리 약국에는 하나도 안 와.

약이면 다 똑같은 건 줄 아는 사람

1.

환자1 : 발가락이 가렵고 물집이 생겨서 세레스톤을 발랐는데 왜 안 들어요?

나 : 연고면 다 똑같은가요? 병에 맞는 약을 발라야죠. 소금물하고 설탕물이 같아요? 아무 거나 써도 될 것 같으면 약사가 왜 필요해요? 수퍼에서 아무나 팔게 하지, 안 그래요?

2.

환자2 : 사타구니가 가려운데요 약좀 주세요.

나 : (연고를 하나 건네준다.)

환자2 : 연고는 있어요.

나 : 이름이 뭔데요?

환자2 : (일반 스테로이드제의 이름을 댑니다.)

나 : 책이면 다 똑같은가요? 약도 병에 따라 다 다르지요.
환자2 : 약 쓰기는 싫은데..
나 : 그럼 더 고생하셔야죠.

재치있게 말하기

환자들이 뭔가를 물을 때 거창하고 완벽한 답을 원하는 것이 아닐 경우가 많습니다. 간단한 대답에도 설득이 됩니다.

환자1 : 제가 길을 가다가 넘어졌는데 무릎이 아파요. 왜 그렇죠?
나 : 타박통이죠.
환자1 : 아! 그래요? 타박통이에요? 타박통이구나.~~~

환자2 : 약 이렇게 오랫동안 많이 먹어도 돼요?
나 : 밥은 많이 먹으면 좋은가요? 필요한 만큼만 먹어야죠.

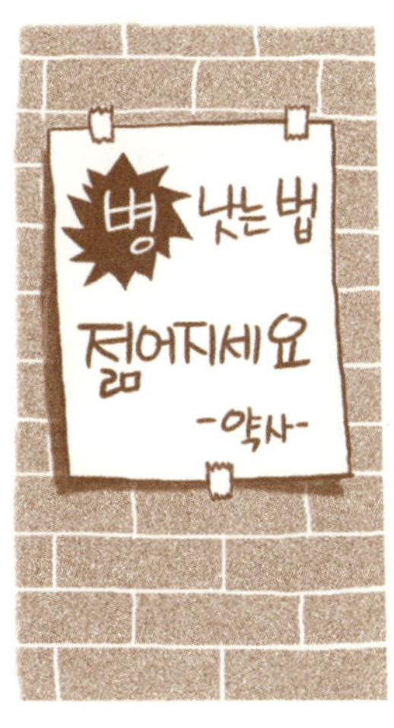

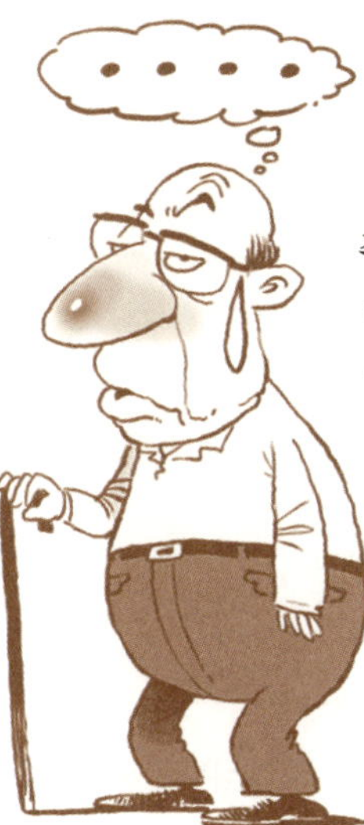

신경통 낫게 해 달라는 노인 분들에게

환자3 : 나 좀 낫게 해줘...
나 : 낫게 해 드릴 수는 있는데, 방법이 좀 어려워요.
환자3 : (솔깃해서) 어떻게?
나 : 젊어지셔야 돼요.
환자3 : 에끼!

효능이 같은 약을 이것저것 달라는 사람에게

나 : 아니, 배고프면 빵도 먹고 라면도 먹고 밥도 먹고 떡도 먹고 하시나요? 필요한 것만 드시면 되지 이렇게 여러 가지 드실 필요는 없어요.

약을 조제해 달라고 하면서 …

환자4 : 바로 낫게 해 주세요.
나 : 서울 갈 때 몇 시간이나 걸리죠?
환자 : 글쎄 두 시간 이상 걸리겠죠?
나 : 약도 마찬가지예요. 나을 때까지는 어느 정도 시간이 필요하지요.

환자5 : 이 약 잘 들어요?
나 : 잘 들으니까 약으로 나왔죠. 효과가 없으면 약으로 나왔겠어요?

조제약을 먹으면서

환자 : 약이 왜 이리 많아요? 이게 다 몇 개야? 이 걸 다 먹어요?
나 : 밥 드실 때 밥 알갱이 수 다 세면서 드세요?

큰 걸 원하는 사람

환자 : 이건 얼마예요?
나 : ○○원이에요.
환자 : 크기도 작은 게 왜 이리 비싸요?
나 : 택시는 작은데 택시 비는 왜 그리 비싸요?

찬 것은 데워서

찬 것을 먹고 설사하는 사람에게,

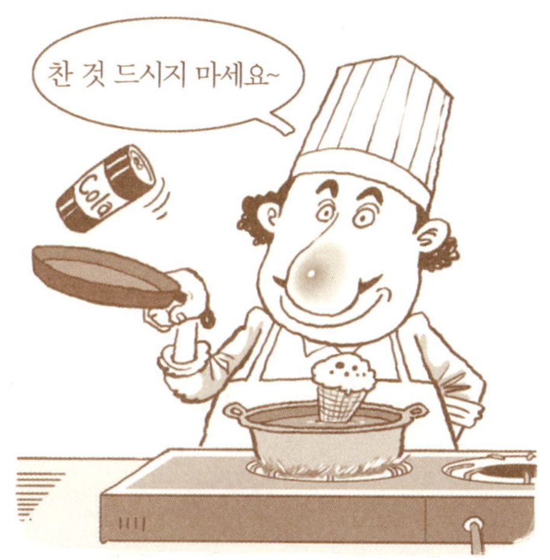

나 : 찬 것 드시지 마세요.
아이스크림도 데워드시고 음료수는 볶아 드세요.

지금 먹어요?

약을 산 환자분이,

환자 : 약 지금 먹어요?
나 : 그럼 지금 말고 언제 드시려고요? 놔두었다가 다 나은 다음에 드시려고요?

실은 밥 안 먹었는데 지금 먹어도 되느냐고 물으셨던 거겠죠?

어쩌다 들었겠죠

환자 : 귀미테 주세요.

나 : 키미테요? 차 언제 타실 건데요?

환자 : 조금 있다 탈 건데요.

나 : 그럼 효과 보기가 어려운데요. 적어도 4시간 전에 붙이셔야 되는데요.

환자 : 지난번엔 그렇게 붙였는데 멀미 않던데요? 그냥 주세요.

나 : 지난번엔 우연히 멀미를 안 하셨던 거죠. 약이란 게 우연히 효과가 있었다고 약효가 있었다고는 말할 수 없는 거죠.

얼마예요?

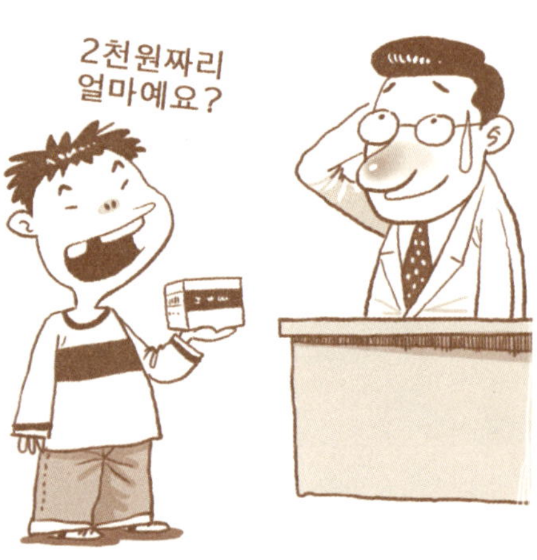

어린이 : 2,000원 짜리 ○○하나만 주세요.

나 : 자, 여기.

어린이 : 얼마예요?

나 : 얼마 짜리 달라고 했어?

어린이 : 2,000원짜리요.

나 : 그럼, 2,000원짜리가 2,000원이지 얼마겠니?

어떻게 알아요?

환자 : 여기도 아프고 저기도 아프고 어쩌구저쩌구... 한데 먹을 약 좀 주세요.

나 : 이걸 드세요.

환자 : 이거 효과 좋아요?

나 : 예.

환자 : 이 약이 효과가 좋은지 어떻게 아세요? 먹어보셨어요?

나 : 불고기가 맛있는지를 꼭 먹어봐야 아나요? 성분을 보면 약효를 짐작할 수 있지요.

서울체질

가끔 서울에서 왔다는 사람이 감기가 걸렸다고 약을 지으러 오는 경우가 있습니다.

나 : 아니, 대전 공기가 서울 공기보다 훨씬 좋은데 어떻게 대전에 와서 감기를 앓으세요?

머리 아픈데..

환자 : 머리 아픈 데 먹는 약좀 주세요.

나 : (약을 하나 건네준다)

환자 : 이게 뭐예요?

나 : 머리 아픈 데 먹는 약 달라고 안 하셨어요? 그럴 때 먹는 약 드렸지, 머리 아프게 하는 약 드렸겠어요?

고혈압 환자

약국에서 환자에게 혈압을 재주는 경우가 가끔 있지요. ← 이것도 안 되는 거라면서요?

나 : 혈압이 ㅇㅇㅇ에 ㅇㅇ네요. 괜찮으신 거예요.

환자 : 얼마예요?

나 : 예? 혈압 재 드린 값도 주시려고요? 주시려면 한 10만원 주세

요. ^^ 그냥 가셔도 돼요.

환자 : 감사합니다. 안녕히 계세요. 다음에 또 올께요.

나 : 약국에 자주 오실 일은 없으셔야죠.

혈압

환자: 저 혈압이 있는데 이 약 먹어도 돼요?

나 : (속으로) '그럼 혈압이 없는 사람도 있나?' 고 생각하며 웃습니다.

물품보관소

약국에 뭔가를 두고 가는 분이 많죠?

약을 사서 그중 일부를 약국에서 먹고 나머지를 두고 가는 사람이 간혹 있습니다.

나 : 이거 저한테 사 주시는 거예요?

자선사업가

약을 사고 거스름돈을 안 받고 그냥 급히 가려는 분이 계십니다.

나 : 이 돈 저 가져도 돼요?

둘이 서로 약값을 내겠다고 실랑이 할 때.

나 : (두분) 그 돈 다 주세요.

젊은 미시

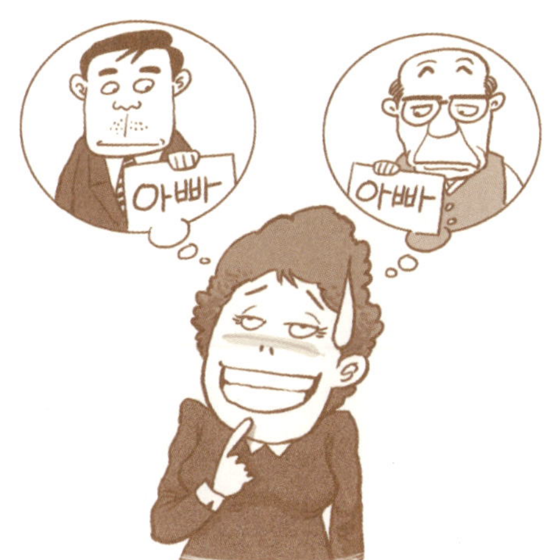

1.

젊은 아기 엄마1 : 아빠 약좀 사러 왔는데요.

나 : 연세가 얼마나 되였는데요?

젊은 아기 엄마1 : 30살이에요.

나 : 아! 친정 아버지가 아니고 애기 아빠요?

친정 아버지 앞에서 자기 남편을 아빠라고 불렀다가, 친정에 발도 못 붙이는 사람도 있다는 말을 어느 약사님께 들은 적이 있습니다.

2.

젊은 여자2 : 아빠 약좀 사러 왔는데요.

나 : 아기 아빠요, 친정 아버지요?

젊은 여자2 : 예? 저 아직 결혼 안 했어요.

나 : 아이고, 죄송합니다.

3.

젊은 여자3 : 약좀 사러 왔는데요.

나 : 누가 아프신데요?

젊은 여자3 : 우리 집 신랑이 아픈데요.

나 : 아직도 신랑이세요?

하나만 알고

임산부는 먹는 약만 조심하면 되는 줄 아는 사람이 많습니다.

환자 : 임산부인데요. 멀미약 먹어도 되나요?
나 : 안돼요.
환자 : 그럼 귀에 붙이는 건요?
나 : 역시 안돼요.
환자 : 먹는 게 아닌데도 요?
나 : 예.
환자 : 그럼 멀미하면 어떻게 해요?
나 : 그냥 견뎌야지요. 차에서 주무세요.

모기를 잡자

환자 : 집에 모기가 왜 그리 많이 들어오는지 원..
나 : 걔들도 다들 먹고살자고 그러는 건데요 뭐, 걔들도 한철인데 그러려니 하세요.

사람들은 매트를 켜 두면 모든 모기가 다 없어질 것으로 생각합니다.

환자 : 매트 피워 놔도 모기가 물던데요?
나 : 방문 어떻게 하셨어요?
환자 : 더우니까 열어 놨죠.
나 : 약이 아무리 좋아도 문을 열려 있는 상태에서 모기를 죽이진 못하죠.

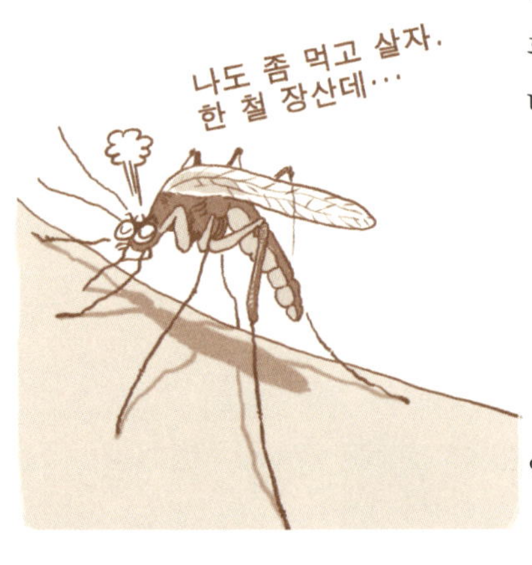

어느 사람이 오더니,

환자 : 모기에 물리지 않게하는 약 주세요.

나 : (줬지요)
환자 : 모기 물렸을때 바르는 약 주세요.
나 : 모기에 물리겠다는 거예요? 안물리겠다는 거예요?

공짜는 못 말려

약국에서 뭔가를 얻어 가는 사람이 간혹 있지요. 예전에 양철로 된 약통이나 약병, 빈 캡슐 등을 얻어가는 사람이 있었습니다. 요즘도 간혹 있지요.

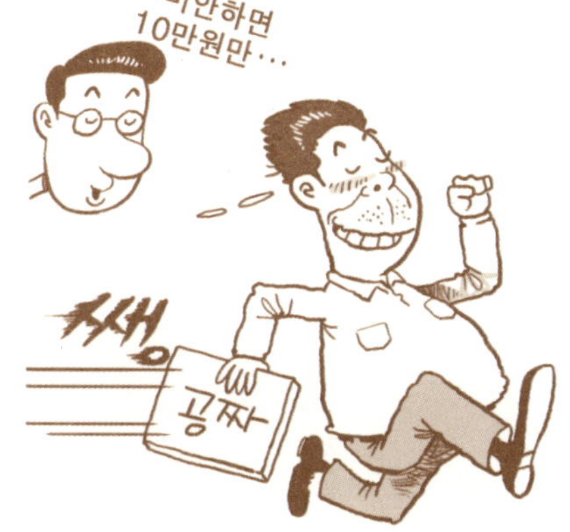

환자 : 이거 그냥 가져가도 돼요?
나 : 그렇지 않으면요? 돈 주시려고요? 그냥 가셔도 괜찮아요.
환자 : 미안해서 ..
나 : 미안하시면 한 10만원 주고 가세요. ^^

금송아지 있으면 뭐해

전에 약국 의료보험시절에는 환자가 오면 의료보험증을 가지고 왔는지부터 물었습니다.

환자 : 약 좀 지으려고 하는데요.

나 : 의료보험증 있으세요?

환자 : 있죠. 요즘 의료보험증 없는 사람도 있나요?

나 : 이리 주세요.

환자 : 아! 지금은 안 가져 왔고요. 집에 있어요.

나 : 집에 금송아지가 10마리 있으면 누가 알아주나요? 다음엔 꼭 가져오세요.

자주 건네는 농담

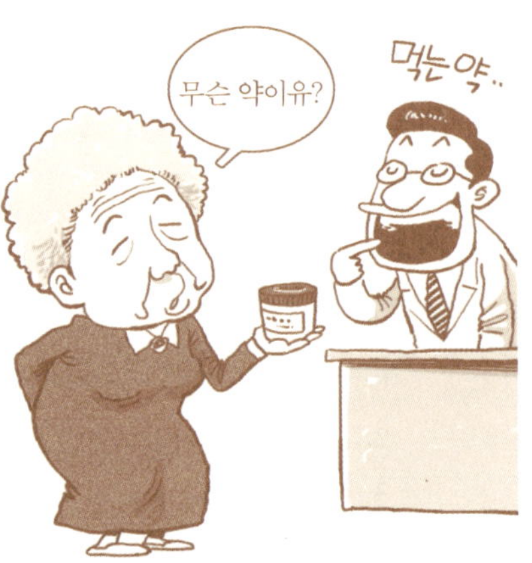

1.

환자 : (약을 받은 뒤) 이거 무슨 약이에요?

나 : 먹는 약이에요.

2.

환자 : 이 약 어떻게 먹어요?

나 : 물로 삼키면 돼요.

3.

환자 : ㅇㅇ 먹으면 암에 걸린다던데요?

나 : ㅇㅇ 안 먹고도 암에 걸리는 사람 있어요.

4.

환자 : 박카스 시원한 걸로 하나 주세요.

나 : (냉장고 밖에 있는 걸 드리며)이것도 따뜻하지는 않은데요?

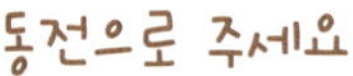

약값이 2,500원인데 3,000원을 내면서

환자 : 동전으로 주세요.
나 : (모르는 척) 500원짜리는 동전 아닌가요?
환자 : 아니 그거 말고 100원짜리로 달라고요.

새 돈은 아까워

환자가 새 돈을 내는 경우가 있지요?

나 : 이야! 새 돈이네 잘못하면 손 다치겠어요. 나는 돈 낼 때 새 돈 내려면 아깝던데..

겨울 몸살 환자

나 : (약을 건네주며) 이 약을 드시고 밤에 주무실 때 땀 좀 흘리며 주무시는 게 좋아요. 두 분이 꼭~~ 껴안고 주무세요.
환자 : (웃으며) 자는 방법까지 교육하시네요.

꼬마

어떤 꼬마가 약국에서 약을 사 가지고 가면서

꼬마 : 안녕히 가세요.
나 : 응, 잘 갈께. 잘 있어라.

알아야 면장을 하지

약국을 시작하던 초기에는 약국에서 생리대도 취급했는데, 먼지만 쌓여 패드형 생리대는 취급하지 않게 되었습니다. 대신 탐폰형생리대를 취급하는데, 그에 관한 대화입니다.

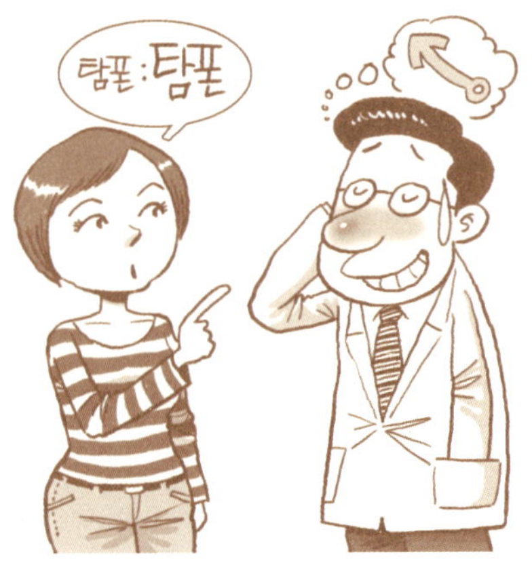

환자 : 탐폰 좀 주세요.

나 : 주니어요, 레귤러요?

환자 : 뭐가 다른데요?

나 : 크기가 다르겠죠? 주니어는 아가씨들이 쓰고 레귤러는 아주머니들이 쓰고..

환자 : 크기 차이가 많이 나나요?

나 : 글쎄, 써 봤어야 알지요.

환자 : 임신하면 증세가 어때요?

나 : 글쎄요, 경험이 없어서요.

생리통 때문에 고생을 하는 사람이..

환자 : 다른 사람들도 생리 때면 이렇게 고생하나요?

나 : 모르겠네요, 경험이 없어서요.

아주 큰 집에 사는 사람

전에 약국의료보험이 있을 때에는, 의료보험증을 미처 안 가지고 온 사람에게도 나중에 가져오면 보험 처리를 해 줄 생각으로 꼭 어디 사는지를 물었습니다.

중진료권에 대전이 없는 사람에게 실수하지 않으려고 그랬지요. 예전의 약국의료보험은 보험증에 적힌 중진료권 내에서만 적용됐습니다.

1.

나 : 집이 어디세요?
환자1 : 여기서 멀어요.
나 : 어딘데요?
환자1 : 신탄진인데요.
나 : 손바닥만한 대전에서 멀긴 뭐가 멀어요?

2.

나 : 집이 어디세요?
환자2 : (이 동네라는 뜻으로)여기예요.
나 : 우리 약국에 사세요?

3.

나 : 집이 어디세요?
환자3 : ××동인데요.
나 : 집이 그렇게 커요?

고정관념

약의 포장이 바뀌는 경우가 있습니다.

환자 : ㅇㅇ약좀 주세요.
나 : 여기 있어요.
환자 : 어, 이렇게 생기지 않았었는데?
나 : 예, 포장이 바뀌었는데 약은 같은 거예요.
환자 : (좀 찜찜하다는 표정으로) 그래도...
나 : 아니, 제가 옷을 바꿔 입으면 제가 아닌가요? 성분은 똑같은데 포장만 바뀐 거예요.

도둑이 두렵지 않은 이유

약국을 하면서 梁上君子를 맞은 적이 세 번 있습니다. 한 번은 조치원에서 그랬고(이때는 경찰서가 근처에 있는데도 당했습니다), 두 번은 대전에 와서 그랬는데, 대전에서 당했을 때는 다른 사람들이 더 걱정을 해 줍니다.

환자 : 도둑 맞아서 어떻게 해요? 많이 없어지진 않았어요?
나 : 뭘요. 다들 먹고살자고 하는 짓인데요, 뭐. 사람이 안 다친 걸 다행으로 여겨야죠, 뭐.

이렇게 말하며 웃던 제 마음은 얼마나 쓰렸겠습니까?

우문현답

눈병이 돌 때에는 꼭 이렇게 묻는 사람이 있습니다.

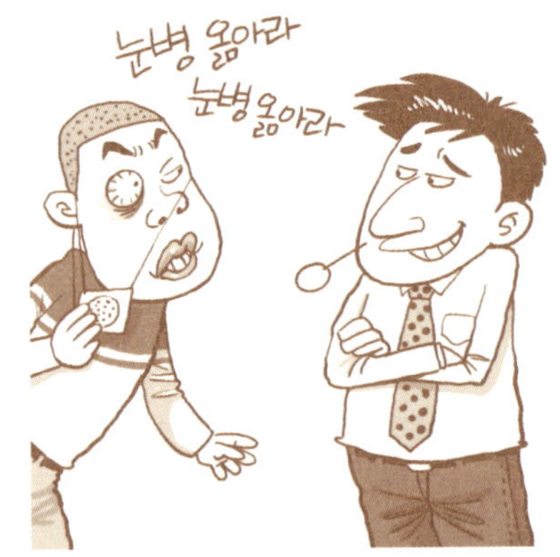

사람 : 눈병 걸린 사람을 보기만 해도 눈병에 걸려요?
나 : 그럼 안과 의사나 저는 매일 눈병 달고 살겠네요? 보는 걸로는 눈병 안 걸려요. 눈병 균이 묻은 손이 눈에 닿으면 눈병에 걸릴 가능성이 높아지지요.

내 병은 내가 잘 알아(?)

환자 : ○○좀 주세요.

나 : 왜 찾으시는데요?

환자 : ●●가 안 좋은데, 전에 그 약을 먹고 나은 적이 있거든요.

나 : 그때야 그 약을 먹고 나을 병에 걸렸던 거고, 지금은 꼭 그렇지 않을 수도 있죠.

약사 말에 설득되는 사람도 있지만, 끝까지 고집을 부리는 사람도 있습니다.

반지라도

환자 : ○○ 아픈 데 먹을 약좀 주세요.

나 : (약을 건네며) 이걸 드세요.

환자 : 얼마죠?

나 : ◈◈원인데요.

환자 : 돈이 좀 모자라는데...

나 : (웃으며) 그럼 그 반지 빼 주시면 되겠네요.

환자 : 이 반지가 얼마 짜린데? 이건 가짜예요.

나 : 그럼 그 목걸이도 같이 주세요. ^^ 돈이 모자르면 다음에 갖다 주세요.

제살 깍기

전에 표준소매가 제도가 있고 낱알 판매가 있을 때에는 약을 살때, 약값을 깎아주는 대신 1알씩 더 드리는 약국이 있었습니다.

환자 : 왜 1,000원에 한 개도 더 안 줘요? 저기서는 두 개나 더 주는데.

나 : 그걸로 떼돈 모으려고요. 100원짜리 가지고 얼마나 남기겠어요?

독한 국민성

예전에 약국에서 약을 조제할 때 이런 사람이 많았습니다.

환자 : 약을 좀 독하게, 한 번 먹고도 병이 똑 떨어지게 지어 주세요.
나 : 밥을 한 끼 독하게 먹으면 하루 종일 아무 것도 안 먹고도 버틸 수 있어요?
환자 : 그렇진 않죠.
나 : 그런데 왜 약은 그러길 바래요?

약사가 왜 필요한데..

환자 : 처방 받아서 조제한 약이 잘 안 듣는 것 같아요. 거기에다가 더 섞어 먹을 약좀 주세요.
나 : 약이란 게 이것저것 섞어 먹는다고 효과가 좋아지는 게 아니에요. 어떤 약은 오히려 효과가 떨어지기도 해요. 우선 그 약이나 다 드시고 병원에서 원장님과 상의하세요.
환자 : 그래요?
나 : 그럼요, 이것저것 막 먹어서 효과가 더 좋아질 것 같으면 약사가 왜 필요해요?

불고기가 먹고 싶어서?

환자 : 손을 가스 불에 좀 뎄는데 약좀 주세요.
나 : 아니, 불고기가 드시고 싶으셨나, 왜 손은 익히셨어요?

걱정도 팔자

휴가철엔 비상약을 준비하는 사람들이 많습니다. 또는 해외 여행을 가는 사람도 약을 잔뜩 사는 경우가 있습니다.

환자 : 진통제, 멀미약, 소화제, 감기약, 설사 멎는 약, 물파스....

나 : 아니, 여행지에 가서 약국을 차릴 생각이세요? 놀러 가서 재미있게 놀 생각을 해야지 아플 생각만 하세요?

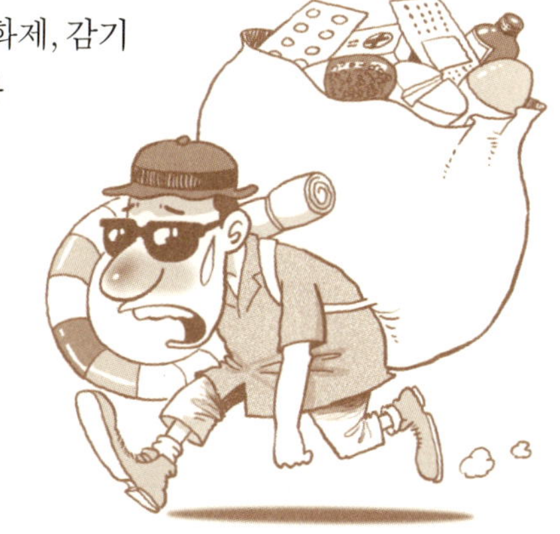

부자는 역시

환자 세 분이 죽 처방전을 가지고 들어오셨습니다. 약을 조제해서 가지고 나와서 한 분씩 드렸습니다.

A환자 : 얼마죠?
여직원 : ○○○원이네요.

B환자 : 저는요?
여직원 : ●●●원이네요.
B환자 : 나는 왜 더 비싸요?
나 : 집이 더 부자이신 걸 원장님이 아셨나 봐요.

C환자 : 저는 얼마예요?
여직원 : ◇◇◇원이에요.
A, B환자 : 하하하. 맞다, 그런가 보다. 돈이 더 많은 줄 알고 비싸게 처방 냈나 보다.

약값은 공짜?

가끔 깜빡 잊고 약값을 안 내고 급하게 그냥 가려는 분이 있습니다.

나 : 약값 안 주셨는데요?
환자 : 아참! 급하다고 약값도 안 주고 그냥 갈 뻔했네. 미안해요.
나 : 괜찮아요. 저도 약값을 낸 분에게 또 달라고 하는 때도 있는데요. 뭐.

술

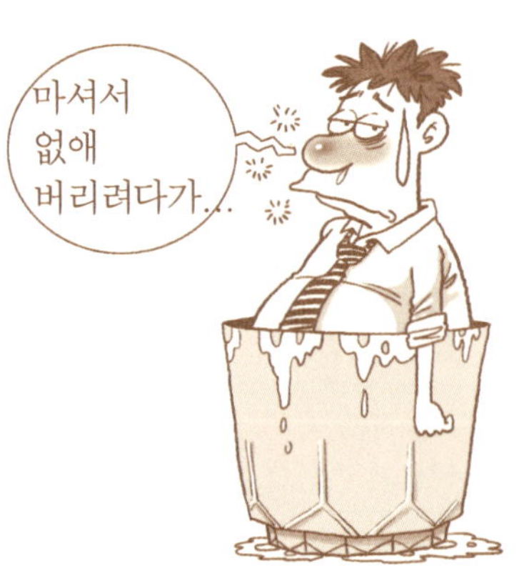

환자 : 술을 먹었더니 속도 쓰리고 머리도 아프고 죽겠네요.
나 : 그럴 줄 알고 드시는 거 아니에요?
환자 : 알긴 알죠.
나 : 다 자식을 위해서 고생하시는 거죠? 술은 나쁜 거니까 마셔서 없애려고...

술 먹으며 치료

약을 드리면 이렇게 묻는 분이 있습니다.

환자 : 이 약 먹으며 뭐 가릴 건 없어요?
나 : 뭐든지 드시고 싶은 건 다 드세요. 먹고 죽은 귀신은 색깔도 곱다는데.
환자 : 술도 먹어도 돼요?
나 : 술 먹어서 좋을 병이 뭐가 있겠어요?

술은 대부분의 약의 효과를 떨어뜨려요.

술값 보다는 싸요

환자 : 술 먹고 속도 아프고 머리도 아픈데 약 좀 주세요.

나 : (약을 드리며) ○○○○원입니다.

환자 : 예? 무슨 약이 그렇게 비싸요?

나 : (웃으며) 그래도 술값보다는 싸요. 몸에 나쁜 술값은 안 아깝고 몸을 좋게 하는 약값은 아까우세요?

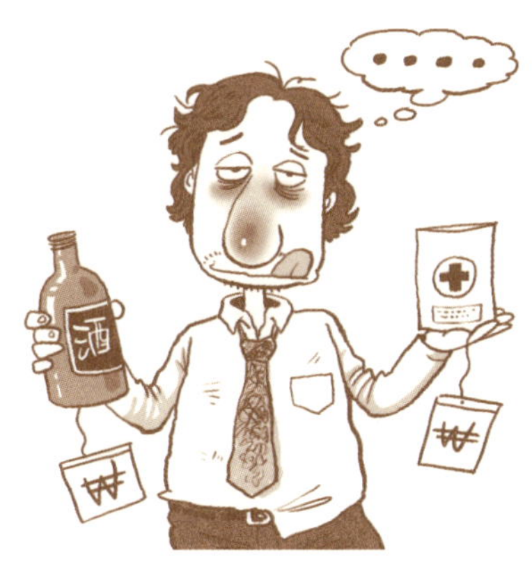

이러면 대개 웃으면서 돈을 냅니다.

난해한 질문

환자들이 같은 성분의 약을 두 가지를 가리키며 물을 때가 있습니다.

환자 : 어떤 게 더 잘 들어요?

나 : 다 잘 듣죠. 안 들으라고 만들어진 약은 없지요.

특별한 서비스

조치원에 있을 때 식당에서 고교 동문회 모임이 있었습니다.

회장님 : (음식을 주문하면서) 특별히 맛있게 해 주세요.

주인 : 예.

나 : 그거 특별히 맛있게 해 달라면 뭐가 달라져요?
회장님 : 그래도 좀 더 신경 쓸 거 아니냐?
나 : 약국에서도 더 잘 듣게 또는 세게 지어 달라는 사람이 있어요. 그러면 대답은 '예' 하지만 들어가는 약은 별 차이 없어요.

이렇게 말하니까 종합병원의 약제 과장으로 근무하시는 선배님도

선배님 : 처방전을 내 놓으며 세게 지어 달라는 사람도 있지. 그러면 대답은 '예'라고 하지. 그런다고 뭐 별 수 있나? 똑같지.

욕심 많은 사람

환자 한 분(A)이 약을 조제해서 받고 기다리는데, 다른 분(B)의 약을 조제해 가지고 나왔습니다.

나 : 이 알약하고 이 물약하고 같이 드세요.
A : 나는 왜 물약 안 줘?
나 : 별 걸 다 욕심 내네요. 약 많이 먹는 게 좋을 게 뭐가 있어요? '나는 그 약이 없어도 되는 병이구나' 생각하고 좋아해야지, 안 그래요?

노인 될까봐

약 봉투에 환자 이름과 날짜를 적을 때 가끔 날짜를 잘못 적는 경우가 있습니다. 앞선 날짜를 적는 경우는 거의 없고, 꼭 며칠 전의 날짜 또는 몇 달 전의 월, 그리고 1월에는 작년을 적곤 합니다. 그럴 때 전 무안해서 옆에 있던 여직원에게 이렇게 말합니다.

나 : 나이 먹기 싫어서...

장수 노인

어느 중년 남자분이 처방전을 가지고 왔습니다.

중년 : 죽을병은 아니죠?

하면서 처방전을 건네주는데, 처방전을 보니 소염진통제와 근이완제, 소화제가 처방되어 있습니다.

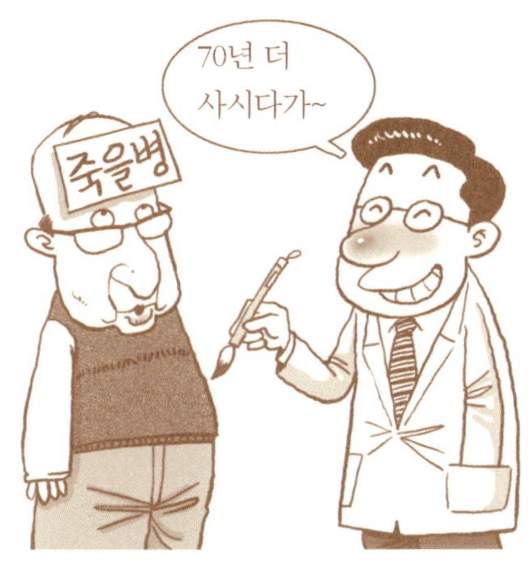

나 : 예.

하고 대답해주고,

나 : 아니, 죽을병이네요.
앞으로 약 70년 더 사시다가…

중년 : 그래요? 그럼 이왕 쓰는 거 한 30년 더 써줘요.

나 : 예, 그렇네요. 100년 더 사시다가 죽을병이네요.

마음 비우기

또 동전이 바닥에 떨어진 경우 그게 약장이나 조제대 밑으로 깊숙이 들어가 버리는 경우가 있습니다. 그럴 때에는

나 : 이사 갈 때 나올 거야.

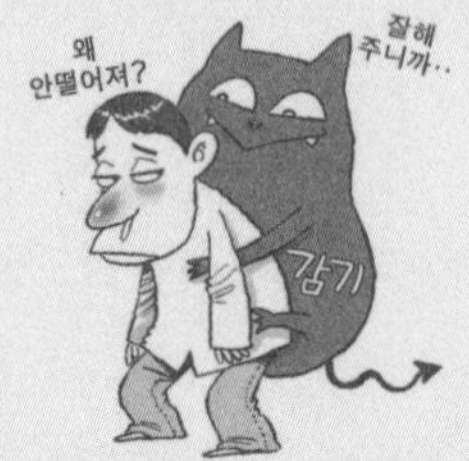
왜
안떨어져?
잘해
주니까‥
감기

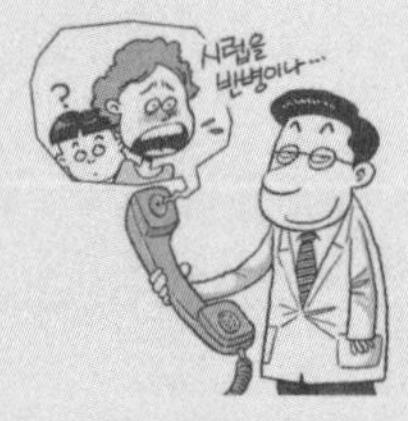
?
시럽을
반병이나…

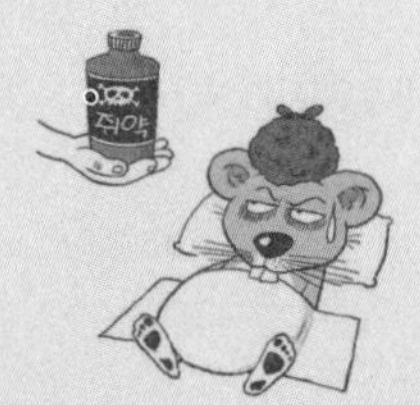
쥐약

첫 인상 좋으면 만사 OK 2

처음에 약국을 시작했을 때에는 환자가 오는 것조차도 겁이 났습니다. 제가 모르는 병 때문에 왔으면 어쩌나, 또 제가 준 약 때문에 더 큰일이 생기면 어쩌나 하는 등의 기우 때문이었지요.

그러다 차츰 저도 여유가 생기고 환자들과 농담을 조금씩 주고받게 되었습니다.
먼저 약국에 들어온 환자들과 인사하면서 약사 본연의 일을 시작하게 되는 셈이죠.

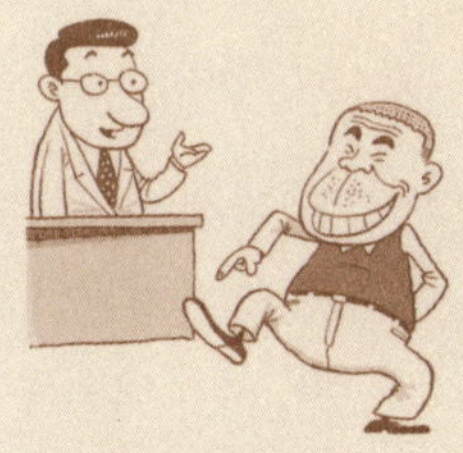

인사가 중요한 이유

환자가 약국에 들어오시면 "안녕하세요?" 라고 인사를 합니다.

전에는 "어서 오세요." 하고 인사했는데, 어쩐지 남이 아픈 것을 환영하는 듯한 뉘앙스를 풍길 것 같아 "안녕하세요?"로 인사말을 바꿨습니다. 또 "어서 오세요." 하는 인사는 잘 알아듣지 못하는 것도 같았습니다. 그런데... 저는 분명히 모든 분들에게 다 인사를 하는데, 그걸 못 듣고 시비를 거는 분이 계십니다.

나 : 안녕하세요?
환자 : 사람이 들어오는데 왜 인사도 안 해?
나 : 했는데요?
환자 : 어! 했어?

제 목소리가 작아서 인사 소리를 못 들으셨나 보다 하고 저를 주의시킵니다.
근데 이분이 약국 앞을 지나가면서도 약국 안을 흘끔 들여다보고는 저와 눈이 마주치지 않아 제가 인사를 드리지 않으면 또 약국에 들어와 시비를 겁니다.

환자 : 왜 사람이 지나가는데 아는 체를 안 하는 거야?
나 : 제가 일하느라 밖을 못 봤어요. 죄송해요.
환자 : 앞으로 조심해!
나 : 예.

단골고객의 여유

한 달에 한 번씩 약국에 오셔서 혈압 약을 조제하는 분이 계십니다. 이 분은 언제나 약국에 들어오시면서 돈 주러 왔다고 농담을 하십니다. 그래서 이렇게 받아 넘깁니다.

환자 : 나 또 약국에 돈 주러 왔어.
나 : 아이고, 약국에 들여놓은 약 또 뺏기겠네.

고수들과의 인사법

어떤 환자가 오시기에,

나 : 어서 오세요.
환자 : 집에서 와요.
나 : (어디가 아파서 왔냐는 뜻으로) 어떻게 오셨어요?
환자 : 걸어서 왔어요.

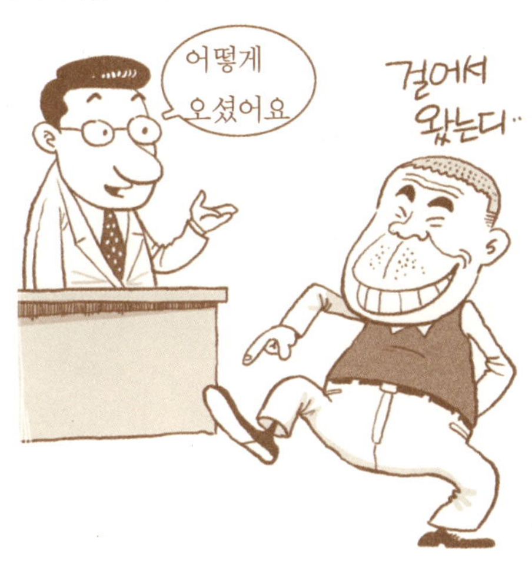

또 다른 한 분이 들어오시더니,

환자 : 우와! 덥다.
나 : 지금 밖에 더워요?
환자 : (한심하다는 표정으로) 무지하게 추워. 약국에 가만히 있으니 밖이 어떤지도 모르지. 선풍기도 안 켜고 뭐해?

큰돈을 내고 거스름돈을 받아 갈 사람이

환자 : 내 돈 빨리 내놔.

약사는 언제나 학생

한 번은 환자가 두 분 오셨는데, 제 표정이 좀 굳어있었나 봅니다. 약을 드리면서 설명을 드렸더니,

환자 : 그 봐! 그렇게 웃으니 얼마나 좋아? (다른 분을 보며) 그렇지?

나 : 제 표정이 좀 딱딱했었나요?

환자 : 응 아까는 영 말도 못 붙일 정도로 표정이 굳어있었어.

전 항상 웃는 표정을 짓는다고 생각하는데, 그날은 그렇지 못했나 봅니다.

약국에서의 덕담

제가 대전에 왔을 때부터 저희 약국에 오셨던 분이 오랜만에 약국에 오셔서 이런 말씀을 하십니다.

환자 : 약사님은 10년 전이나 지금이나 똑같아요. 하나도 안 늙으셨어요.

나 : 아니! 제가 10년 전에도 이렇게 늙었었나요?

오랜만에 오신 또 다른 분은 이런 얘기를 하십니다.

환자 : 저 오랜만이죠?

나 : 예, 약국, 병원이야 오랜만에 오실수록 좋은 거죠.

개미와 파리

환자가 두 분 약국에 오시더니..

환자1 : 우리 집에 개미가 무척 많은데 어디서 왔나 몰라.
환자2 : 응, 그거 소련에서 온 거야. (나를 보며) 그렇지?
나 : 아, 그거요? 소련에서 온 건 아니고 달나라에서 왔어요.
환자들 : 약사는 한 술 더 뜨네.

또 다른 사람이 오더니,

어느 사람 : 파리만 죽이는 약 있나요?
나 : 파리만 죽이지는 않고 모기도 같이 죽이는데요?
어느 사람 : 그럼 됐어요.

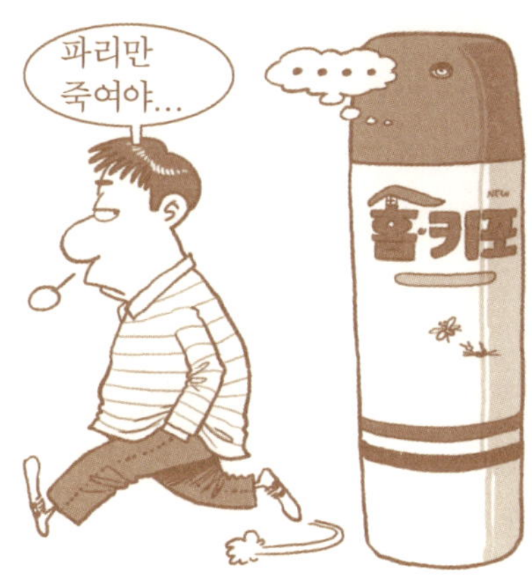

하더니 그냥 가버렸습니다. 그런 약도 있나요? 엉뚱한 약 찾는 사람이 꼭 있습니다.

눈치 10단

약 이름 대신 대명사만 말씀하는 분들, 많죠?

환자 : 저기... 그거 있어요?
나 : 아이고, 그거는 지금 막 떨어졌는데...
환자 : 예? 그거 없어요?
나 : 예, 그건 없지요.
환자 : 예? 아! 그거 말고 ○○○ 주세요.

환자 : 약 사러 왔는데요.
나 : 물론 약국에 약 사러 오셨겠죠. 어디가 아프신데요?

이심전심

식구들이 자주 체한다면서 소화제를 자주 사가는 아주머니가 계십니다.

나 : 음식을 너무 맛있게 하시니까 식구들이 그렇게 자주 체하지요.
환자 : 어떻게 아셨어요? 역시 우리는 통하는 데가 있어.
나 : 제 아내는 음식 솜씨가 없어서 저는 생전 체하는 걸 몰라요.

문전박대

환자 한 명이 약국에 들어옵니다.

환자 : ◇◇◇ 얼마예요?
나 : ◆◆◆◆원인데요.
환자 : 뭐야? 여기도 똑같네 뭐.

하더니 그냥 갑니다.

전 저희 약국이 약값이 싸다는 소리를 제일 싫어합니다. 받을 만큼은 받아야 한다고 생각하기 때문이지요. 그런데 어떻게 저렇게 알고 왔는지 어이가 없던 경우였습니다.

약을 사는 이유

환자 : ◇◇ 좀 주세요.
나 : 여기 있어요.
환자 : 이거 뭐하는 약이에요?
나 : 왜 달라고 하셨어요?
환자 : 다른 사람이 먹으라고 했어요.
나 : 그 사람이 약사예요? 나중에 안 들으면 누구 원망하시려고요? 약사가 달라는 약이나 주고 말려고 면허 딴 것은 아니잖아요?

이렇게 약을 찾으면서도 어디에 쓰는 약인지 모르는 사람들이 꽤나 많더군요.

외상값

남자 : 지난번에 우리 집사람에게 외상 줬다면서요?
여직원 : 성함이 어떻게 되시는데요?
남자 : ⊙⊙⊙ 예요.

컴퓨터를 쳐서 찾아봅니다.

여직원 : 예, 8,800원 있네요.
남자 : 그거 외상 줬다가 안 갚으면 어떡하려고 그랬어요?

나 : 갑부 되시겠지요. 뭐.

연륜

할머니 : 내가 여기저기 쑤시고 아프고 귀도 울리는데 왜 그런지 몰라. 왜 그러는 거여?

나 : 밥을 많이 드셔서 그래요.

할머니 : 나 요새 밥맛도 없어서 밥도 제대로 못 먹는데?

나 : 그 동안 저보다는 많이 드셨잖아요?

할머니 : 아! 나이가 많아서 그렇다는 얘기구먼.

상반된 마음

약국을 몇 번 옮겼더니 약국과의 거리가 좀 멀어진 사람들이 잔소리 합니다.

환자 : 약국이 가까울 때는 좋았는데 멀어지니까 한 번 오려면 굉장히 힘들어.

나 : 운동 삼아서 살살 오세요. 약국이 멀어지니까 약을 덜 먹게 되어 좋잖아요?

환자 : 좋긴 뭘 좋아? 결국 와야 되는데 힘만 들지.

그래도 밥은 먹어야지…

환자: 침만 삼켜도 목이 따가워.

나 : 삼키지 말고 뱉으시면 되죠.

환자 : 밥은?

나 : 밥도 뱉어야죠.

환자 : 어떻게 살라고?
나 : 아프지 않게 살살 삼키세요. 밥 삼킬 때 아프단 소리는 안 하셨잖아요?

소독약

환자 : 소독약 좀 주세요.
나 : 어디 소독할 건데요?
환자 : 귀를 뚫었거든요.
나 : 왜, 귀가 잘 안 들려서 뚫었나요?

쥐가 문제야…

약국에 두 분이 들어오셨습니다.

환자 1 : 쥐약 좀 주세요.
나 : (웃으면서) 쥐가 어디가 아픈데요?
환자 1 : 예?
나 : 먹이는 거요, 붙이는 거요?
환자 1 : 먹이는 걸로 주세요.

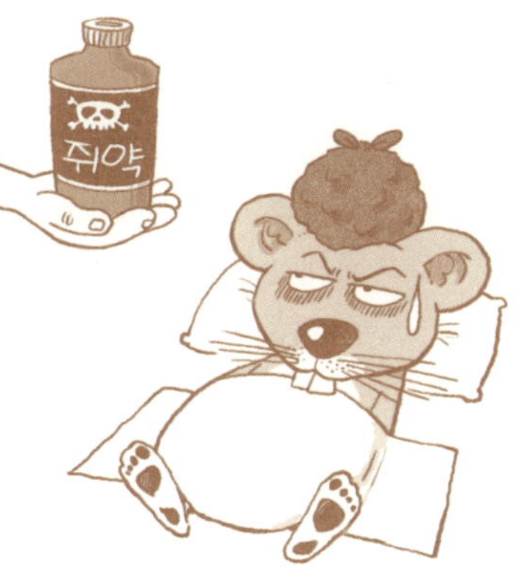

가만히 듣고 있던 환자 2

환자 2 : 뭐? 귀가 아프다고?

취객의 객기

어떤 남자가 들어오더니(술이 잔뜩 취한 것 같았습니다.)

남자 : 선생님, 이것 가짠지 진짠지 좀 봐 주세요.

하며 검은 비닐봉지에서 뭔가를 꺼냅니다. 보니 한약을 달인 팩입니다.

남자 : 이거 제가 개발한 건데 참 좋은 겁니다. 한번 잡숴보시지요.
나 : 제가 달이지 않은 한약은 먹지 않습니다.
남자 : 에이.

하면서 나갑니다. 별 사람이 다 있군요.

국어교육

환자1 : 눈에 뭐가 나는 것 같은데요. 약 좀 주세요.
나 : 눈썹이 났겠죠.

환자2 : 배(머리) 아픈 약 주세요.
나 : 예? 배(머리)가 안 아파서 아프게 하는 약이요?
환자3 : 약 하루치를 한꺼번에 다 먹으면 병이 금방 나을까요?
나 : 아침에 밥 세끼 다 먹으면 하루 종일 안 먹어도 되나요? 그럼 1월 1일에 1년 치 다 드시지요.

현명한 답변

환자1 : ○○●약 있어요?
나 : 없는데요.
환자1 : 어떻게 약국에 약이 없어요?
나 : 아주머니 댁에는 가전제품 다 있나요? 집에 필요한 것만 가지고 계시잖아요? 저도 마찬가지지요.

환자2 : ㅇㅇ가 아픈데 약 좀 주세요.

나 : 이 약 드세요.

환자2 : 저 약국에서는 △△약을 주던데 약국마다 약이 다르네요. 왜 그렇죠?

나 : 식당마다 메뉴가 똑같은가요? 약국마다 똑같은 약만 드릴 것 같으면 약국이 여러 개 있을 필요 있나요? 하나만 있으면 되지. 안 그래요?

좋은 약이란...

환자1 : 우리 집 애 아빠는 담배를 영 못 끊어요.

나 : 저희 약국에 담배 끊는 좋은 것 있는데..

환자1 : 그게 뭔데요?

나 : 한꺼번에 여러 개 끊을 수 있어요.

환자1 : 그게 뭐냐고요.

나 : 한약 자를 때 쓰는 작두로 끊으면 금방 끊어지는데..

환자2 : 나는 왜 이렇게 감기가 안 떨어지나 몰라요.

나 : 감기한테 잘 해 주시니까 감기가 나가기 싫은가 보죠.

환자2 : 그러게.. 내가 감기한테 너무 잘 해주나 봐. 나갈 생각을 안 해.

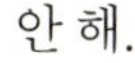

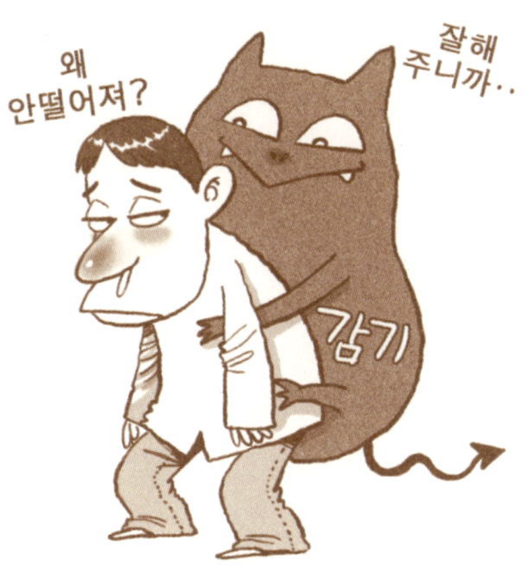

환자3 : 파리 제일 잘 죽이는 게 뭐예요?
나 : 파리채요. 제일 확실하게 죽이잖아요.

약국경영 10단의 여유

박카스가 아예 드링크의 대명사가 되어 버렸습니다.

환자1 : 박카스 얼마 짜리 있어요?
나 : 400원짜리도 있고 500원짜리도 있고, 1,000원짜리, 2,000원 짜리도 있어요.

환자2 : 약 먹으면서 음식 가릴 것 없어요?

특별히 조심할 음식이 없을 때에는 이렇게 말해 줍니다.

나 : 드시고 싶은 건 다 드세요. 먹고 죽은 귀신은 색깔도 곱다는데..

환자3 : 도마질을 하다가 손가락을 베었어요. 약 좀 주세요.
나 : 아니! 왜요? 반찬에 넣을 고기가 좀 모자라던가요?

아껴 드세요.

병원에서 의사들은 처방을 내며 환자에게 언제 다시 오라고 말을 해 주는 모양입니다.
그런데 어느 경우는 약이 그 날수보다 적게 처방이 나오는 경우가 있습니다.

나 : 하루 세 번씩 드시고요, 이틀치네요.

환자 : 그럼 언제 다시 오는 거예요?

나 : 이틀 후에 오시면 되지요.

환자 : 원장님은 사흘 후에 오라고 하던데요? 그럼 약이 모자르잖아요?

나 : 아껴 드시면 되죠.

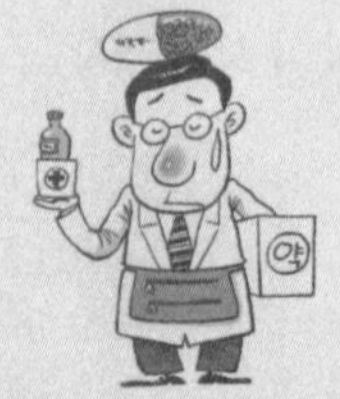

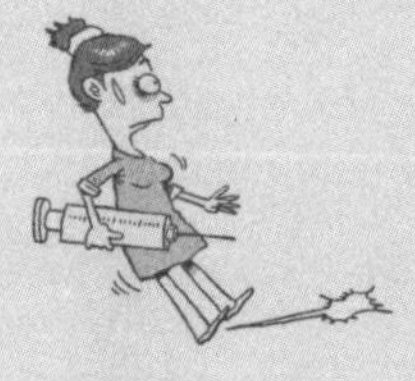

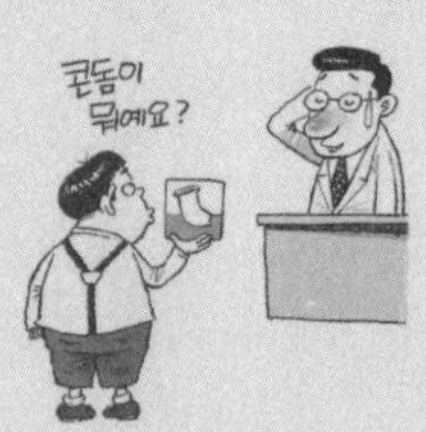
콘돔이
뭐예요?

신뢰받는 약사의 양심 지키기 3

제가 대학을 졸업하고 처음엔 모 제약회사의 품질관리부에서 근무했습니다. 그 때의 저는, 앞으로 약국을 하더라도 돈을 벌기 위한 수단으로 약국을 하지는 않겠다고 생각했습니다.

지금도 그 생각엔 변함이 없으며 그래서 그런지 지금 현실도 그렇습니다. 많은 약사님들이 이런 생각을 하시겠지만요.

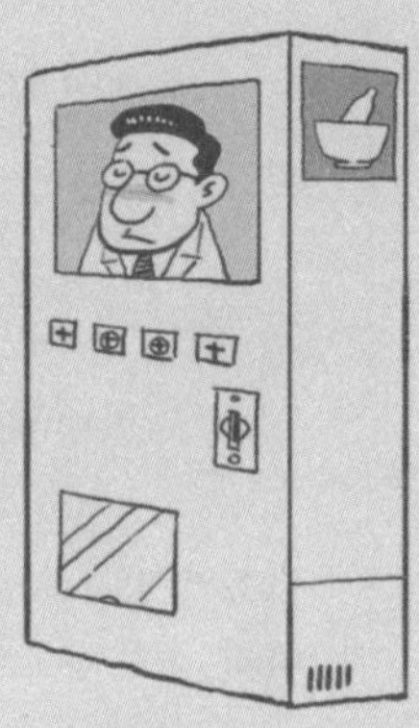

믿는 자에게 복

환자 : 이 약은 얼마나 먹어야 나아요?

나 : 글쎄요. 환자가 밥을 몇 숟갈을 드셔야 배가 불러지는지 제가 알 수가 없잖아요? 병에 따라서는 다르지만 나을 때까지는 드셔야죠.

환자 : 이 약 먹으면 나아요?

나 : 아, 물론 병이 나으라고 약을 드렸지 더 아프라고 드렸겠어요?

환자 : 돈이 좀 모자란데.. 약을 좀 빼 주세요.

나 : 모자라면 그것만 주시고, 다음에 갖다 주세요.

환자 : 안 갖다 주면 어쩌려고요?

나 : 믿고 저희 약국에 오셨으니까 믿고 드려야죠. 병이 낫는 게 우선 아닌가요?

아마 이래서 저희 약국에 외상이 많은지도 모르지요. 회수되는 것도 있는데 회수되지 않아도 거의 잊고 지내요. 받으면 다행이고 못 받으면 별 수 없고 그렇게 생각하니 맘이 편해요.

자주 오지 마세요!

어느 한 분이 약을 조제하러 오셨습니다. 저희 약국을 옮기기 전에 오셨던 적이 있는 분입니다.

한 분 : 우리 동네에서 안 보여서 어디로 가셨나 했더니 이리로 오셨네요.

저를 알아보고 이렇게 반가운 체를 하십니다. 약을 받아 가지고 가시면서,

한 분 : 여기 있는지 알았으니 앞으로 자주 올게요.

나 : 약국에 자주 오실 일은 없어야지요.

약사

약사를, 달라는 약이나 주고 마는 사람으로 생각하는 사람이 아직도 많습니다.

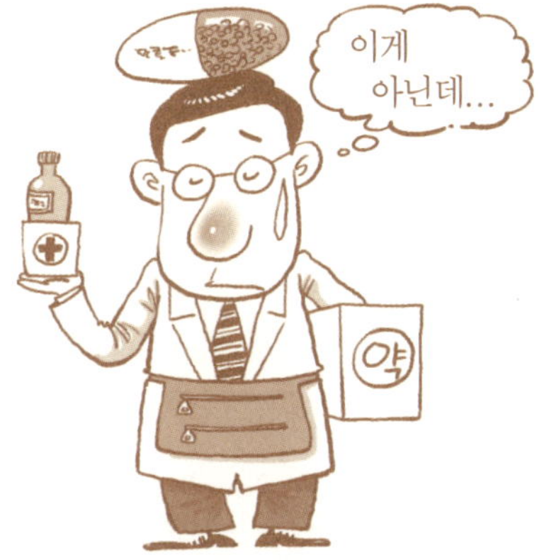

환자 : 소염제좀 주세요.

나 : 왜 먹을 건데요?

환자 : (물집이 있는 입술을 가리키며) 이것 때문에요.

나 : 소염제를 왜 먹어요?

환자 : 먹고 싶어서요.

나 : 약사가 달라는 약이나 주고 마는 사람이에요? 그러려고 약대에서 4년 동안 배운 건 아니잖아요. (약을 하나 꺼내서 주며) 이걸 발라야 돼요.

환자 : 그냥 소염제나 주세요.

나 : 소염제로는 안 들어요. 이왕 약을 쓸 거면 맞는 약을 써야지. 내가 먹고 싶다고 아무 약이나 먹으면 되겠어요?

환자 : 결국 그냥 가 버린다.

요즘, 일반 의약품 수퍼 판매 얘기가 나온 뒤론 이런 실랑이를 여러 번

합니다. 그래도 드링크나 진통제류는 그냥 달라는 것 주고 말지요.

도둑 세상

어느 날 저녁 무렵 한 할아버지가 술이 잔뜩 취해서 자전거를 약국 앞에 받쳐 놓고 약국에 들어오셨습니다.

할아버지 : 술 깨는 약좀 줘.

나 : (약 드시고 자전거 타고 가시다가, 다른 사고라도 당하실까 봐) 할아버지, 술 깨는 약이라는 건 없어요. 약을 먹으면 속이 편해질 뿐이에요.

할아버지 : (정색을 하시며) 다른 약국 같으면 뭐라도 팔려고 할 텐데 젊은 사람이 기특하네. 난 걸어다니는 모든 사람이 다 도둑놈으로 보여. 대통령도 국회의원도 그렇고...

하면서 하시는 횡설수설을 30분간 들었습니다. 장가 안 갔으면 딸을 주고 싶다는 말까지.. 가만, 총각이라고 할 걸 그랬나요? 이 얘기 아내 귀에 들어가면 큰일 납니다.

연탄가스 사고

전에 어떤 약국에 갔을 때 그 약사님과 환자의 대화

환자 : 우리 집 애 아빠가 연탄가스를 마셨는데 약 좀 주세요.

약사님 : 지금 애 아빠는 어떻게 하고 있어요?

환자 : 머리가 아프다며 누워 있어요.

약사님 : (진통제만 주면서) 이 약을 먹고 신선한 바람을 쐬게 하세요.

환자가 가신 뒤.

약사님 : 지금 숨 쉬고 있는데, 특별히 무슨 약이 더 필요하겠어?

자판기 약국

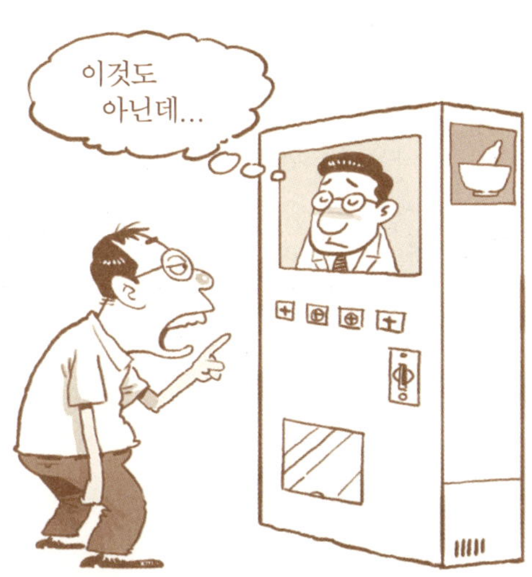

환자 : ○○좀 주세요.
나 : 왜 찾으시는데요?
환자 : 누가 그걸 먹어 보라고 하던데요?
나 : 그 사람이 의사예요? 약사예요?
환자 : 의사, 약사는 아니고요.
나 : 어디가 아프신데요?
환자 : ◇◇가 안 좋아서요.
나 : 그건 그런 데에 먹는 약이 아니에요. 이걸 드셔야 돼요.
환자 : 그래도 그 사람은 이걸 먹었다던데...
나 : 지금 그 병은 그 약을 먹을 병이 아니에요. 약사가 달라는 약이나 주고 말려고 면허를 딴 건 아니잖아요.

약사의 양심

여학생이 와서 이뇨제 라××를 찾으면 이렇게 말합니다.

학생 : 라×× 두 알만 주세요.

나 : 그거 안 먹으면 소변 나와 안 나와?

학생 : 나와요.

나 : 그럼 먹지마.

학생 : 이번 한 번만 주세요.

나 : 그 약은 오줌만 나오게 하는 게 아니고 몸에 필요한 것까지 다 나가게 하는 약이야. 오늘내일만 살고 말 것 아니면 먹지 말아. 청소할 때 빗자루로 방을 쓸면 중요한 것들은 챙길 수가 있지? 그런데 청소기로 청소하면 먼지뿐 아니고 중요한 것도 다 빨려 들어가잖아. 라××가 그런 약이야. 그거 함부로 먹으면 혀가 굳어 버리는 수도 있어.

그러니까 어느 아주머니가 저를 거듭니다.

아주머니 : 학생! 선생님 말씀 들어.

그 약사 돌팔이 아니니?

여고생1 : 감기가 안 나아 짜증 나 죽겠어.

여고생2 : 약 좀 먹지…

여고생1 : 약 먹고 있어. 그런데도 안 나으니까 그렇지.

여고생2 : 조제해서 먹어야 잘 듣지.

여고생1 : 조제해서 먹는 거야.

여고생2 : 약국에서?

여고생1 : 응.

여고생2 : 그럼 그 약사 돌팔이 아니니?

여고생1 : 응 나도 그렇게 생각해. 나도 집에서 매일 뭐라고 해.

약사가 우리 아빠야. ㅎㅎ

여고생2 : 뭐? 야! 미안해. 너네 아빠한테 미안해서 어떡해?

여고생1 : 괜찮아. 나두 맨날 그렇게 말하는데 뭐.

여고생1이 제 큰딸입니다. 이 이야기를 듣고 한참 웃었던 적이 있습니다.

저희 큰딸아이와의 약에 대한 대화 몇 가지입니다.
저희 큰딸아이는, 학교에서 친구들이 약 먹는 걸 보면 한심하다는 생각이 든답니다.

큰딸 : 내 친구들은 약 먹을 때 약 먹는 시간 무지 따져요. 밥 먹고 나서 꼭 30분 있다 먹어야 된다고 시간을 정확히 지키려고 해요. 내가 그렇지 않다고 말해 줘도 꼭 그렇게 먹으려고 해요. 그래서 이제는 걔들이 어떻게 먹든지 상관 안 해요.

또 지난번엔,

큰딸 : 우리 반에 어떤 애가 약을 삼키기가 힘들어 캡슐을 열어서 안에 있는 약만 먹었대요. 그러자 그 옆에 있던 다른 애가 "야 캡슐에 들어있는 약은 그렇게 먹으면 약효가 없어져." 했거든요?

그러니까 약을 먹은 애가 울상이 되어서,

"야, 그럼 나 약 먹은 거 전혀 소용없는 거야?"

하더라고요.

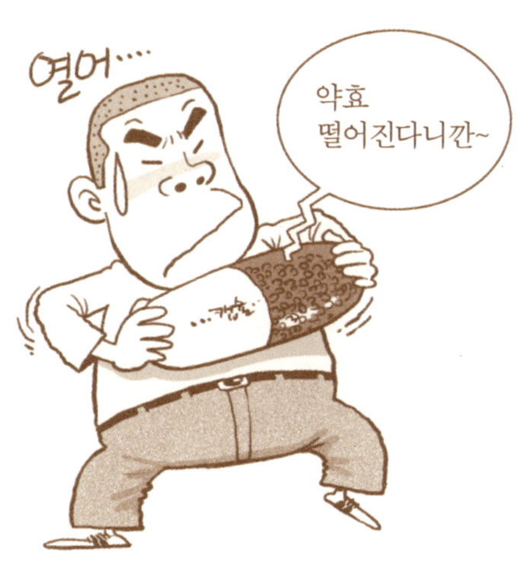

그래서 내가

나 : 그런 건 아니고, 알약으로 만들 때에는 열이 많이 나. 그래서 뜨거워지면 약효가 없어지기 쉬운 약들은 캡슐에 넣어서 약을 만들지. 만일 캡슐을 열어서 가루약만 먹으면 약효가 없어지는 약은 캡슐이 아예 열리지도 않게 만들어. 친구한테 염려 말라고 해.

중학교 때인가는 이러더군요.
저희 큰아이가 생리통 때문에 힘들어하면서도 약을 안 먹으려고 하는 겁니다. 그래서 왜 그러느냐고 물었더니 누가 말하길, 생리통에 진통제를 먹으면 나중에 애기를 못 낳는다고 하더랍니다.
기가 차서 절대 그렇지 않은 거라고 한참 설명해주었습니다.
생리통 같은 건 어차피 시간이 지나면 안 아파질 통증인데, 그 동안 편하기 위해서 먹는 거지 그걸 먹는다고 다른 문제가 생기는 것은 없다고 말해주었습니다.

저희 딸들이 어릴 때, 아프면 무조건 과립제만 먹여서 키웠습니다.
일단 맛이 쓰지 않으니까 잘 먹었지요. 효과도 좋고요.
지금도 양약으로는 거의 조제해주지 않고 대개 과립제로만 약을 조제해서 먹입니다.
그렇게 저희 가족들은 주로 과립제로만 대부분의 병을 소화했습니다.
지금도 저희 딸은 과립제를 먹는데, 친구들과 이런 말을 한답니다.

딸 친구 : 감기 때문에 감기 약을 먹어야 되는데, 감기 약만 먹으면 졸려서 미치겠어.
큰딸 : 나는 아빠가 지어주는 약을 먹는데 하나도 안 졸려. 한약이야.
딸 친구 : 그래? 야! 너는 좋겠다.

저희 딸이 "우리 아빠가 약사"란 이야기를 하면 친구들은 신기해한답니다.

딸 친구 : 너네 아빠 약국 하신다구? 그럼 조제하는데 들어가 봤니?

딸 : 그럼 내가 약을 갈아본 적도 있는데?

딸 친구 : 이야 신기하다. 나는 그 조제실이 어떻게 생겼는지 무지 궁금하던데...

딸 : 별다른 거 없어. 그냥 약 있고 그래.

약사의 고민

이거 죽인 자식 불× 만지는 격인 이야기인데요. 예전의 약국의료보험 때의 조제 기준과 지금의 의사들의 처방 모습을 비교해보겠습니다.

	예전	지금
1	4가지까지만 보험으로 인정을 받았다.	4가지 아니라 40가지도 처방을 낸다.
2	같은 효능군의 약은 1가지만 조제해야 된다.	1가지 아니라 10가지도 처방을 낸다.
3	최소 투여용량을 조제해야 한다.	최대 허용량까지 처방을 낸다.
4	시메티딘을 보조제로 투여할 수 없다.	얼마든지 처방할 수 있다.
5	먹는 약만 약국의보에서 인정했다.	외용제도 얼마든지 처방한다.
6	약사들은 평균약제비를 줄일 생각만 했다.	평균 약제비를 올릴 생각만 한다.
7	대증요법을 목적으로 한다.	과연 대증요법이 아닐까?

1. 약국의보는 약을 제대로 조제하지 못한다는 오해를 많이 받았고, 약사님 자신도 저걸 핑계로 약국의보를 기피했습니다.

2. 의사들은 같은 효능군의 약을 많게는 4가지까지도 한꺼번에 처방합니다.

3. 약국의 경우에는 최소용량으로 시작해서 차츰 용량을 늘려가는 경우에만 인정을 받았는데, 처방전에는 처음부터 최대 용량이 처방된 경우가 많습니다.

4. 시메티딘이 소화성 궤양용제로 분류되어 있어 위장장애 경감목적으로는 인정하지 않는 줄 알았습니다. 비록 심사규정에는 제산제보다 싸거나 같은 약가의 소화성 궤양용제는 인정한다고 되어 있었으나 약국의보에선 인정하지 않았습니다. 그당시 시메티딘 류는 거의 30원이었는데도 말이지요.

심사기준엔 의료기관의 심사기준과 같이 한다고 하고는 약국만 차별을 두었던 것입니다.

6. 삭감대상 약국을 고르는 방법은 전국 약국에서 청구된 총약제비의 건당 평균치와 개별 약국에서 청구된 평균치를 비교하는 것이었습니다. 일단 건당 평균약제비를 보고 그것이 높은 약국의 청구내역을 정밀 심사해서 비싼 약을 썼거나 장기조제가 많은 것을 가차없이 삭감했던 것입니다. 이 심사방법은 지금도 쓰이고 있는 것으로 압니다.

그런데 약사님들은 주로 싼 약을 위주로 최소 투여용량을 조제하다 보니 평균약제비가 내려가 삭감대상이 많아졌지요. 의사들은 최대용량을 처방해서 평균 약제비를 올리고 있습니다.

7. 약국 의료보험은 증상을 가라앉히기 위한 대증요법을 목적으로 한다고 했습니다. 그래서 병의원에서는 치료를 목적으로만 투약하는 줄 알았습니다. 그러나 처방전을 받아보면 이게 과연 치료를 위한 처방일까 하고 생각하게 하는 처방들을 자주 봅니다.

약국은 동네북

예전에 약국의료보험시절 의료보험 조합에서 환자들에게 진료확인서를 보낸 적이 있습니다. 한 달 약제비의 합이 5,000원이 넘는 환자에게 보냈습니다. 그래서 이런 일이 있었습니다

의보조합에서 보내는 진료 확인서를 가지고 와서 묻는 사람이 많습니다. 대개는 돈을 더 내야 되는 건 줄 알고 약국에 와서 이게 뭐냐고 묻습니다.

의보조합에서 고지서나 연체 보험료 독촉장 등만 보냈으니까, 이것도 뭐 돈을 더 내라는 건 줄로 오해하는 사람이 많습니다. 어떤 사람은 더 내려고도 했답니다.

1.

환자1 : 이런 게 자꾸 날아오는데 이게 뭐예요?

나 : 아! 이건 저희 약국에서 약을 보험으로 지어먹은 적이 있는지 확인하는 거예요. 오지도 않은 환자를 거짓으로 청구할까 봐 그거 찾아내려고 그래요. 그건 그냥 버리시면 돼요.

환자1 : 나 말고 다른 사람도 약을 조제했는데 왜 그 사람들 이름으로는 안 오지요?

나 : 한달 동안, 약국에 낸 돈하고 조합에서 약국에 주는 돈의 합이 5,000원이 넘는 경우에만 보내게 되어 있어요. 그러니까 어느 달에 약국에 여러 번 온 사람만 해당돼요.

이런 말을 해 주면 그 분들은 도리어 조합 측에 욕을 합니다.

환자1 : (조합 직원들이)할 일도 되게 없나 보다. 그런 짓이나 하고 있게... 누가 그렇게 허위 청구를 많이 한다고 그런걸 보내나?

나 : 그러게 말이에요, 아마 우표 값이 더 많이 들 거예요.

라고 맞장구칩니다.

2.

환자2 : 병원은 그런 게 없는데 약국은 조제하고서 조합에 돈을 더 내야 되는 거예요?

이 경우는 그 확인서에 본인부담금이란 금액이 적혀 있으니까 묻는 겁니다.

나 : 아! 그게 아니고요. 그때 저희 약국에 와서 그만큼을 냈다는 거예요. 그리고 그 옆에 적혀 있는 것은 조합에서 이만큼을 약국에 줬다는 거고요.

환자2 : 아!

3.

환자3 : (화가 난 목소리로)며칠 전에 보험이 안 된다며 비싸게 주고 약을 지었는데 왜 보험으로 약을 지었다고 서류가 날라 와요?

나 : 아! 그건 엊그제 지어 간 걸 보낸 게 아니고 5달 전에 지었던 거 확인하는 거예요. 집에 가셔서 날짜를 다시 확인해 보세요.

환자3 : (화가 좀 풀린 목소리로)그래요? 가서 확인해 봐야겠네.

4.

어떤 약사님은 환자로부터, 확인서의 본인부담금과 실제로 약국에 낸 금액이 왜 이리 차이가 많으냐는 항의를 받기도 했답니다. 그래서 조제록을 보여 주며 엑스제를 같이 조제했기 때문에 그 당시에도 좀 비싸다는 말을 했었음을 상기시켜 주었다고 하시더군요.

5.

또 어떤 사람은 약국에서 묻고 몇 번은 그런가 보다 하고 그 확인서를 그냥 버리다가 그 후에도 자꾸 날아오면 약국에 와서 또 묻습니다. 그러면 위의 총약제비 5,000원 규정을 말해 주면 이해합니다.

약물남용은 위험

약국에서 전문약도 취급할 때의 일입니다.

환자 : 겐타마이신좀 주세요.
나 : 뭐하실 건데요?
환자 : 기침을 해서 주사좀 놔 줄려고요.
나 : 겐타마이신이 기침약은 아니에요.
환자 : 지난번에 기침을 할 때 놨더니 기침이 멎던데요?
나 : 그거야 호흡기 어딘가에 염증이 생겨서 그 염증 때문에 기침을 할 때 겐타마이신이 그 염증을 가라앉혀서 기침이 멎었던 거지, 겐타마이신이 직접 기침을 멎게 하는 건 아니에요. 게다가 겐타마이신을 함부로 맞으면 귀가 멀 수도 있어요.

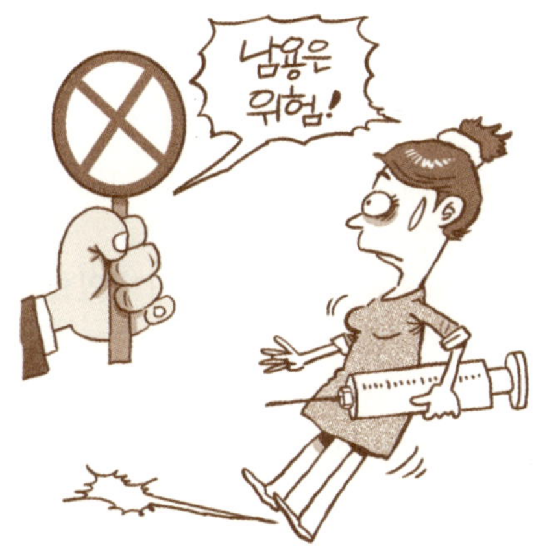

주로 간호사 출신들이 겐타마이신을 좋아하더군요.

제대로

많은 환자들이 집에 약을 잔뜩 두고도 뭔 약인지 몰라서 못 쓰는 경우가 많습니다. 특히 연고 종류에 그런 게 많지요? 그래서 저는 환자가 와서 연고를 찾으면 집에 어떤 연고가 있는지 묻고, 그에 해당하는 약이 있다고 하면 우선 그걸 써보라고 말해줍니다. 그런데 이런 경우도 있지요.

어떤 연고를 권해주면
"집에 연고 많아요."

또는 안약을 권해주면
"집에 안약 있어요."

안약이면 다 똑같은 것, 연고면 다 똑같은 연고인 줄 아는 사람도 많습니다. 그런데 잘 들어보면 전혀 증상과 상관이 없는 약이라서 다른 약을 권해드리기도 합니다. 근데 사실은 다른 약으로 설득시키기도 쉽지 않습니다.

요즘애들 무서워요

저희 약국에는 아크릴로 된 콘돔 진열대가 있습니다.
대전에 온지 얼마 안되어 어느 영업사원이 콘돔과 함께 갖다 놓은 것입니다. 거기에 영업사원이 '콘돔'이라고 붙여놓고 갔습니다.
그걸 약국에 두고 며칠 뒤 어느 꼬마가 엄마랑 약국에 왔는데,

꼬마 : 엄마 콘돔이 뭐야?
엄마 : 넌 몰라도 돼.

그래서 그 뒤로 '콘돔'을 'CONDOM'으로 갈아붙였습니다. 그랬더니 그 뒤로는 그렇게 묻는 아이들은 없더군요. CONDOM이 뭔지 다 알아서 그럴까요?

이런 일이 있었는데 어느 날은 어느 꼬마가 아빠하고 약국에 와서 진열된 것의 POP 문구를 보더니,

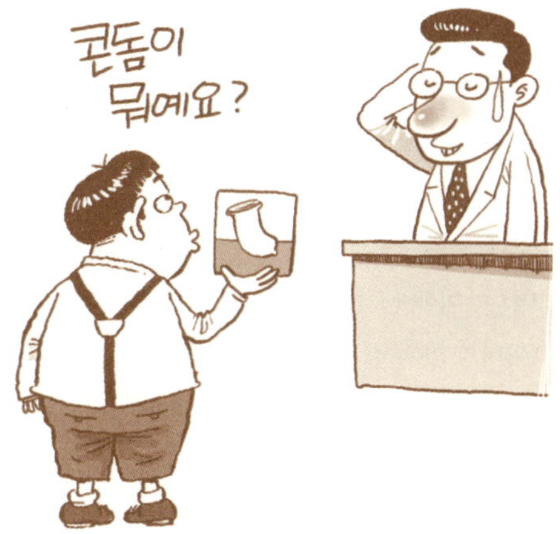

꼬마 : 아빠 이건 2005년에도 신상품이라고 되어 있었는데, 아직도 신상품이래.

나 : 얘야 신상품이 뭐니?

꼬마 : 나온 지 얼마 안 된 거요.

요새 애들 무서워요.

애들 앞에선 말조심

제가 대학을 졸업하고 처음엔 모 제약회사의 품질관리부에서 근무했습니다. 그 때의 저는, 앞으로 약국을 하더라도 돈을 벌기 위한 수단으로 약국을 하지는 않겠다고 생각했습니다.
지금도 그 생각엔 변함이 없으며 그래서 그런지 지금 현실도 그렇습니다. 많은 약사님들이 이런 생각을 하시겠지만요.
약 15 ~ 16년 전 어느 날 저희 큰딸과 아내가 이런 대화를 나누었습니다.

큰딸 : 엄마, 아빠 돈 많이 벌어요?

아내 : 아빠는 돈을 벌기 위해 약국을 하시는 게 아니고 아픈 사람

들을 낫게 하려고 약국을 하시는 거야.

그런데 어느 날 장모님이 오셔서 아침에 저희 큰딸이 출근을 준비하는 저를 자꾸 귀찮게 하는 걸 보시고,

장모님 : 얘야, 아빠는 빨리 약국에 가셔서 돈 버셔야지.
큰딸 : 할머니, 아빠는 돈 벌기 위해서 약국 하시는 거 아니예요.
장모님 : (어이가 없어서)...

애들 앞에서는 찬물도 함부로 못 마셔요.

알기 쉬운 복약지도

어른인데도 알약을 못 먹는다는 사람이 있습니다.

환자1 : 난 목구멍이 좁아서 그런지 알약을 못 먹으니 갈아서 주세요.
나 : 그럼 밥도 갈아서 드세요? 밥 덩어리가 약보다 크잖아요. 그건 어떻게 삼키나요?

환자2 : 저는 조제하지 말고 그냥 매약 주세요. 조제약은 잘 안 들어요.
나 : 맞춤복이 몸에 잘 맞아요? 기성복이 잘 맞아요? 조제약은 맞춤복이고 매약은 기성복이예요.

환자2 : 그냥 사는 약이 왜 이렇게 비싸요? 조제하는 것보다 더 비싸네..
나 : 요즘은 기성복이 맞춤복보다 더 비싸요.

어떤 아주머니가 입병이 나서 약을 지어 놓으라고 해서 지어 놨는데, 그 아들이 약을 찾으러 왔습니다.

나 : 엄마가 왜 입병이 나셨니? 네가 엄마 속 썩혀 드렸지?
꼬마 : 예.

우리나라 정치가들이 이렇게 정직하다면 우리나라도 좋은 나라가 될 수 있을 텐데..

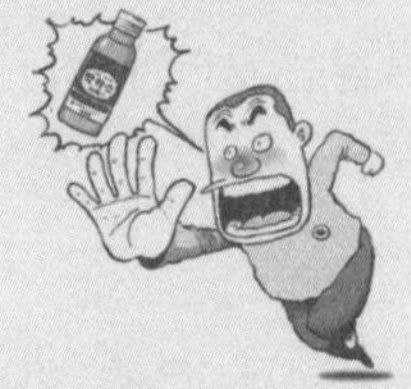

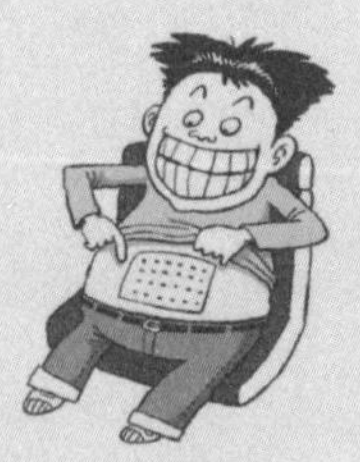

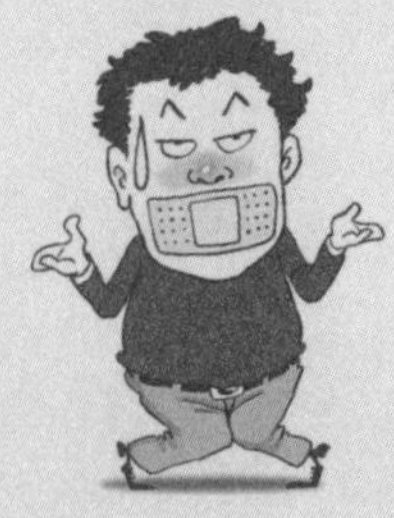

4 약국 고객의 다양한 모습들

스스럼없는 고객에게 이런 농담을 한답니다. 고객이 원하는 약을 주고 나면 습관적으로 고객들은 이런 질문을 많이 하는 편입니다.

"이 약 먹어도 괜찮아요?"

이럴 땐, 즉각적으로 "죽기야 하겠어요?" 라는가 "죽기밖에 더 하겠어요?"라고 능청스럽게 말합니다.

물론 이런 농담을 아무에게나 하진 않고 스스럼없는 사람에게만 합니다.

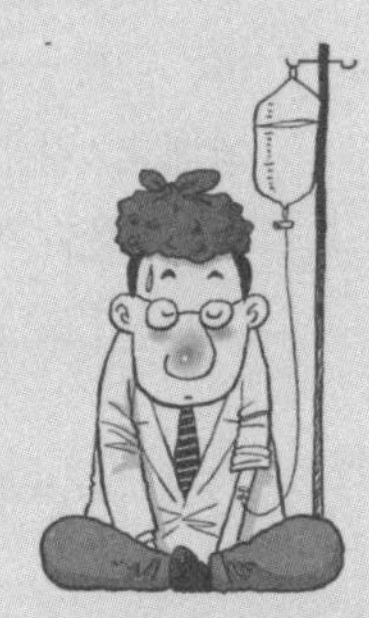

약국에 오면 괜히 급한 체 하는 사람들이 있습니다. 그런데 그 중에 정말로 급한 환자는 많지 않았습니다. 분업 전 약국에서 약을 사는 분이 많을 때의 일입니다. 사람들 여럿이 약국에 있는데, 혼자만 급한 듯이 다른 사람은 아랑곳하지 않고, "급한데요. 약 좀 주세요."하고 먼저 와 계시는 분들을 밀고 들어와서 약을 달라고 하는 분이 계십니다.

저도 처음에는 이런 분들이 정말 급한 줄 알고 먼저 약을 드렸습니다. 그런데 이런 분 치고 약을 받아서 정말 급하게 가는 분은 그리 많지 않았습니다. 괜히 이것저것 참견하면서 갈 생각을 안 하는 분이 더 많았습니다. 그래서 급하다는 환자의 말 믿지 않게 됐습니다.

빨리 빨리

분업이 되고 나서도 이런 상황은 똑같더군요.
처방전을 내면서, 미리 와서 계신 분들을 무시하고 이거 먼저 조제해 달라고 하는 분이 계십니다. 그래서 먼저 오신 분들께 양해를 구하고 역시 또 급하게 약을 지어 드렸지요.

그런데 이렇게 약을 받은 분 중에도 급하게 가시는 분은 그리 많지 않습니다. 괜히 이것저것 물으면서 갈 생각을 않습니다.

정말 급하신 분은 미리 약값을 내고 약을 기다리시는데, 정말 숨 넘어갈 듯이 급하다고 하신 분 중에는 약을 받은 뒤에야 지갑 뒤져서 약값을 치르고는 또 이것저것 묻고는 가실 생각을 하지 않는 분도 계십니다. 정말 급하면 미리 약값을 내고 기다리셔야 더 일찍 가실 수 있을 텐데, 그런 분들은 거의 없습니다. 꼭 약을 받은 뒤에야 지갑 뒤져서 돈, 그것도 꼭 고액권을 꺼내서 거스름돈 받을 때까지 또 기다리십니다. 정말로 먼저 와서 기다리고 계시는 분은 안중에도 없나 봅니다.

'남의 염병이 내 고뿔만 못하다.'는 북한 속담이 있다죠?

약국에 처방전을 가져온 환자 중에 성미가 매우 급한 분들이 많습니다.

특히 그분들은 꼭 밀릴 때에만 와서 왜 이리 약이 안 나오냐며 성화를 합니다. 어느 장기 처방전에 따라 조제를 하는 도중에 한 환자가 처방전을 가져왔는데, 이미 조제하고 있던 약을 다 조제하고 조제하느라 그 환자의 약이 많이 늦어졌습니다. 기다리기가 많이 지겨웠나 봅니다.

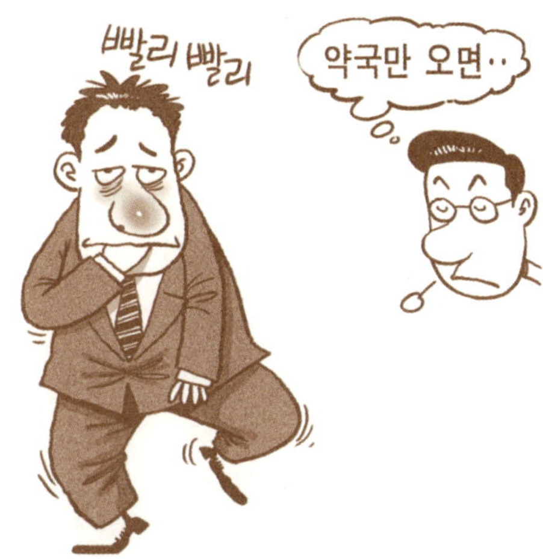

환자 : 약이 왜 이리 안 나와요?

약을 다 조제하고 난 뒤 약을 건네주며,

나 : 약국에서 일찍 가시려면 줄을 잘 서야 돼요. 아기 뒤에도 서지 말고, 길게 조제하는 사람 뒤에도 서지 말아야 돼요.

대개는 이런 경우엔 장기조제 환자에게 양해를 구하고, 짧은 조제를 먼저 해서 그런 환자를 보내는 경우가 더 많지요.

대변인

어느 할아버지(매우 깐깐한 분)가 처방전을 가지고 오셔서 약을 조제하고 있는데, 다른 분(A)이 또 처방전을 가지고 오셨습니다.
A분이 처방전을 내서 여직원이 제게 거네 주고 저는 약 조제하느라 조제실에 계속 있었습니다.
A분이 한참 서서 기다리시더니 답답했는지,

A : 약사 없나요?

대답이 없으니까 또 조금 있다가,

A : (더 크게) 약사 없어요?
할아버지 : (짜증난다는 듯이) 지금 조제하는 소리 안 들려요?

급해요 급해

분업이 시행되는 요즘엔 이렇게 급한 사람이 있습니다.
약국에 와서 처방전을 내고, 여직원이 받아서 처방전에 약국이름 등을 쓰고 제게 환자용 처방전을 건네주면 바로 약값부터 묻는 환자들이 있습니다. 아마 처방전에 뭐라고 쓰니까 그게 본인부담금을 계산하는 건 줄 아나 봅니다.

처방전을 내고 바로,

환자1 : 얼마예요?
나 : 택시 타자마자 요금 알 수 있나요?
환자1 : 대충은 알 수 있잖아요?
나 : 대충 10만원은 안 넘겠네요.
환자1 : 10만원이나 돼요?
나 : 대충 알고 싶다고 했잖아요? 대충 그렇다는 거지요.

약국에 오면 성질이 급해지는 환자들이 많습니다. 계산이나 끝나면 물어보든지...

처방전을 내자마자,

환자2 : 지난번 약하고 똑같은가요?

아니 처방전만 보고 지난번 약과 같은지 알 수 있나요? 컴퓨터에서 환자이름을 찾아볼 때까지 만이라도 좀 기다려주면 안되나?
환자들은 병원에서는 몇 시간도 기다리면서, 약국에 와서는 단 몇 분도 기다리질 못합니다.

애도 바빠요

어른들이 저렇게 약국에만 오면 서둘러 대니까 어린아이들까지 서둘러댑니다. 어떤 꼬마가 처방전을 가지고 엄마랑 같이 약을 지으러 왔습니다. 어린아이라 약을 가루로 조제하도록 처방이 나와서, 저는 열심히 약을 갈면서 조제를 했습니다. 그런데,

꼬마 : 엄마! 왜 이렇게 약이 안 나와?

이 말을 듣고 조제실에서,

나 : 임마! 네가 알약을 못 먹으니까, 오래 걸리는 거야.

약을 조제해서 건네주면서,

나 : 알약 먹을 수 있을 때까지는 아프지 마, 알았지?
꼬마 : 예.

그런데 얼마 있다가 또 약을 지으러 왔습니다.

나 : 알약 먹을 수 있을 때까지 아프지 말랬지?
꼬마 : 히 ~~

배운게 적용안되는 환자들

1.

모든 소화 효소는 단백질인데 위산에서도 효과가 나는 내산성 소화 효소라고 광고하는 많은 소화 효소제들, 도대체 그것들도 단백질이 맞는지? 또 사람들은 그런 소화 효소제를 먹고도 소화가 된다고 하는 게 사실이니 미스터리지요.

2.

환자 : 난 명치께가 아플 때 훼스탈만 먹으면 잘 가라앉아.

장용정인 훼스탈로 위통이 가라앉았다는 것이 신기하기만 합니다.

3.

환자 : 감기 걸렸을 때 판피린을 먹었는데 목 아픈 것도 낫던데요?

항생제 없이도 편도선염이 가라앉을 수 있나요?
이런 감기약류들의 효능에도 인후통이라고 버젓이 써 있어요.

4.

환자 : 이가 아파서 인사돌을 먹고 완전히 나았다.

Zea mays L.의 불검화 추출물이 절대 진통제가 아닌데도 아픈 게 가라앉을 수 있나요?

5.

환자 : 배꼽에 파스를 붙이면 멀미가 가라앉는 것 같아.

무슨 근거가 있는 건가요?

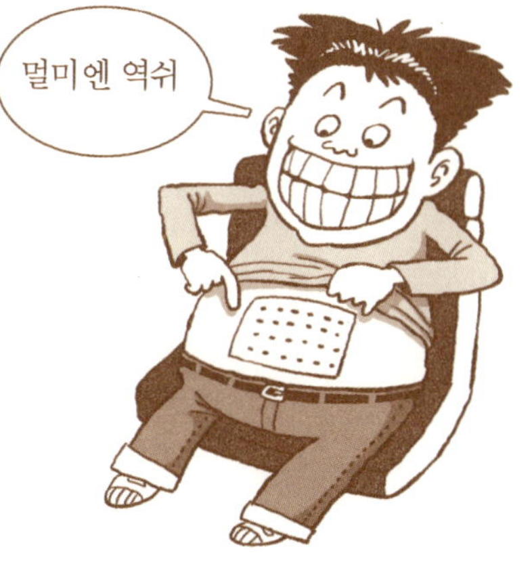

6.

아기를 낳고 젖을 먹이는 동안에 임신이 되었다는 사람.

prolactin이 분비될 때에는 임신이 안 되는 걸로 아는데.. 2차 대전 중에 어떤 여자가 월경 중에 군인에게 겁탈을 당했는데 임신이 된 경우도 있다고 합니다. 이런 경우는 위급 상황에 처했을 때, 그 위급 상황에 의해 배란이 유발되어 임신이 된 경우라고 합니다.

7.

이런 말을 하는 분이 있었습니다.

환자 : 난 박카스를 먹으니까 까스명수 먹을 때보다 소화가 더 잘 되데.

하긴 카페인이 위산을 분비시켜서 소화를 촉진시켰을 수도 있겠네요.

빨리빨리

어느 아가씨가 tid 한 달짜리 처방을 3장 가지고 왔습니다. 저희 약국엔 ATC가 없습니다. 손가락이 안 보일 정도로 열심히 조제하고 있는데, 이런 소리가 들립니다.

아가씨 : 약 좀 빨리 주세요.
나 : 빨리 드릴 테니까 대충 조제해도 되지요?
아가씨 : 대충하면 안 되지요.
나 : 빨리 달라면서요?
아가씨 : 그냥 해본 거지요.
나 : 나도 그냥 해봤어요.

이런 일도 있었습니다. 분업이 시작된 지 얼마 되지 않았을 때입니다. 처방전을 받아서 약을 조제해서 건네주었습니다.

나 : 약 여기 있습니다.

그랬는데, 약을 건네 받은 이 환자가 그냥 집으로 가려고 합니다.
혹시 보호 1종 환자인가 살펴보니 분명 보험환자입니다.

나 : 약값 주셔야죠.
환자 : 예? 병원에서 돈 냈는데요?

병원에 주신 것은 진료비구요, 약값은 약국에 내셔야 되는 거예요.

환자 : 이렇게 불편한 걸 왜 만든 거야?

하고 화를 벌컥 내며 돈을 내고 갑니다. 약사가 뭔 죄가 있습니까?

이런 환자는 힘들어요

우리끼리 이야기지만 솔직히 약국에 오지 않았으면 하는 환자가 있죠? 제게도 있습니다.

1. 환자와 이야기하고 있는데, 옆에서 시끄럽게 휴대폰으로 통화하는 사람.
2. 환자가 자신의 아픈 곳을 이야기하는데, 옆에서 아는 체하며 환자를 보내버리는 사람.
3. 약을 사지도 않으면서 이것저것 물어보며 일을 방해하는 사람.
4. 사람들 잔뜩 기다리고 있는데 의자에 앉아서 큰소리로 떠드는 사람(약국이 복덕방이나 다방인 줄 아나?)
5. 꼬마랑 같이 와서 꼬마가 약국 안 이곳저곳을 다 헤집고 다니며 드링크 깨고, POP 쓰러뜨리고 하며 설쳐도 그러지 말라고 말만 하고는 그냥 놔두는 사람, 어떤 녀석은 약국에서 오줌을 싸기도 합니다. 어휴 미쳐...
6. 환자가 잔뜩 밀려있는데, 자신이 바쁘다며 다른 분들을 제치고 들어와서는 약을 빨리 달라고 하고는 약을 받아도 안 가는 사람 ← 바쁜 거 맞어?
7. 약을 조제하는데, 조제실로 불쑥 들어와 괜히 친한 체 하는 사람,
8. 약을 세고 있는데 자꾸 말시키는 사람,
9. 처음 와서 대뜸 반말부터 하는 사람,

으이구 ...

어떤 환자가 약국에 와서 의자에 앉았습니다.
다른 사람들이 약을 조제해서 가는 것을 한참 보다가...

환자 : 나는 왜 약 안 줘요?
여직원 : 성함이 어떻게 되시는데요?
환자 : ○○○예요.

여직원이 책상 위를 여기저기 뒤져보더니,

여직원 : 처방전이 없는데요?
환자 : 처방전을 내야 되는 거예요?

가방 속에 처방전을 넣어놓고는 약이 나오기만 기다린 겁니다.

이런 환자는 정말 짜증납니다.

1. 1,000원 미만 약값도 꼭 신용카드로 결재하는 사람.
2. 5,000원도 안 되는 금액을 연말정산용으로 프린트해달라는 사람.
3. 1년에 한 번 와서는 약국이 왜 이리 일찍 문을 닫느냐고 항의하는 사람.
4. 종합병원이나 멀리 있는 병원의 처방전을 내놓으면서 앞으로도 계속 조제하러 올 테니까 약 준비해 놓으라고 하고는 한 번 조제하고 안 와서 나머지를 다 불용재고로 만들어 결국 버리게 하는 사람.
5. 처음 약국에 와서는 반말부터 하는 사람
6. 여기서는 ♠♠약 어떻게 팔아요?
7. 아저씨, 이거 뭐예요? ←이렇게 말끝마다 아저씨를 붙이는 사람 : 이렇게 하는 게 약사와 대단히 친하다는 것을 보이는 건 줄 압니다.
8. 여기는 약값을 왜 이렇게 비싸게 받아요?
9. 저쪽 약국에서는 뭐도 주는데, 여기는 그런 거 안 줘요? 다른 데는 다 줘요.
10. 약이 왜 이렇게 안 들어? ×약만 주는 거 아니야?

그래도 침착하자!

퇴근하려고 약국 문을 닫고 셔터 내리는 중에 멀리서부터,

환자 : 잠깐만요. 잠깐만요.

소리지르며 급히 달려오는 사람이 있습니다.
급한 환자인가 보다 생각하며 내리던 셔터를 올리고 다시 약국에 들어가서 환자가 들어오기를 기다렸다가,

나 : 뭘 드릴까요?
환자 : 박카스 하나 주세요.

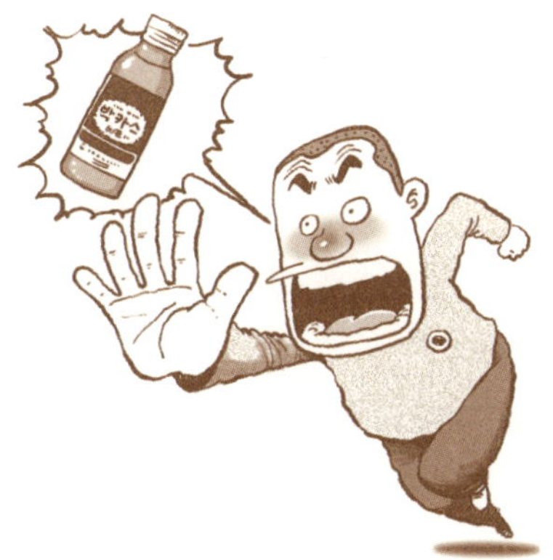

이런 경우를 당하면 '박카스 하나 마시는 게 뭐 그리 급하게 뛰어 올 일이었나' 생각하며 허탈해 합니다.

기 살려주는 환자

약국에 오지 않았으면 좋겠다고 생각되는 환자만 약국에 오겠습니까?
약사의 기를 살려주어 자주 왔으면 좋겠다고 생각되는 환자도 사실 많습니다. 그렇지요?

1. 지난번에 먹었던 약이 효과가 좋았다며 다시 달라는 환자.
← 그런데 뭘 드렸는지 기억이 안 나면 체면이 말이 아니죠.

2. 좋은 약 줘서 고맙다며 과일 같은 것을 선물하는 환자,

3. 다른 동네로 이사갔으면서도 일부러 약을 사러 우리 약국까지 와주는 환자,

4. 다른 사람에게 우리 약국이 좋다고 자랑해주는 환자,

5. 조제할 때 실수를 그렇게 많이 해도 다시 와주는 환자, ← 나 같으면 절대 안가.

6. 약국이 문을 닫혀있으면 그 다음날 처방전을 가지고 다시 오는 환자,

7. 처방을 받아 왔는데, 약이 떨어졌거나 아직 준비가 안된 약이 처방 나왔을 때에도 처방전을 맡겨 놓고 다음에 다시 와서 조제해 가는 환자,

8. 어느 환자가 와서 지난번의 약이 안 듣는다고 항의할 때 내 변호인이 되어주는 환자,

9. 조제 환자가 많이 밀려 있어도 끝까지 기다려 주는 환자(지금은 많이 밀리는 경우가 아예 없지만).

이런 일이 있었습니다.
어느 환자(A)가 약을 사려고 들어와 저와 이야기를 하고 있는데, 다른 환자(B)가 들어와서,

B : ○○○ 좀 주세요.
나 : 여기 있습니다. ●●●●원이예요.
B : 어? 여기는 비싸네? 저기는 ◑◑◑◑원이던데? 저기로 가야지...

하고 B는 갔습니다.

A : 나도 ○○○ 줘요. 난 그냥 여기서 살래.

이런 분들이 고맙죠. 가장 고마우신 환자는 저를 믿고 찾아 와 주시는 분들이지요.

이런 사람이 약국에 들어옵니다.

안녕하세요? 하고 인사는 했는데 표정이 매우 근엄합니다.

저도 긴장한 채로 그 사람이 말을 꺼낼 때까지 기다리고 서있었습니다. 그 분이 어렵게 말을 꺼냅니다.

환자 : 박카스 하나 있나요?
나 : (속으로) 약국에 박카스 하나도 없을까 봐? 박카스 하나 필요한 사람이 왜 그리 무게는 잡아?

허탈하게 하는 환자

지난번에 약 먹고 결과가 어땠느냐고 물었을 때 병원에 가서 주사 맞고 나았다고 할 때

(다른 약사님의 경험담) 어떤 환자에게 오랫동안 약을 지어 줬는데 언제부턴가 오지 않아 다 나은 줄 알았는데, 나중에 알아보니 무당을 불러 굿을 하고 나았다고 하더랍니다.

재미있는 일화

약국에 와서 약을 달라고 합니다.

환자 : A 약 주세요.
나 : (약을 주고) 여기 있습니다.
환자 : B 약 주세요.
나 : (역시 약을 준다) 여기요.
환자 : 얼마예요?
나 : ○○○○원이예요.
환자 : B 값이 왜 이리 비싸요?
나 : A도 사셨잖아요?
환자 : 아참 그렇지!

방금 전에 받았던 약도 잊고 이러는 경우가 있습니다.
약사도 마찬가지지요, 약을 두 가지 이상 살 때 한 가지 약값만 받아서 손해를 보는 경우가 있습니다.

약 이름을 대며 약을 찾는 분 중에는 그 약이 뭔지도 모르고 찾는 분도 계십니다.

환자 : A 약 좀 주세요.
나 : 여기 있습니다.
환자 : 이거 어떨 때 먹는 약이예요?
나 : (어이가 없어서) 왜 찾으셨어요?
환자 : 다른 사람이 먹기에요.

제발…

어떤 분이 약 이름을 대며 달라고 해서 드렸는데, 알고 보니 전혀 증상과 관계없는 약을 찾는 거였습니다.

환자 : C 약 좀 주세요.
나 : 드립니다.
환자 : 이거 효과 좋지요?

나 : 왜 드시는 건데요?

환자 : ▽▽가 아파서 그러는데요.

나 : 이건 그럴 때 드시는 게 아니구요, (다른 약을 보이며) 이걸 드셔야 되는 거예요.

환자 : (그 약의 여기저기를 살펴보다가 C 약을 집으며) 그냥 이걸로 주세요.

제대로 된 약을 권해 줘도 고집을 부리는 경우입니다. 약사로서의 긍지, 자존심이 무너지는 순간입니다. 뭐가 부족했나 반성하게 됩니다.

약사님, 요즘

어느 환자가 왔는데, 제가 얼굴이 좀 안 좋아 보였나 봅니다.

환자 : 약사님 몸이 좀 안 좋아 보여요.

나 : 몸살이 났나 봐요.

환자 : 약사도 아파요?

나 : 그럼요, 의사는 평생 한 번도 아프지 않겠어요? 식당 주인도 배고플 때가 있잖아요?

환자 : 그거 말 되네요.

나 : (속으로) 약사는 사람 아닌가, 약사 아픈 데 뭐 보태준 거 있수?

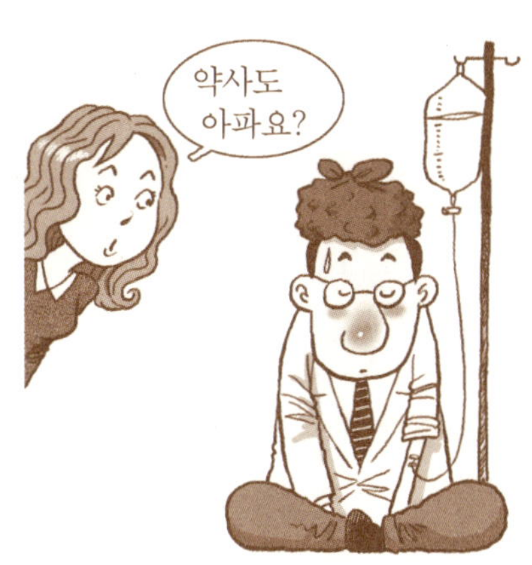

왜 약사는 아프면 안 된다고 생각할까요?
의사, 약사는 아플 때 어떻게 해야 되는 줄을 아는 사람이지, 절대 아프지 않은 사람은 아니지 않습니까?

낫는 약을 줘야지

환자 : 우선 아픈 거나 가라앉게 먹을 약 좀 주세요.

약을 주고 그 환자를 보냈습니다. 이 환자가 다음날 다시 오더니,

환자 : 무슨 약이 약효가 떨어지니까 금방 또 아파요? 낫는 약을 줘야지...
나 : (속으로) 우선 아픈 거나 가라앉힐 약이나 달라고 할땐 언제고...

화장실 갈 때 마음하고 나올 때 마음은 다른 게 인지상정이겠지요?

황당 CASE

어떤 약 이름을 대면서 찾는 분이 이렇게 물으면 참 황당합니다.

1.

환자 : 머리가 아픈데 B 약 좀 주세요.
나 : 여기 있습니다.
환자 : 이 약 효과 좋죠?
나 : (어이가 없어서 그냥 건성으로) 예.

2.

환자 : ○○과 ××좀 주세요.

나 : (건네준다.)
환자 : 피곤한데 이렇게 먹으면 피로회복제로 좋죠?
나 : ('네가 달래고서 무슨 소리냐?'고 생각하며) 안 먹는 것보다는 낫겠죠.

자신이 달라는 약의 효과가 좋은지 물으면 좋다고 대답해야 되는 거 아닌가요? 그것도 모르면서 왜 달라고 했는지 궁금합니다.

약국 경기

시장 경기 얘기하다가 약국도 경기 탄다고 하면

환자 : 약국도 경기 타요?
나 : 그럼요
환자 : 아프면 약은 먹을 거 아니예요?
나 : 병원도 불경기에는 환자가 없어요. 어지간히 아프지 않고는 병원이나 약국에 오질 않지요. 사실 약국이나 병원에는 어지간히 아픈 사람이 오거든요.

이렇게 파리 날리고 있는데 누구 복창 터지게 할 일 있나?

약효

1.

환자 : 무슨 약이 먹을 때에만 효과가 있고 약 기운 떨어지면 또 아파요? 완전히 안 아프게 하는 약 없어요?
나 : 모든 약은 약효가 있을 때에만 효과가 있는 거예요. 밥도 먹을 때에만 배부르잖아요?

2.

환자 : 왜 약을 먹으면 약 먹을 때에만 괜찮고 지나면 또 아파요?
나 : 왜 쌀가게 가서 '이 쌀로 밥을 지어먹으면 왜 밥을 먹을 때에만 배가 부르냐?' 고 항의하지는 않으세요? 약이 모든 것을 다 해결해 주지는 않아요. 스스로가 병을 이길 수 있도록 도와주는 거지요. 그렇게 도와주어서 병이 완전히 없어지는 사람도 있고 그렇지 못할 사람도 있지요. 스스로 조심하셔야 돼요.

없는 약만

환자 : 구루겔 있어요?
나 : 구리겔이요? 지금 안 나와요.
환자 : 재고 남은 거라도 없어요?
나 : 예. 없어요.

이상하게 어느 약이 안 나오면 그 약을 찾는 사람이 더 많습니다.

~ 같은 것

환자 : ○○ 같은 것 좀 주세요.
나 : ○○는 있는데, ○○ 같은 것은 없는데요.

공치사

언젠가 아내가 몸살이 났습니다. 속도 안 좋다고 하니 체하기도 했던 모양입니다.
마침 집에 약이 있어 먹였더니 많이 좋아졌는지 정상처럼 움직입니다.

나 : 그래도 남편이 약사니까 약 먹고 쉽게 나아서 좋지?
아내 : 좋기는 뭘 좋아? 이럴 때라도 좀 쉬어야 되는데, 약만 먹여서 일을 하게 하니 쉬지도 못하잖아? 당신이 약이 중요한 게 아니고 몸이 쉬어야 한다고 항상 환자에게 그러잖아? 그런데 난 뭐야? 쉬지도 못하고 약만 먹여서 일만 하게 하고 말야.

공치사 좀 받으려다가 크게 바가지 썼습니다.

확실합니까

환자 : ◎◎가 아픈데 ◎◎ 먹으면 나아요?
나 : 글쎄요. 나을 수도 있고 안 나을 수도 있고요.
환자 : 무슨 대답이 그래요?
나 : 그 약을 먹고 병이 낫게 생활하시면 병이 낫는 거고, 낫지 않게 생활하시면 안 낫는 거고 그렇죠. 스스로 하시기에 달렸어요.

언젠가 한번 조폐공사 직원이 약국에 와서 했던 말입니다.

직원 : 조폐공사에도 약국이 있는데 간호사가 약을 줘요. 그 사람이 충남 간호 협회 회장인가 그런데 나이가 많아요. 그 사람한테 가서 누가 약 이름을 대며 그 약을 달라고 하면 굉장히 혼나요.
간호사 : 네가 의사고 간호사야? 왜 네 마음대로 처방해서 약을 달라고 해? 그러려면 의사, 간호사가 무슨 필요가 있어?
직원 : 나이든 사람이 그러면, "××씨, ××씨가 의사예요?" 하고 무안을 주고 마는데, 딸 뻘 되는 어린 여직원들이 그러면 무척 혼나요. 그래서 거기 가면 꼭 자신의 증세를 말하고서 약을 달라고 해야 돼요.

간호사도 이러는데, 약사들은 언제까지 달라는 약이나 주고 말아야 하나요?
아니, 뭐 그럼 간호사는 처방을 내도 되나? 듣고 보니 이상하네.

나 참...

오래 살지도 않았지만 살다 보면 별 웃기지도 않은 사람이 다 있어요. 그죠?

환자 : 박카×하고 원◇ 하나씩 주세요.
나 : (이상해서) 예?
환자 : 박카× 하나하고 원◇ 하나하고요.
나 : (그래도 이상해서 다시 한 번) 예? 박카×하고 원◇요?
환자 : 예.
나 : (별 수 없이 그렇게 주었죠.)
환자 : (아무렇지 않은 표정으로) 이거 말고 박카×하고 우루○ 하고 주세요.
나 : (이 ×식이 약사 훈련시키나? 생각하며) 그래서 내가 이상해서 자꾸 물었잖아요.
환자 : (화를 내며) 그럴 수도 있지 뭘 그래요?
나 : (속으로) 너같은 ×이 하루에 한둘인 줄 아냐? 적반하장도 유분수지, 누가 화를 내냐, 이 나쁜 ×아!

약값

환자 : ○○ 얼마예요?
나 : ◈◈원인데요.
환자 : 어? 전엔 ◇◇원에 샀는데요?
나 : 올랐어요.
환자 : 약값도 오르나요?

나 : 그럼요. 약은 뭐 땅 파서 만드나요? 다른 물건값에 비하면 약값은 내리는 거죠.

밴드와 파스

간혹 밴드나 파스를 찾으면서 자신의 환부에 딱 맞는 크기의 것을 찾기도 합니다.

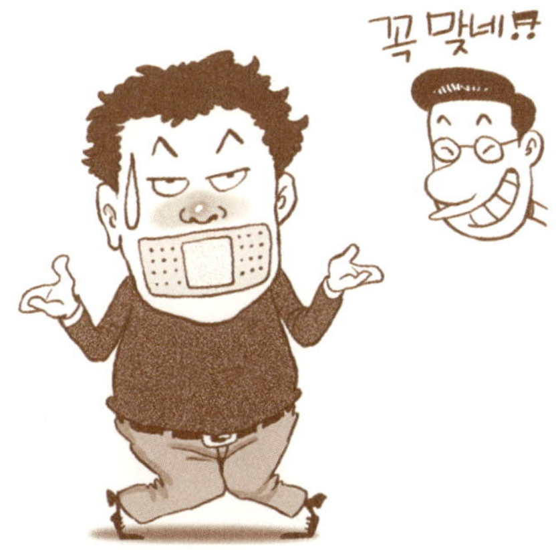

환자1 : 파스좀 주세요.
나 : 어디에 붙일 건데요?
환자1 : 손가락이 아파서요.
나 : (제일 작은 것을 준다.)
환자1 : 이것보다 저 작은 것은 없나요?
나 : 그럼 직접 만들어 쓰셔야죠.

환자2 : 밴드좀 주세요.
나 : (일반형을 준다)
환자2 : 더 큰 걸로요.
나 : (대형을 준다.)
환자2 : 이 중간짜리는 없나요?
나 : 직접 만들어 쓰셔야죠.

비닐봉지 반환보증금

일회용 비닐봉지 때문에 환자들과 실랑이를 많이 합니다. 저만 그런가요?
저희 약국은 작아서 비닐봉지 보증금을 받지 않아도 되는 줄 알고 신경을 쓰지 않았는데,(알고 보니 우리 동네는 받아야 됐던 거랍니다.) 전에 조선일보에 실린 기사를 보고 겁을 먹어 이제 환자들에게 말을 합니다.

신문기사에 보니 식당에서 환자가 일회용 컵에 커피 마시는 건 괜찮지만, 주인이 일회용 컵에 커피를 담아 환자에게 주면 안된답니다. 그 뒤로는 봉지를 제가 드리지 않고 환자들이 뺄 수 있게 앞에 걸어두고 보증금을 받는다고 써놓았습니다.
그러면 반응이 제각각입니다.

환자 : 그래요? 이제 약국에서도 봉지 값을 받네. 다른 데서도 다 받더니…
환자 : 봉지 가지고 오면 50원 돌려줘요?

그런데 대부분의 사람들은 크게 반발합니다. 봉지 달라고 해서 봉지 값을 달라고 하면 많은 분들이 그냥 약만 들고 가십니다. 진짜로 봉지가 필요하신 분은 50원 내고 봉지에 담아 가지고 가시는데, 대부분은 그냥 가십니다.
거지에게 주어도 안 가져갈 50원이 아까울 정도로 절실하지도 않은 비닐봉지를 왜 그리 달라고 하는지…

글씨

글씨를 못쓰는 사람들에도 종류가 있다고 합니다.

1. 남이 글씨를 몰라보게 쓰는 사람.

2. 자신이 쓴 글을 스스로도 몰라보게 쓰는 사람

제가 글씨를 무지 갈겨쓰는 편입니다. 특히 바빠서 급하게 쓸 때는 더욱 그렇습니다. 이런 일이 약봉투에 환자의 이름을 쓸 때에도 일어납니다. 한번은 어느 환자분이 병원에 가서 원장님께 약봉투에 쓴 글씨를 보여주며 묻더랍니다.

환자 : 저 사람 약사 맞아요?

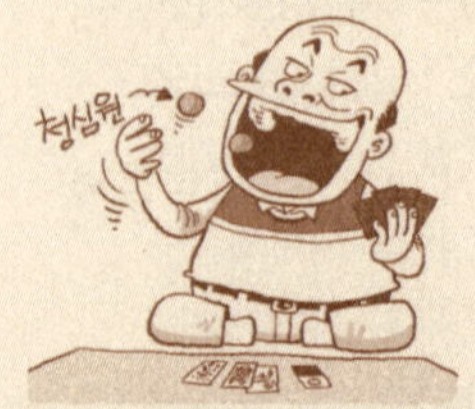
청심원~

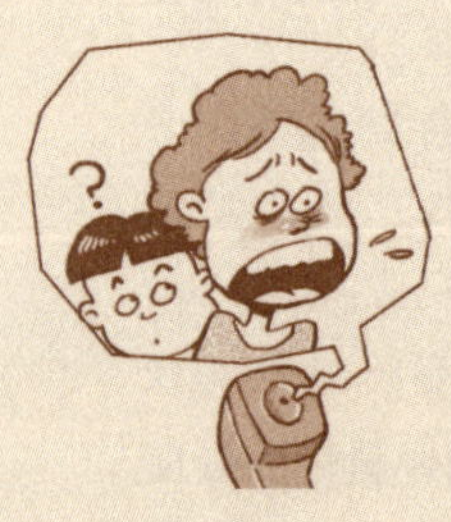
?

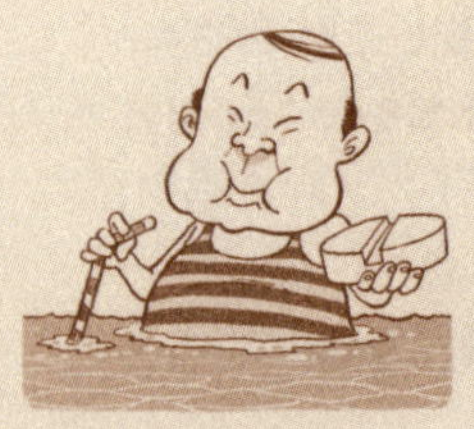

5 까다로운 고객 상대하는 법

약국을 경영하다 보면 별의별 사람을 만납니다.
100인 100색 짜증도 나지만, 더욱더 많은 보람을 느낄 때가 많습니다. 고객만큼 중요한 건 없습니다. 오히려 짜증나고 귀찮은 고객일수록 정이 더 들때도 있지요.

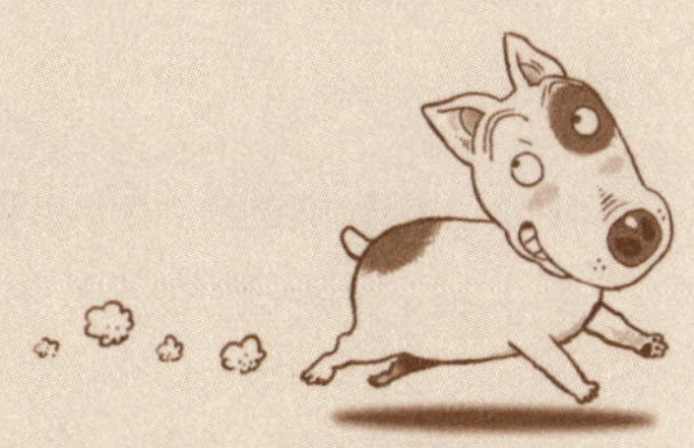

미련한 환자

환자 : (약국에서 산 연고를 피부에 잔뜩 묻혀 두기만 합니다.)

나 : 밥을 입에 넣기만 하면 배가 불러지나요? 씹어서 삼켜야지요.

환자 : (무슨 말을 하는 건지 몰라) ??

나 : 연고를 잘 문질러 발라서 피부에 스며들어가야 효과가 나지요. 그렇게 잔뜩 묻혀 두기만 했다고 효과가 나는 게 아니어요.

담배의 타르 등을 빨아내는 필터를 사는 사람들이 있습니다.

나 : 그렇게 담배가 겁이 나면 담배를 끊어야죠.

환자 : 맞어. 그렇지만 담배는 피고 싶으니 어떻게 해요? 이렇게 해서라도 피워야지.

환자 : 방금 술을 한 잔 했는데 술 깨는 약좀 주세요.

나 : 술 먹고서 바로, 깨는 약을 드시려면 뭣 하러 술 드셨어요? 술 먹어서 돈 축나, 몸 축나, 약 먹어 돈 축나.. 안 그래요?

환자 : 그렇긴 하지만..

환자 : 술을 한 잔 했는데 속이 영 좋질 않은데요.

나 : 한 잔만 하신 게 아닌 것 같은데요.

환자 : 둘이서 소주 3병 했어요.

나 : 그게 한 잔이에요?

설명서

어떤 증상을 말하는 사람에게 적당한 약을 골라 주면 이런 사람이 있습니다. 설명서를 꼼꼼히 읽어보더니,

환자 : 이 약 설명서엔 내가 말한 증상은 없네요.

나 : 우황청심원에 놀랐을 때 먹는 약이라는 말은 없어요. 빈혈약에도 어지러운 데 먹는 약이라고 써 있지는 않고요. 환자의 증상을 볼 때 이 약이 맞기 때문에 이 약을 권해 드리는 거예요.

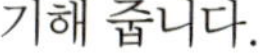

물 많이 드세요

약을 먹고 나서 속이 많이 불편하다는 분이 많습니다. 어떤 사람은 약을 먹고 속이 아프고 메슥거려서 혼났다고도 합니다. 저도 그런 경험이 있었는데, 삼킨 약(특히 캡슐제지요)이 식도에 걸린 경우에 그런 일이 생기더군요. 식도에 캡슐이 걸리니까 계속 따갑고 메슥거리면서 캡슐 속의 약 냄새가 계속 올라왔습니다.

그래서 저런 환자들도 혹시 이런 경우가 아닌가 생각해서 이렇게 얘기해 줍니다.

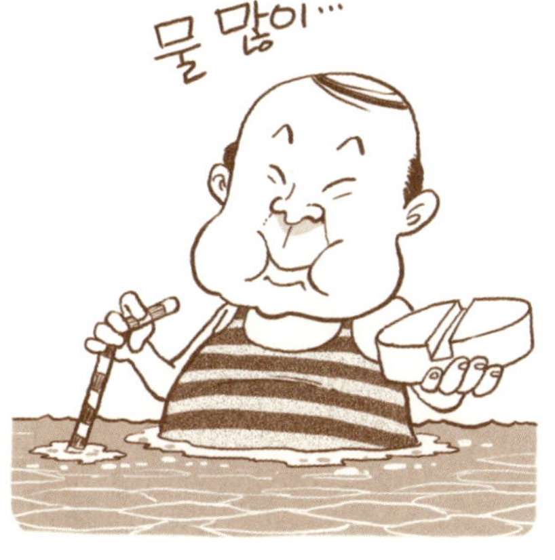

나 : 약 먹을 때 물 많이 마셔요.

환자 : 나 물 많이 마시는데요?

나 : 평소에 말고 약 먹을 때요.

환자 : 아! 약 먹을 때요?

무조건 싸게

환자 : ○○○가 아프고 ◇◇◇도 아픈데 먹는 약 좀 주세요.
나 : (약을 드리며) 이렇게 드세요.
환자 : 약값이 얼마죠?
나 : ○○○○원이예요.
환자 : 왜 이리 비싸요?
나 : 싸고 안 듣는 약 드려요?
환자 : 그럼 안되죠.

전화

의약분업이 된 이후 가장 달라진 것 중에는 환자들이 병원의 정보를 얻을 수단이 없어졌다는 것을 들 수 있을 겁니다. 병원에서 약봉투를 주지 않으니까 그렇겠지요. 즉 병원의 전화번호, 진료시간, 휴일 등에 대한 정보를 병원에서 받지 못한다는 겁니다. 그러니 그 환자들이 그런 것을 다 약국으로 전화를 걸어 묻습니다. 병원 전화번호가 뭔지, 몇 시까지 진료하는지, 또 휴일에 진료를 하는지 등등.

전에는 하루에 약국에 걸려오는 전화의 30 % 이상이 병원 전화번호를 묻는 전화이기도 했습니다. 제가 공휴일에는 약국을 열지 않는데, 어쩌다 휴일에 약국에 일이 있어 나오기도 하는데, 그때 전화가 오기도 합니다.

전화 : 오늘 병원 진료하나요?
나 : 아니요.
전화 : 알았어요.(뚝) 띠띠띠...

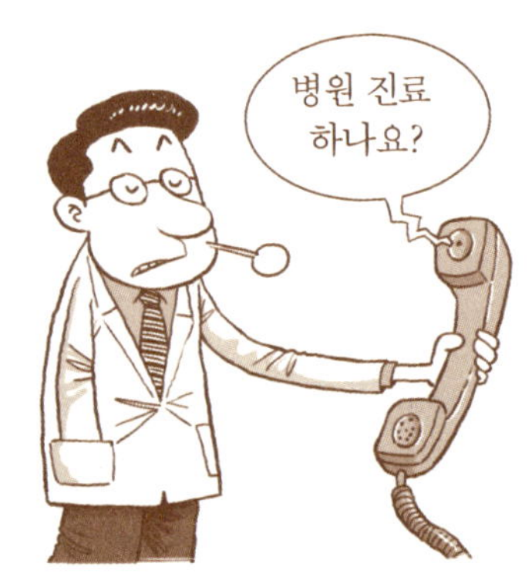

의료보험 1

약국 의료보험이 있던 때의 일입니다.
어느 아기 엄마가 아기와 함께 약을 조제하러 오셨습니다.
전 습관적으로 컴퓨터로 아기의 이름을 찾아봤습니다.
등록이 되어있더군요. 약국의료보험 시절에는 한번 의료보험증을 가져오면 모든 식구들을 다 컴퓨터에 저장해두었습니다. 약국에는 의료보험증을 대개 안 가져오므로 ...

마침 그날이 그 아기의 3번째 생일입니다(물론 주민등록상의 생일이지요.). 약국의료보험은 만 3살이 되어야 보험적용을 할 수 있었습니다.

약을 이틀 치를 지어 가지고 나와서..

아기엄마 : 약값이 얼마예요?
나 : 1,000원이예요.(약국의보 시절 정액제 본인부담금이 이랬던 적이 있습니다.)
아기엄마 : 예? 왜 이렇게 싸요?
나 : 얘가 오늘부터 약국의료보험 적용이 되네요. 오늘이 생일이지요?
아기엄마 : 어, 그래요? 얘 생일은 오늘이 아닌데?(음력으로 하는 모양입니다.) (아기를 보며) 야, 너 때문에 엄마 돈 벌었다. 호호.

의료보험 2

저는 약국의료보험이 있던 때에, 의료보험증을 미처 안 가져온 사람에게는 봉투에 표시해 주고 나중에 의료보험증과 그 봉투를 같이 가져오면 돈을 내 주겠다고 했었습니다. 그런 사람들이 나중에 보험증 가져와서 환불받아 가면서 하는 말,

환자 : 이거 받아 가도 돼요?
나 : 그럼요 보험료 내는 사람의 당연한 권리죠.
환자 : 앞으로 자주 올게요.
나 : 약국에 자주 오실 일은 없으셔야죠.

밥상

여러 사람의 약을 지으러 와서 모든 사람의 증세를 얘기하고 지어 달라는 사람이

환자 : 약이 바뀌지 않게 잘 지어 주세요.
나 : 아주머니는 밥상 차릴 때 바쁘면 식구들 것 다 바꿔서 차리세요?

잔돈

가끔 잔돈을 바꿔 달라는 사람이 있지요.

1.

꼬마 : (당당한 말투로) 아저씨! 잔돈좀 바꿔 주세요.
나 : 나한테 잔돈 맡겨 놨니?

2.

환자 : 죄송하지만 잔돈 좀 바꿔 주실래요?
나 : 잔돈이 없으면 죄송하지만, 있으니 바꿔 드려야죠.
환자 : 감사합니다.

3. 어떤 사람은 동전을 종이돈으로 바꿔 달라기도 합니다.

환자 : 100원짜리좀 1,000원짜리로 바꿔 주세요.
나 : 동전이 없을 땐 아쉽고 있으면 귀찮고 그러시죠?

침착하자

환자 : (전화로) 우리 아기가 ××시럽을 반병 정도 마신 모양인데요. 어떻게 해요?

나 : (이럴 때 저는 그 약이 위험한 약이 아니라면 가볍게 말해 줍니다.) 애는 지금 뭐해요?

환자 : 예, 그냥 놀아요.

나 : 그럼 괜찮아요.

전 이럴 때 약사까지 호들갑을 떨며 흥분하면 엄마가 더 당황할까봐 대개는 안심시키는 말을 해 주고 맙니다.
이미 먹어 버린 거, 지금 와서 호들갑을 떨면 뭐하겠냐는 생각때문에…

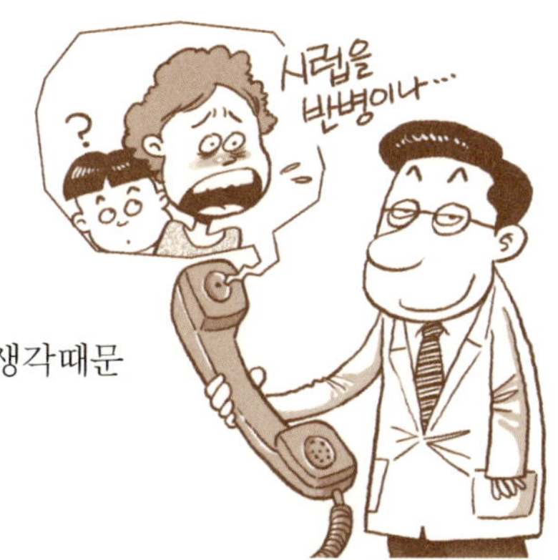

약 좀 잘 듣게

환자 : (증세를 다 말하고 내가 조제실로 들어간 뒤에) 약좀 잘 듣게 지어 주세요.

나 : 다른 사람이 들으면 제가 평소엔 하나도 안 듣게 약을 조제하는 줄 알겠어요. 물론 잘 듣게 지어 드려야죠.

혹시

환자 : 어제부터 갑자기 속이 울렁거리고 불편해요.

나 : 막내 보려고 그러시는 거 아녜요?

환자 : 하늘을 봐야 별을 따지요.

짜증나는 환자 유형

요즈음은 의사나 약사나 환자에게 친절하게 대해야 한다고 말을 많이 합니다. 서비스기관이라는 거지요. 그런데 아무리 그렇게 생각하려고 해도 정말로 짜증나게 하는 환자들이 있습니다. 그런 환자 중 생각나는 환자의 유형을 몇 가지 들어보려고 합니다.

1. 약을 조제해서 가지고 나왔는데, 핸드폰으로 쓸데없는 얘기만 하느라고 약 받을 생각도 않는 사람, 특히 다른 환자의 약을 조제해야 할 때 그러면 정말 성질 납니다. 환자들은 약을 조제하면 돈 내고 받아가기만 하면 되는 줄 알아요. 이런 환자들에게도 복약지도 해야 하는 겁니까?
   하긴 환자 입장에서도 약을 사러 왔는데, 약사가 TV만 보고 있거나 컴퓨터 자판만 두드리거나 전화통만 붙잡고 있다면 같은 느낌일 겁니다.

2. 아이들이 약국 안을 여기저기 휘집고 다니며 잔뜩 어지럽혀 놓아도 제지할 생각은 않는 사람,

3. 처방전 내밀면서 여기는 마실 것도 안 주느냐고 큰소리 치는 환자, 약사들이 그렇게 만들었으니 무슨 말을 하겠습니까?

4. 말끝마다 '아저씨'를 붙이는 환자(그 사람들 입장에서는 그게 친근함의 표시인 줄 아는 것 같아요)

5. 약값 100원 때문에 싸다, 비싸다 시비 거는 환자.

6. 약국에 환자가 왔는데, 약사가 환자는 본 체도 않고 TV만 보거나 신문만 본다면 환자에 대한 예의가 아닐 것입니다.(거기다가 요즘은 컴퓨터까지 더 끼었군요.)

7. 약국에 와서는 쓸데없는 말만 하면서 약사의 업무를 방해하는

사람이 있습니다. 그렇다고 그 말을 무시하면 기분 나빠 할 것 같고, 그 말을 다 들어주면 내 일을 못하겠고... 특히 저희 약국에 오는 환자들이 대부분 할머니들이라서 더 쉽게 삐질 것 같아서 더 곤란합니다. 노인 분들이 더 쉽게 삐치시잖아요. 특히 병원이 문을 늦게 열어 약국에 와서 병원 문이 열리기만 기다리는 환자 중에 그런 사람들이 많습니다.

이런 나쁜 !

어떤 할머니가 오시더니 이런 말씀을 하고 가신 적이 있습니다.

할머니 : 약국에서 약을 사가지고 가다가 반지를 다 뺏겼어요.

하시면서 말씀을 하시네요. 할머니의 말씀을 제가 그 남자와의 대화처럼 재구성했습니다.

할머니 : 내가 약국에서 약을 사가지고 가는데
남자 : 안녕하세요? 저는 막내 아드님 친구입니다. 노인분들에게 승차권과 돈 3만원씩을 드리는 일을 하고 있습니다.
할머니 : 아 그래요?
남자 : 우선 손도장을 찍어야 되니까 그 반지 빼서 주머니에 넣으세요.

그래서 할머니는 아무 의심도 하지 않고 그대로 하셨답니다.

남자 : 조금만 여기서 기다리세요. 옆에 은행에서 돈을 찾아 가지고 올게요.

그러더니 그 남자가 금방 왔다고 합니다.

남자 : 여기 봉투에 3만원이 들어 있어요. 제가 할머니 옷 주머니

에 넣어 드릴게요.

그래서 할머니는 그 사람이 하는 대로 그냥 두었답니다. 그리고 나서 그 주머니에 손을 넣어 보니 그 사람이 준 봉투엔 종이만 들어 있고, 주머니에 넣었던 반지와 잔돈을 다 빼 갔더랍니다. 집안에 노인이 계신 분들은 조심하시라고 하세요.

많이 아프지 않죠?

예전에 약국에서 직접 약을 조제해줄 때의 이야기입니다.

환자 : 어디도 아프고 어디도 아프고... 약 좀 조제해 주세요.
나 : 예.
환자 : 저 가루약은 잘 못 먹는데, 알약으로 조제해주실 수 있나요?
나 : 이 약 저 약 가리는 거 보니 아직 좀 덜 아프신가 보네요.

도대체 누가...

환자 : 콧물도 나고 기침도 나고 목도 아파요.
나 : 누가요?
환자 : (신경질적인 말투로) 누군지 꼭 얘기해야 돼요?
나 : (어이가 없다는 표정으로) 아니, 애들이 아픈지 어른이 아픈지는 알아야 약을 드릴 수 있잖아요?
환자 : 아, 예. 집사람이 아픈데요.

짜증나는 고객2

- 급하다며 다른 환자들 제쳐 두고 약을 먼저 받고 이것저것 묻고

한참 있다가 가는 사람.

- 싼 드링크 하나 사 마시고는 10분 이상 이것저것 묻는 사람.
- 문을 살짝 열고는 들어오지도 않고 약값만 물어 보고 그냥 가는 사람.
- 여기는 왜 그렇게 비싸게 받아요?
- 1,000원에 ◈◈ 몇 개나 줘요?
- 약사 말의 권위가 인정받지 않는 사람(의사 말은 팥으로 메주를 쑤라고 해도 믿고 약사의 말은 믿어 주려고 하지 않는 사람).
- (자신은 실컷 놀다 느지막하게 왔으면서) 약국을 일찍 닫았다고 잔소리하는 사람.
- 할 일이 많을 때 전화를 걸어서 쓸 데 없는 말만 계속 하는 사람.
- 병원이나 한의원에서 준 약 먹고 생긴 부작용을 약국에서 하소연하는 사람.
- 광고를 보고 환자가 엉뚱한 약을 찾는데 제대로 설명해 줘도 자기 고집만 주장할 때(약사의 권위가 광고 모델보다 못함을 느낍니다.)
- 약사의 상담료는 전혀 인정을 받지 못하는 현실을 생각할 때 짜증이 납니다.

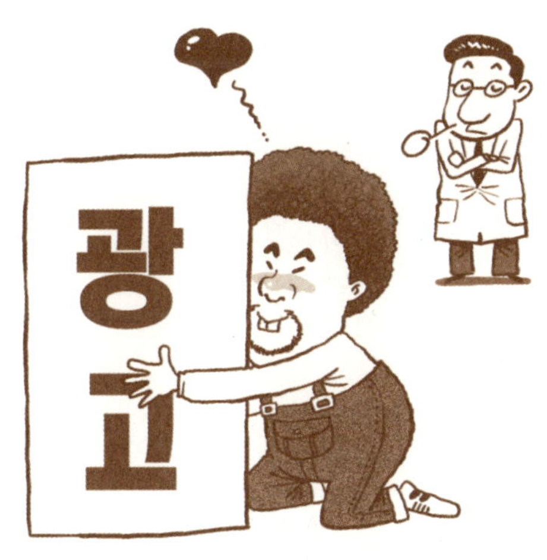

황당 추적

아침에 전화가 왔습니다.

전화 : 약국이지요? 환자 이름하고 주민등록번호 가지고 주소를 알 수 있나요?

나 : (웬지 이상해서) 아니요, 그건 알 수 없는데요? 그런데 왜 그러시나요?

전화 : 어떤 사람이 자꾸 집 앞에 쓰레기를 갖다 버리는데요, 그 쓰레기 봉지 안에 보니 약봉투가 있는데 그 안에 처방전이 있고, 이름하고 주민등록번호가 있어서요.

젊은 사람이 말야

젊은 학생이 와서,

환자 : 아침에 고깃국을 먹고 체했는지 배도 아프고 속도 메슥거리고 어지러워요.

나 : 쇠도 먹고 소화시킬 나이에 시시하게 그까짓것 먹고 체하는 게 뭐야?

성가심

환자1 : *** 얼마예요?

나 : ★★인데요.

환자1 : ☆☆ 아니에요?

이런 경우엔 속으로 '뻔히 알면서 뭣하러 물었냐?'고 한마디합니다.

환자2 : ♠♠ 아픈 데 먹을 약좀 주세요.

나 : (적당한 알약과 물약을 건네줍니다.)

환자2 : 이거 말고 ●●과 ■■ 주세요.

이럴 때 엉뚱한 약을 달라면 그에 맞는 약을 먹도록 설득하지만(이러면 그냥 가 버리는 경우도 있지요.) 엉뚱하지 않은 약을 달라고 하면 그냥 달라는 약을 주면서, 속으로 '그럴꺼면 미리 그렇게 달라지 그랬냐?'라고 말합니다.

여름 감기

여름에도 감기 환자가 많습니다.

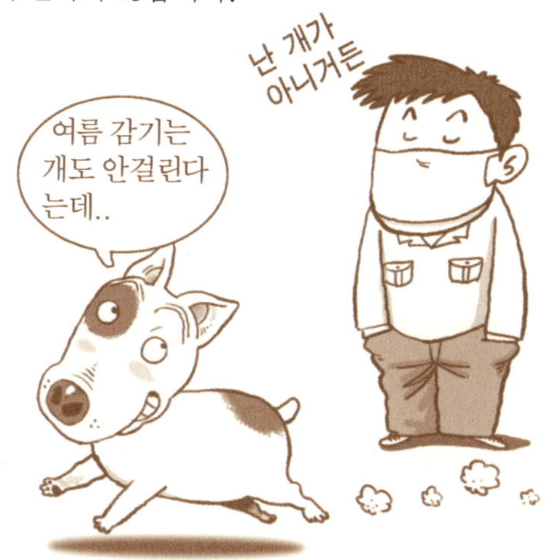

환자 : 목도 아프고 열도 나고 몸이 쑤셔요. 여름 감기는 개도 안 걸린다는데..

나 : 개가 아닌 것을 보여 주려고 그러는 거죠. 개는 안 걸려도 사람은 걸릴 수 있죠.

어디를 갔는데 ...

환자 : 며칠 전에 술 먹고 어디를 갔는데 소변 볼 때 아프고 고름

도 나와요.

나 : 그러게 장화를 신었어야죠. 임질 정도야 약으로 될 수도 있지만 잘못 돼서 AIDS라도 걸리면 어쩌려고 그래요?

분리수거

약국마다 병을 모아두는 통과 쓰레기를 모으는 통을 따로따로 준비해 두셨을 겁니다.

거기에는 다들 문패(병류, 쓰레기 등)도 붙여두셨을 겁니다. 또 각각의 통에는 그에 해당하는 것들이 많이 있을 것입니다.

그런데도 꼭 쓰레기통에 병을 버리고 병 버리는 곳에 쓰레기를 버리는 분들이 꼭 있습니다. 하지 말라는 걸 하면서 어떤 희열 같은 것을 느끼시는지...

황당 고객2

약국에서 환자들을 상대하다 보면 미련하다고 밖에 생각할 수 없는 환자들이 있습니다. 이번엔 그 이야기입니다.

- 약을 먹으면 평생 효과가 나타나야 한다고 생각하는 사람
- 약을 한 번만 먹고는 병이 안 낫는다고 항의하는 사람
- 매일 밤새 노름하면서 피로하지 않게 할 약만 찾는 사람
- 속 아파서 죽겠다면서 제산제를 먹고 속을 가라앉힌 뒤 또 술을 먹겠다는 사람
- 진통제는 임시방편이기 때문에 안 먹겠다면서도 겔 타입의 제산제는 잘 먹는 사람

- 옻을 탄다면서도, 굳이 옻닭을 먹겠다고 항히스타민제를 찾는 사람. 인삼이 몸에 안 받는다는 말을 들으면 인삼은 거들떠보지도 않으면서, 옻은 항히스타민제를 먹으면서까지 먹으려고 합니다.

- 저녁마다 커피를 잔뜩 마시면서 잠이 안 온다고 호소하는 사람

- 매일 고무장화 신고 생활하면서 무좀이 없어지지 않는다고 항의하는 사람

- 발톱이 자꾸 살 속으로 파고든다면서 자꾸 발톱을 짧게 깎는 사람

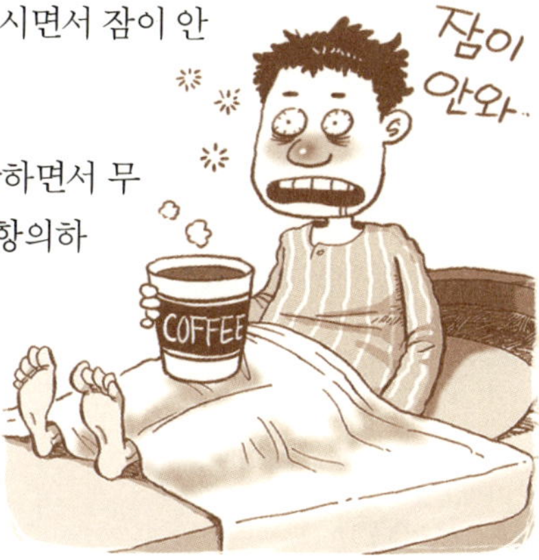

- 뭐든 약으로만 해결하려는 사람. 이런 사람들은 자신은 아무 노력도 안 하면서 약만 가지고 살 빼고, 담배끊고, 변비 치료하고, 위장병 치료하고, 예뻐지고 싶어합니다.

깎자 깎어

약값을 깎으려고 하는 사람 중에 이런 사람이 많습니다.

> 사람 : 우리 집에 약 먹는 사람이 많아. 이번에 약 싸게 잘 주면 우리 식구들 약은 다 여기에서 살게. 싸게 줘 봐.

약국을 시작한 초기에는 제가 이런 사람들의 약은 수에 넘어가서 싸게 준 적이 있었습니다. 그런데 그런 사람 치고 약국에 다시 오는 사람은 없더라고요. 그 뒤로는 절대 안 넘어갑니다. 아마 그렇게 싼 약값을 미끼로 다른 약국에서 또 사기를 칠 겁니다.

으이구..

예전에 약국에서 약을 조제해줄 때의 이야기입니다. 환자가 한 분 오셨습니다.

환자 : 약 좀 조제해 주세요.
나 : 어디가 아프신데요?
환자 : 아픈 데는 없어요.
나 : 그럼 왜 약을 조제하시려고요?
환자 : 콧물만 나와요.
나 : 꼭 어디가 아프게 아픈 곳만 말하는 게 아니고 불편한 곳이 어디냐고 묻는 거지요.

이상한 착각

환자들이 전에 갔던 약국을 착각하는 경우가 많이 있습니다.

환자 : 전에 여기에서 이 약을 샀는데 이 약 좀 더 주세요.

보니 저도 처음 보는 약입니다.

나 : 저희 약국에서 사신 약이 아닌데요?
환자 : 여기서 산 거 맞아요.
나 : 저희 약국에는 이런 약이 있던 적이 없어요.
환자 : 그래요? 이상하다. 분명히 여기에서 산 것 같은데...

부부의 정이란...

어느 할머니가 할아버지 흉을 심하게 보십니다.

할머니 : 이놈의 영감탱이 왜 이리 안 죽어?
나 : 그래도 할아버지 돌아가시면 할머니가 제일 섧게 우실 거잖아요?

할머니 : 나? 그 영감탱이 죽었다고 내가 울긴 왜 울어?

한참 지났는데 할머니가 오셨습니다.

할머니 : 영감탱이 죽었어.

그런 말씀을 하시는 할머니 얼굴이 많이 안 좋아 보이시더군요.
그렇게 욕을 했던 할아버지지만 돌아가시니까 많이 슬프셨던 것 같습니다.
이런 게 부부의 정이 아닐까 하는 생각이 들었습니다.
아파서 방구석에 누워있어 아무 것도 못하는 남편이라도, 방구석에서 남편이 내는 기침 소리만 들어도 기운이 나는 것이 여자라는 말을 들은 적이 있습니다.
남자에게도 '열 효자보다 악처가 더 낫다'는 말이 있다지요?

우스갯소리에 이런 게 있답니다.
어느 고을에 새로 원님이 부임해 왔는데, 효자를 추천하라는 말에 그 고을에서 매번 효자상을 받던 한 사람을 추천했답니다.
그 고을 원님이 묻길,

원님 : 넌 어떻게 해서 효자상을 받았는고?
효자 : 예, 20년간 홀로 되신 아버지를 모시고 밥도 해드리고 성심껏 모셨습니다.
원님 : 뭐야? 아버지를 20년간 홀로 모셨다고?
아버지께 새 어머니를
맞아드릴 생각도 않고
홀로 계시게 한 게 효자라고?
이 고얀 놈.
여봐라, 이놈을 매우 쳐라.
(이 말을 전해들은) 아버지 : 이제야 제대로 된 원님이 오신 것 같구나.

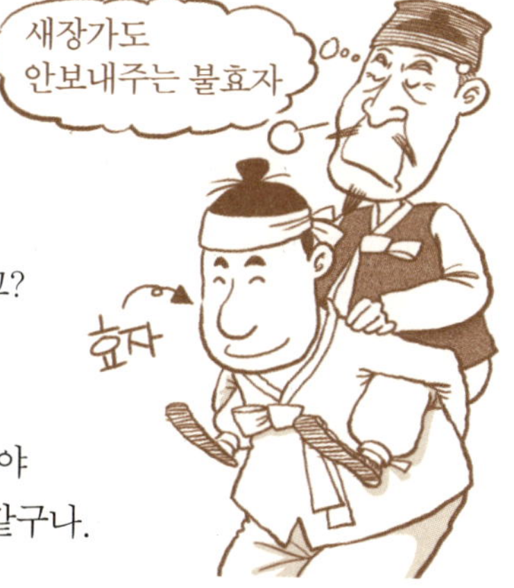

얌체

어느 얌체 같은 환자(A)가 있습니다.

의료급여 환자인데요, 한번 처방전을 가져오면 장기처방전을 그것도 식구들 것을 다 가져옵니다. 어린아이들 것까지... 그러니 그 뒤에 오는 환자들도 밀릴 수밖에 없습니다. 좀 양보 좀 해주면 좋으련만 그러지도 않습니다. 이분이 처방전을 가져오셨습니다. 여러 사람의 약을 조제하고 있는데, 다른 분(B)이 처방전을 냈습니다.

A : (B에게) 좀 기다리셔야 될 거예요. 제가 조제해 가는 약이 좀 많아요. 호호호.

나 : (조제실에서 듣고 속으로) 먼저 조제해 드리라고 양보 좀 못해주나?

얌체같은 환자에 이런 환자들도 있지요.

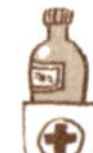

1. 약값이 몇 천 100원으로 나오면 꼭 잔돈이 없으니 담에 주겠다고 하고는 안 주는 사람
2. 하루 한 번 먹을 약을 두 번씩 먹도록 처방 받아 약값을 적게 내려는 사람
3. 다른 사람의 약을 처방 받을 때 자신의 증상까지 말해서 같이 처방 받고는, 그 약은 따로 포장해 달라고 하는 사람.(← 두 사람의 처방을 한 사람이 받아, 본인부담금을 줄이려고 꼼수를 쓰는 것)
4. 아는 사람의 의료급여증을 빌려 약을 조제하는 사람
5. 비싼 물건은 턱턱 사면서 약값은 무조건 비싸다고 엄살부리는 사람
6. 시럽 약을 처방 받았을 때, 이건 먹일 때 흘리니까 좀 더 많이 넣어달라는 사람
7. 먼저 와있는 환자가 있는데, 급하게 약을 달라고 하고는 약을

받고도 안 가고 다른 환자의 시간을 빼앗는 사람

8. 약사가 실수로 약값을 더 받았을 때에는 욕까지 해가며 악착같이 약값을 돌려 받지만, 실수로 약값을 덜 냈을 때에는 그걸 더 주려고 하지 않는 사람

9. 약사의 실수는 일부러 그런 것처럼 닦달하면서, 자신의 실수는 실수라고 묻는 사람

10. 별로 특별한 용건도 아니면서 약국에만 오면 전화를 빌려 핸드폰으로 전화하는 사람

11. 여러 사람의 장기 처방전을 한꺼번에 가져와서 조제하도록 해서 다른 사람들을 잔뜩 기다리게 하면서도 순서를 양보해주지 않는 사람

이렇게 고마울 데가

분업 초기에 저희 약국에서 멀리 떨어진 정신신경과 의원에서 처방을 받아온 분이 계셨습니다. 집에서 가깝다며 저희 약국으로 약을 지으러 오셨는데, 저희 약국에 그 약이 있을 리가 없지요. 그래서 그 약을 준비해서 몇 번 지어드렸는데, 한참 있다 그분에게서 전화가 왔습니다.

그분 : 내 약 몇 일치나 남아있죠?
나 : 예?
그분 : 나 때문에 갖다 놓은 약 있잖아요? 그거 다 없애려면 처방전을 얼마나 끊어야 되나 알려달라고요.

할머니

어느 할머니가 어느 아주머니와 같이 처방전을 가지고 왔습니다.
약을 받은 뒤,

아주머니 : 얼마예요?
여직원 : 2,700원이에요.
아주머니 : 왜 그래요?
여직원 : 할머니 건 1,200원이고요, 아줌마 건 1,500원이거든요.
아주머니 : 엄마 건 왜 더 싸요?
나 : 할머니는 그동안 나라에 세금 많이 내셨잖아요. 그러니까 나라에서 깎아드리는 거예요.

이야! 기분 좋다

어느 분이 약을 조제해서 받고 돈을 여직원에게 주고 거스름돈을 받았습니다.

어느 분 : 이야! 돈을 이렇게 얼굴을 맞춰서 주셨네요. 정말 기분 좋다. 제가 항상 돈을 받으면 방향을 맞춰서 지갑에 넣고 다니거든요. 그런데 이렇게 그걸 맞춰서 주는 돈을 받으니 기분이 무지 좋네요. 감사합니다.

별 사람이 다 있더군요.

왜 모자르지?

약이 300개씩 병에 포장된 것이 있습니다. 이런 약이 30개 단위(한 달 단위)로 처방이 나오는 것이라면 딱 떨어져야 맞습니다. 그런데 어찌된 일인지 딱 맞아 떨어지지 않을 때가 있습니다. 한두 알이 남으면 내가 이익일 텐데 이런 일은 거의 없고 꼭 한두 알이 모자랍니다.
약을 세다가 흘렸는지 아님 원래부터 적게 들어 있었는지, 확인할 방법이 없으니 혼자 끙끙 앓을 수밖에 없지요.

오시지 말라고

약국에 오시는 친척분들께는 약을 드려도 약값을 받기가 참 곤란합니다. 그래서 약을 드리고 돈을 내시려고 할 때 괜찮다고 하면 이러십니다.

친척 : 이러면 미안해서 담에 못와.
나 : 오시지 말라고 그러는 거예요.

반응

처방전에 먹는 약과 겔 제제나 파스 또는 연고 종류가 같이 처방이 되는 경우가 있습니다. 그걸 가지고 나올 때의 환자들의 반응입니다.

환자1 : 맞아. 저거 효과 좋아.

하며 좋아하는 환자가 있는가 하면,

환자2 : 그걸 또 주네, 우리 집에 그거 많아요. 그걸 왜 줘요?

하면서 제게 신경질을 내는 사람이 많습니다.

나 : 제가 드리고 싶어서 드리는 거 아니예요. 처방전에 적혀 있으니까 드리는 거예요. 필요 없으면 병원에 가서 그걸 빼달라고 하세요. 이러면 대부분의 환자들은 이렇게 말합니다.
환자2 : 그래요? 처방전에 있어요?

아직도 처방전에 따라 약을 받는다는 걸 모르는 사람들이 있는 것 같습니다.

약국이나 병원이나

환자가 처방전을 가지고 왔습니다. 여직원이 환자 이름을 치니 처음 오신 분입니다. 보험증 내역을 입력하고, 전화번호를 물으면,

환자 : 거기 적혀있잖아요? 아까 적던데?

병원에서 대답했다며 다시 말하기를 매우 꺼려합니다.

이런 우스갯소리가 있지요.
어느 사람이 배를 타고 가다가 금덩이를 바다에 떨어뜨렸습니다.
그러자 이 사람은 금덩이를 떨어뜨린 곳을 배에 표시해두었습니다.
항구에 도착해서 배에 표시된 곳에서 바다 속으로 들어갔다 나오면서 말하길...

어느 사람 : 이상하다 분명히 여기에서 떨어뜨렸는데 왜 없지?

위에서 말한 환자를 보면 이 생각이 납니다.
병원에서 말하면 약국에서까지 알아들을 줄 아나 봅니다.

이 사람, 믿어주세요

아직도 이런 사람들이 있습니다.

사람 : 소염제 좀 주세요.
나 : 왜 찾으시는데요?
사람 : 미장원에서 귀를 뚫었는데요, 사 먹으라고 하던데요?
나 : 소염제는 그럴 때 먹어야 소용없고요. 항생제를 드셔야 되는데, 항생제는 처방전을 받아오셔야 돼요.
사람 : 미장원에서는 약국 가면 살 수 있을 거라고 하던데요?
나 : 안돼요. 처방전이 있어야 돼요.
사람 : 하나만 좀 주시면 안돼요?

미용사의 말이 약사의 말보다 더 신뢰를 받는 것 같습니다.

임신 진단 시약

임신진단시약을 사간 사람이 잠시 후 다시 왔습니다.

환자 : 이거 한 번밖에 못쓰는 거예요?
나 : 예.

대답하고서 보니 많이 울었는지 눈가에 눈물이 많이 맺혔더군요. 돌아간 다음에 '미리 조심하지 않고...'라고 혼잣말로 말했습니다.

자가임신시약을 사는 사람은 대부분 미혼인 경우가 많습니다.

환자 : (전화로) 집에서 소변으로 검사를 했는데 두 군데 모두 표시가 생겼는데요. 어떤 건가요?
나 : 임신이신 모양이네요.
환자 : (기쁘다는 목소리로) 그래요? 결혼 후 계속 아이가 없었는데 기쁘네요. 감사합니다.

임신진단시약으로 임신임이 확인되었다고 기뻐하면서 감사하다는 인사를 받은 경우는, 오늘까지는 이 때가 처음이자 마지막이었습니다.

모든 건 약으로

약국에 오는 환자들 중에는 약을 이상한(?) 용도로 쓰는 분들이 많습니다.

1) 정로환을 식초에 섞어서 무좀에 쓰는 사람 (식초에 정로환을 몇 개나 넣느냐고 묻는데, 그걸 어떻게 아나요?)

2) 한약재 천궁을 낚싯밥에 섞으면 고기가 잘 잡힌다며 천궁을 찾는 사람

3) 청심원을 먹고 고스톱을 치면 돈을 잃지 않는다며 청심원을 찾는 사람,

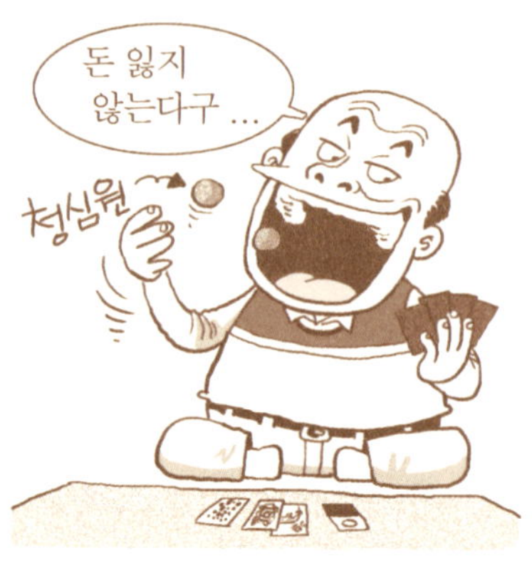

4) 또 청심원을 먹으면 술이 바로 깬다는 사람,

5) 중조(소다)를 텐트 주위에 뿌려놓으면 뱀이 달려들지 않는다며 휴가 갈 때 중조(소다)를 찾는 사람,

6) 물파스를 눈 밑에 발라 잠을 쫓겠다는 사람,

7) 물파스를 배꼽에 발라 멀미를 없앤다는 사람,

8) 볼펜 자국를 물파스로 지운다는 사람,

9) 고기 재울 때 알약 소화제를 갈아서 넣으면 고기가 부드러워진다는 사람,

10) 스카치테이프나 스티커가 붙었던 찌꺼기를 살충제 에어로솔로 닦아낸다는 사람,

11) 얼마 전엔 TV 프로에서 알코올에 계피를 섞어서 끓이고 남은 찌꺼기를 스프레이하면 진드기가 없어진다는 방송을 한 뒤 그걸 따라 하다가 화상을 입은 사람도 있다지요?

하루치만 주세요

환자 : 감기약 좀 주세요.

나 : 어디가 아프신데요?

환자 : ◎◎도 아프고 ㅁㅁ도 나고 ♡♡도 안 좋고 ♧♧도 하고요.

나 : 언제부터요?

환자 : 며칠 됐어요. 병원 계속 다녔는데 낫지도 않고 오히려 더 심해졌어요.

나 : 그럼 약을 한 △일 드셔야겠네요.

환자 : 약 계속 먹었으니까 하루치만 주세요.

나 : 약을 먹었어도 차도가 없으니 안 먹은 걸로 생각해야죠. 부산 간다고 차만 타고 있으면 언제나 부산이 가까워지나요? 차가 올바른 길로 가야 가까워지는 거지요. 엉뚱한 길로 갈 수도 있잖아요. 그러니까 지금까지 약을 먹고도 차도가 없었으니까 안 드신 걸로 치고 다시 드셔야지요.

환자들은 병원에서 치료받을 때에는, 며칠씩 치료받고 차도가 없어도 별로 항의하지 않으면서, 약국에서는 단 하루치만 먹고도 차도가 없다고 난리를 치는 경우가 많습니다.

염색약

이런 사람도 있더군요.

환자 : 훼미닌에 비겐을 섞어서 염색하면 색이 예쁘다는데 어떻게 하는 거예요?

나 : 약을 어떻게 조제하면 어떻게 되는지는 아는데, 염색약을 조제하는 방법은 몰라요.

영양제

어떤 사람이 오더니,

어떤 사람 : 영양제 유효기간 지난 거 있나요?

나 : 예?

어떤 사람 : 유효기간 지난 영양제를 낚시 밥에 섞어서 낚시하면 물고기가 많이 꼬인다고 하더라고요.
나 : 유효기간 지난 건 없는데요?
어떤 사람 : 유효기간 지난 영양제가 꼭 필요한데...

하면서 가더군요.
제 생각엔 유효기간 지난 영양제를 그냥 얻어볼까 하던 사람이 아닌가 싶었습니다. 낱알로 된 연질 캡슐제 영양제라도 몇 알 살 생각은 왜 못하는지 원...

이런 것들이야 애교로 봐줄 수도 있지만,

덱스트로메토르판이나 카리소프로돌을 많이 먹으면 기분이 좋아진다는 것은 어떻게 알아서 사회문제를 일으키고, 엉뚱한 약을 향정신성의약품으로 만들어버리는지...

고약

환자 : 고약 주세요.
나 : 고 약(그 약)이요? 고 약은 없는데요?
환자 : 왜 약국에 고약도 없어요?
나 : 고 약은 없고 조 약(저 약)과 요 약(이 약)은 있는데요. 뭐에 쓰시려고요?
환자 : 우리 시어머니는 어깨 결린 데에는 고약을 붙여야 낫는데요.
나 : 그럼 파스 말씀하시는 거 아니에요? 간혹 파스보고 고약이라는 분이 계신데요.
환자 : 아니, 고약 맞아요. 고약 넓은 걸로 주세요.
나 : 고약은 다 똑같지 더 넓은 건 따로 없어요.

아니 정말, 고약을 어깨 결릴 때 붙여도 효과가 있나요?

정말인가요?

환자 1 : 배꼽에 파스를 붙이면 멀미를 안 한다는데 어떻게 하는 거예요?

나 : 글쎄요, 모르겠네요. 설혹 어쩌다 한 번 그런 효과가 있었다고 그게 그것의 효과라고 단정할 수는 없으니까요.

환자 2 : 손가락에 반창고를 붙이면 살이 빠진다던데 어떻게 해요?

환자3 : 청심환을 먹으면 음주 검사에서 넘어갈 수 있다던데 정말이예요?

환자4 : 청심환을 먹으면 고스톱 칠 때 밤새 쳐도 피곤하지 않고 돈도 잘 딴다던데 정말이에요?

환자 5 : 마이칼을 먹으면 아들을 낳을 수 있다던데 정말이예요?

나 : (속으로) 그걸 알면 내가 딸만 둘 낳았겠어요?

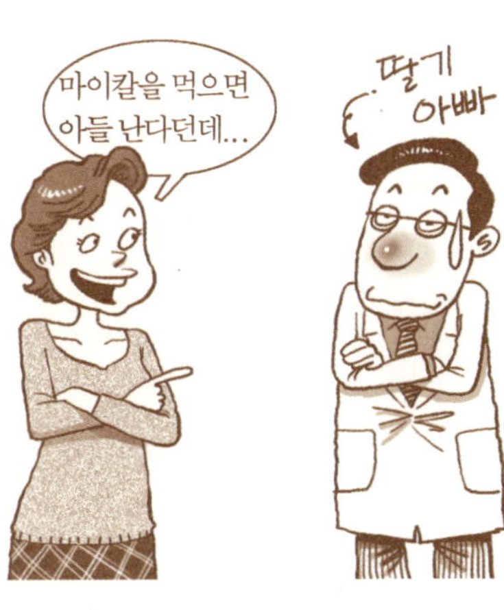

설명

사람들은 자신이 찾는 약에 대한 설명을 약사에게 묻습니다. 그것이 제대로 된 사용법이 아니면 좀 당황스럽습니다.

환자 : 정로환 주세요.

나 : (당의정과 나정 등 이것저것 번갈아 꺼내며 고생할까 봐) 뭐에 쓸 건

데요?

환자 : 무좀에 쓰려고요.

나 : (병 포장을 건네준다)

환자 : 이거 무좀을 치료할 때 식초에다 얼마나 타요?

나 : 정로환이 무좀에 쓰도록 나온 약은 아니에요. 거기에 어떻게 쓰는 건지는 몰라요.

환자 : 약사가 그것도 몰라요?

나 : 약사는 약의 용량과 용법 또 효과만 알면 되지 그 외에 어떻게 쓰이는지에 대해서까지 알 수는 없어요. 즉 자동차를 만드는 사람은 차만 만들고 그 차를 운전하는 방법만 가르치면 되지, 그 차로 다른 어떤 일을 할 수 있나 하는 것까지 가르칠 필요는 없는 거 아네요? 즉 정로환으로 무좀을 고치는 방법은 저도 몰라요. 사람들마다 쓰는 방법이 제각각 달라요.

혈압 좀

약국에 와서 혈압을 재 달라는 환자들이 있죠? 그중 좀 어이없는 환자가 있었습니다.

환자 : 혈압 좀 재 주세요.

나 : ○○○에 ●●네요. 괜찮아요.

환자 : 예, 괜찮아요? 지금 병원에서 재보고 왔는데 괜찮다고 하더라고요.

나 : (속으로)그럼 난 뭐야? (실은 바쁘지도 않지만) 바쁜 사람 데리고 장난하나?

염산

하수구가 막혔다면서 약국에 염산을 사러 오는 분이 많이 있습니다.

아줌마 : 하수구가 막혔는데 뚫을 염산 좀 주세요.
나 : (드립니다.)
아줌마 : 이거 부으면 플라스틱 파이프가 녹지 않을까요?
나 : 이 병도 플라스틱인데요?
아줌마 : 어? 그렇네요.

술은 마셔서 없애자

연말연시가 오면 술을 마시는 사람이 많습니다.

환자 : 술 먹고 속도 안 좋고 머리도 아프고 어지러운데 먹을 약 좀 주세요.
나 : 그럴 줄 알고 드신 거 아니예요?
환자 : 그러게요. 몸에도 안 좋은 술 빨리빨리 마셔서 없애려고 하는데도 잘 안 되네요.

오늘

어느 날은 유난히 어느 약(A약)을 찾는 사람이 많은 날이 있습니다. 그런 날 저는,

'아니! 오늘은 사람들이 모두 A약 못 먹고 죽은 귀신이 붙었나?'
생각하며 혼자 웃습니다.

환불

예전에 약국의료보험 시절에 의료보험증을 안 가져온 사람에게는 안 가져온 사람에게는 봉투에 표시를 해주고, 나중에 의료보험증과 이

약봉투를 같이 가져오면 돈을 내 주겠다고 했었습니다. 나중에 보험증 가져와서 환불받아 가시는 분 중에 이런 분이 계셨습니다.

1.

손님 : 이거 받아 가도 돼요?
나 : 그럼요 보험료 내는 사람의 당연한 권리죠.
손님 : 앞으로 자주 올게요.
나 : 약국에 자주 오실 일은 없으셔야죠.

어떤 사람은 환불받을 돈으로 약을 사기도 했습니다. 그 중엔 그래도 돈이 남는 사람이 있습니다.

2.

손님 : 얼마예요?
나 : 마이너스 ××원이에요.

그러면 그 돈을 달라는 줄 알고 돈을 내려는 사람도 있었습니다.

의료보험증

의료보험증을 나중에 가져오면 돈을 주겠다는데도 안 가져오는 사람이 있었습니다.

나 : 의료보험증 가져 오셨어요?
환자 : 약 봉투도 집에 있는데 안 가져왔어요.
나 : 가져오지도 않고, 버리지도 않으면 어쩌시려고요? 의료보험증이 무거워서 그렇게 못 가져오세요?
환자 : 나중에 몰아서 환불받으려고요.
나 : 제가 몇 만원까지 내드릴 능력은 없어요.

계산 맞아요?

예전 약국의료보험 시절에, 어떤 사람이 정액제에 해당하는 약을 이틀 치 조제하고 10,000원을 내서 9,000원을 거슬러 주었습니다. 그랬더니 그 사람이 저만치 가다가 돌아왔습니다.

환자 : 이거 뭐 잘못 된 거 아니에요? 거스름돈이 9,000원인데..
나 : 난 또 제가 돈을 덜 거슬러 드려 항의하러 오신 줄 알았네요. 약사가 좀 많이 거슬러 드렸으면 땡잡았다 생각하시고 얼른 도망가시지, 뭣하러 도로 오셨어요?
나 같으면 얼른 도망가겠네. 약에 따라서는 이틀 치가 1,000원 되는 경우도 있고 하루치가 1,000원이 넘는 경우도 있어요.

얼마예요?

보험으로 약을 하루치 짓고서,

환자 : 얼마예요?
나 : 800원이예요.
환자 : (돈을 꺼내다 말고) 그냥 800원이요?
나 : 예.

이 800원이 9월부터는 900원으로 오른다네요.

〈참고〉 약국의료보험이 있을 때 정액제(4,000원 기준)에서 하루치는 800, 이틀은 1,000원, 사흘은 1,500원이던 시절이 있었습니다. 그 뒤에는 각각 900원, 1,100원, 1,500원이었습니다.

조제

약국에서 직접 조제해줄 때의 일입니다.

환자1 : 약 한 번 먹을 것 조제 해주세요
나 : 식당에서 밥 한 숟갈도 주나요?

환자2 : 약 좀 조제해 주세요.
나 : 어디가 아프신데요?
환자2 : 어제 약에서 콧물약만 빼고 똑같이 조제해 주세요.

조제해서 나왔습니다.

환자2 : 얼마죠?
나 : ○○○○원입니다.
환자2 : 약이 하나 덜 들어갔는데, 왜 약값은 똑같아요?
나 : 다방에서 블랙커피 마시면 커피 값이 싸요? 식당에서도 양념 덜 넣으면 음식값이 싸지나요?

한번 먹을 약

이런 환자가 오기도 합니다.

환자 : 내일 병원 갈 건데요. 한 번 먹을 약만 좀 주시면 안돼요?

이런 환자가 오면 사실 기분이 좋지 않습니다.
약사인 저를 믿지 못하겠다는 듯한 인상도 풍기고, 또 병원에 가서 괜히 우리 약국에서 약을 먹었어도 안 들었다고 할까 봐 괘씸하다는 생각도 들고(← 이러면 안 되는데...), 약이 잘 들어도 좋은 소리 못 들을 것 같아서 이런 환자들에게는 이렇게 말을 해줍니다.

나 : 이왕 병원에 가실 거면 약 드시지 말고 그냥 가세요. 어설프게 아파서 병원에 가면 진단이 제대로 안 나올 수 있으니까 제대로 아플 때 병원에 가야 제대로 진단이 나올 거 아니예요? 또 괜히 한 번 먹고 괜찮아지면 병원에 안 갈려고 하실 거

아니예요? 괜히 병을 키우지 말고 병원에 가 보세요.

고상한(?) 손님

어떤 젊은 여자분이 오더니,

여자 : 월경 앞당기는 약 좀 주세요.

그래서 속으로 '미루는 게 낫지 않나?' 생각하면서 ♡루비아를 주었습니다. 그런데 이 여자분이...

여자 : 제가 걱정이 돼서 그러는데요, 배란기에 걸렸던 거 같아요. 24시간 안으로만 먹으면 되나요?

그제야 눈치를 채고,

나 : 임신이 안되게 하는 사후 피임약 찾으시는 거예요?
여자 : 예.
나 : 그럼 이거 먹어야 소용 없어요. 그게 필요하면 산부인과 가서 사후피임제를 처방 받으세요.
여자 : 그래야 돼요? 그냥은 못 사나요?
나 : 예.

제가 이제까지 임신을 피하려고 통경제를 찾는 여자는 봤어도, 저렇게 고상하게(?) 월경을 앞당기게 하는 약이라고 부르는 사람은 첨 봤습니다.

통경제

통경제 이야기를 하니 하나가 더 생각나네요.
조치원에 있을 때 어느 술집에 나가는 아가씨가 오더니,

아가씨 : 몇 달 전에 통경제를 먹었거든요? 그래서 월경도 나왔는데요, 근데 자꾸 배가 나오는 거 같아요.

나 : 통경제 먹고 하혈을 했다고 해서 낙태가 되는 건 아니에요.

아가씨 : 그런데 약국에서 약 먹으면 아기가 떨어진다고 해서 약을 먹은 건데요?

나 : 약사님이 그렇게 얘기하진 않으셨을 거예요. 통경제 달라고 하지 않았어요?

아가씨 : 예 월경 나오는 약 달라고 했지요.

나 : 그 봐요. 약사님은 월경이 나오는 약을 드렸지, 임신이 안 되는 약을 드린 게 아니지요.

아가씨 : 월경이 나오면 애가 지워지는 거 아닌가요?

나 : 아니죠. 유산이 되면 하혈을 하겠지만, 하혈을 한다고 다 유산되는 건 아니예요.

이렇게 한참을 실랑이를 했습니다.

바로 이 약

환자들이 착각하는 것 중엔 약 포장의 모양과 색을 착각하는 경우가 많습니다.

환자 : ☆☆도 아프고 ◇◇◇도 아파서 지난번에 먹었던 약이 잘 듣던데 그 약 좀 주세요.

나 : (약을 하나 주지요) 이 약 맞지요?

환자 : 어? 이거 아닌데요?

나 : 이 약 맞을 텐데요?

환자 : 이렇게 생긴 거 아니예요.

나 : 그럼 포장 뜯어보세요. 그 약 맞지.

환자 : (포장을 뜯더니) 어! 맞네.

물론 환자가 착각하는 때도 있지만 제가 착각하는 경우도 있습니다.

답답해도 이해하자!

답답한 환자들이 참 많습니다.
한의사나 누구로부터 인삼이 안 받는다는 말을 들으면, 그 사람은 그 후로는 인삼을 쳐다보려고도 하지 않습니다. 그런데 옻을 타는 사람들은, 약을 먹으면서까지 기를 쓰고 옻을 먹으려고 합니다. 이런 사람들에게 저는,

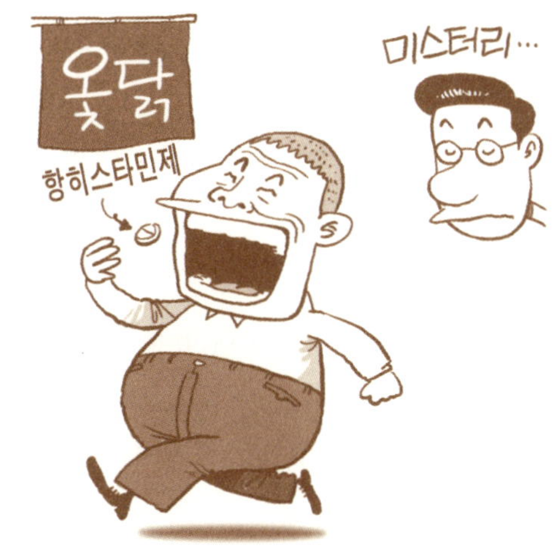

"옻은 속이 냉한 사람들의 속을 데워 주는 작용을 해요. 그래서 속이 냉한 사람이 먹으면 속도 편해지고 소화도 잘 되지요."

"옻을 타는 사람은 속이 냉하지 않다는 뜻이니까, 옻을 먹을 필요가 없어요."

"옻은 뱃속에 열을 공급하는 작용을 하니까, 속에 열이 없는 사람에게 필요하고 열이 있는 사람에겐 필요가 없지요."

"즉 밥은 배가 고픈 사람에게만 필요하지, 배가 부른 사람에게는 필요 없는 것과 마찬가지지요. 배부른 사람이 소화제를 먹으며 억지로 밥을 더 먹고 탈나는 것과 같아요."

"마찬가지로 옻을 타는 사람은, 옻 예방약까지 먹어 가며 억지로 옻을 먹어 봐야 좋을 게 없어요."

"옻을 먹고 몸이 안 가려운 것이 문제가 아니고, 그 옻 때문에 몸에서 다른 문제가 생길 수 있으니 억지로 옻을 먹을 필요는 없다는 거예요."

이렇게 이야기를 해줍니다. 그런데 대부분의 사람들은 이렇게까지 얘길 해줘도 나중엔 또 옻이 올랐다며 약 먹으러 오더라고요.
인삼이 안 받는다는 사람은, 인삼은 쳐다보지도 않으려고 하는데

1) 옻이 타는 줄 아는 사람은 항히스타민제를 먹어 가면서까지 옻을 먹으려는 것 역시 미스터리 아닐까요?

   이처럼 미련하고 답답한 환자들이 많습니다.

2) 술 먹고 속 쓰려서 약 먹고 좀 가라앉으면 또 술 마시는 사람
3) 밥은 끼니마다 밥은 먹으면서도 약은 한 번만 먹어도 병이 나아야 된다고 생각하는 사람
4) 찬바람 쐬고 다니면서 감기가 안 낫는다고 항의하는 사람
5) 처방대로 지어준 약이 약효가 없다고 약국에서 항의하는 사람
6) 맨날 먹는 약인데도 어떻게 먹느냐고 맨날 묻는 환자(물론 맨날 잘 대답해줘야 되지요.)

공짜 심리

약국을 새로 개업하면서 개업 선물을 나눠주면 별 사람이 다 있습니다. 선물을 몇 개 받고서는 더 받으러 오기 미안하니까 꼬마를 시키면서 쪽지를 들려 보냅니다.

쪽지 : 박카스 한 병하고 선물하고 같이 보내주세요.

우리 동네에만 이런 사람이 있나요?

환자가 약 값으로 10만원짜리 수표를 냈기에 배서(이서는 일본식 표현이랍니다)를 부탁하면서 볼펜을 건넸습니다. 볼펜은 영업사원에게 받은 판촉용 볼펜입니다.

배서를 마친 환자 : 야! 이 볼펜 굉장히 부드럽게 잘 써지네… 나두 이거 하나 좀 주쇼.
여직원 : 그거 그냥 가져가세요.
환자 : 이거 말고 새 걸로 주쇼.
여직원 : 그거 밖에 없을 건데요?
환자 : 약국에 볼펜이 하나밖에 없다는 게 말이나 돼요? 새 걸로 하나 주쇼.

어쩝니까? 서랍 뒤져서 새 걸로 하나 드렸죠.

환자 : (나가면서 같이 온 다른 사람에게) 약국에는 볼펜 많아.

사람들이 약국에 오면 별걸 다 탐냅니다.

길 좀…

약국을 시작하기 전 어느 약국에서 실습을 할 때의 일입니다.
어느 분이 길을 물으려고 약국에 들어왔습니다.

어느 분 : ○●▷ 가려면 어떻게 가요?
약사님 : ▶◁게 해서 ◀△▲게 하고 ▽▼로 가시면 돼요.

하며 자세하게 설명해주셨습니다. 그 분이 가신 뒤,

약사님 : 약국에 와서 길을 묻는 사람이 제일 미련한 사람이야.

고집

환자가 와서 약을 찾습니다.
환자 : 어쩌구저쩌구 한데 먹는 약 좀 주세요.
나 : (적당한 약 찾아) 이 약 드세요.

환자 : 이거 말고 이렇구저렇구 한 약 없어요?

나 : 그건 없고 이게 그거랑 같은 건데요.

환자 : 이렇게 생긴 건 한 번도 안 먹어봤는데...

나 : (속으로) 그럼 아까 말하던 그 약은 태어나면서부터 그것만 드셨수?

어떤 경우는 카피품을 찾는 사람에게 오리지널을 보여줘도 못미더워 합니다. 으이구 답답해.

책 좀 빌려주세요

전에 약국 약장에 책이 꽂혀있던 적이 있었습니다.
어느 여자분이 그 책을 보시더니

여자분 : 저 책 좀 빌려 주실래요?

빌려드렸지요. 몇 년이 지났는데, 아직도 그 책은 그 자리에 꽂혀있지 않습니다. 잃어버렸다고 생각해야겠죠? 다 읽지 않았던 책인데...

설명

매약을 건네면서 언제 언제 어떻게 먹으라고 복약지도를 열심히 해서 보내려고 하면 몇 번이나 묻는 사람이 있습니다.
약국을 나가서 가다가 돌아와서 또 묻습니다.

환자 : 이 약 어떻게 먹으라고요?

나 : (다시 설명합니다.)

잠시 후 전화가 옵니다. 집에 가서 전화로 다시 묻는 겁니다.

환자 : 어떻게 먹으라고요?

나 : (다시 설명합니다.)

전화를 끊은 뒤 '실컷 얘기해 줄 때는 뭐하고 또 묻냐?'고 생각합니다. 제 설명이 부족한 점이 뭐였는지 반성도 하지요.

언제 생겼지?

오늘 아침에 황당한 일을 겪었습니다. 지금 저희 약국 자리로 옮긴 게 분업이 시작된 2000년 10월입니다. 그런데 오늘 어느 아주머니가 약국에 오더니,

아주머니 : 어? 여기에 약국이 있네? 언제 생겼대? 여기 약국이 언제 생겼어요?
나 : 6년 다 돼가요.
아주머니 : 그래요? 내가 그 동안 건성으로 보고 다녔나 보네.

1종은 뭐든 공짜지?

어느 남자분이 오셨습니다.

남자분 : 우리 식구가 몸살이 심하게 났는데 약 좀 줘.
나 : 그렇게 심하면 처방 받아 오시지요.
남자분 : 아파서 꼼짝도 못하고 누워있어.

그래서 그냥 매약을 드렸습니다.

남자분 : 나 그냥 가도 되지? 나 1종이야.
나 : 이렇게 사는 건 보험이 안 되는 거예요. 처방전으로 조제해야만 보험이 되는 거예요.
남자분 : 엉! 그래?
나 : 그래서 처방 받아오시라고 한 거지요.

아직도 이런 분이 있네요.

무서운 아저씨

어떤 할머니가 꼬마를 데리고 처방전을 가지고 오셨습니다.

할머니 : 여기에서는 얌전하게 있어. 떠들면 저 아저씨한테 혼나. 아저씨 얼마나 무서운데.

제가 옆에 있다가 피식하고 웃었습니다.

꼬마 : 이야! 아저씨 웃었다.
나 : 왜? 웃으면 안 무서운 거니?
꼬마 : 예.

졸지에 무서운 아저씨가 될 뻔한 날이었습니다.

약제비 계산서

이런 환자가 있었습니다.

환자 : (약을 받더니) 여기는 약제비 계산서 안 줘요?
나 : 필요하세요?
환자 : 예.
나 : 그걸 드려도 버리고 가는 분이 많아서 달라는 분에게만 드려요.

원래 이러면 안되는 거지만 이렇게 얼버무렸습니다. 그리고는 약 이름은 빠지고 금액만 있는 영수증을 빼드렸습니다.

환자 : 이거 말고 약 이름도 있는 거 있잖아요?
나 : 그 안에 처방전 넣어드렸어요. 처방전 보시면 돼요.
환자 : 여기에는 내가 얼마 냈다는 것만 나오잖아요? 나는 병원에서 얼마나 좋은 약을 처방했나 알고 싶은 거예요. 뭐는 얼마 짜리, 뭐는 얼마 짜리 이렇게 나오는 거요.
나 : (기가 막혔습니다.) 이건 이렇게 밖에 안 나와요.

하고 거짓말로 넘겼습니다. 그랬더니

환자 : 이런 건 필요 없어요.

하면서 가버리더군요.
약값만 보고 좋은 약, 나쁜 약을 판단하려는 그런 사람이더군요.
정 그렇게 궁금하면 처방전에 있는 약 이름 가지고 인터넷을 뒤져보면 더 많은 정보를 얻을 텐데, 약값의 절대치만 가지고 약을 판단하겠다는 사람이었습니다.
환자로 하여금 의사, 약사에 대한 불신감만 키워 가는 의약분업인 것 같아서 찜찜했습니다.

연말정산용 의료비 영수증

연말이면 약국에서 의료비영수증을 떼어 가는 사람이 많습니다.
한가할 때에야 별 문제가 없지만, 바쁠 때 재촉을 하면 짜증이 납니다.
그런데 그 중에는 전혀 도움이 되지 않을 금액인데도 굳이 해달라는 분도 계십니다.
그런데 그렇게 연말정산용 영수증을 받아간 사람 중 세금에서 이득을 봤다며 인사하는 사람은 하나도 못 봤습니다.
물론 인사를 받으려고 그걸 해드리는 것도 아니고, 그것이 환자의 당연한 권리이지만, 아직 정신수양이 덜 된 약사가 보기엔 좀 그렇습니다.
연말정산용 영주증에 관한 일 또 하나
오늘 어느 환자가 오더니,

환자 : 연말정산 때문에 영수증 좀 떼러 왔는데요.
나 : 예, 성함이 어떻게 되시죠?
환자 : 예 ♠○●인데요.
나 : 컴퓨터에서 치고 프린트할 자료를 보니, 본인부담금이 0으로 나옵니다.

혹시 모두 비급여 처방만 받던 사람인가 싶어 자세히 봐도 청구액은 있는데, 본인부담금이 없습니다.

나 : 혹시 약국에 돈 안 내셨나요?
환자 : 예, 약국에 돈 안 냈지요.
나 : 아! 그러면 영수증 떼어 드릴 게 없어요. 그 영수증은 약국에 돈 낸 게 있는 분들에게만 떼어 드리는 거예요.
환자 : 그래요? 자식놈이 약국 가서 영수증 떼어 오라고 하기에 왔더니... 그럼 병원에 가도 소용 없겠네요?
나 : 그렇지요.
환자 : 예, 잘 알았습니다.

별 일이 다 있네요.
작년부터 의료기관에서 국세청에 진료내역을 신고하여, 연말정산 서류를 간소화한다고 했죠? 이런 일이 있었습니다.

그래서 저도 환자들이 연말정산 때문에 왔다고 하면 인터넷으로 들어가서 찾으면 된다고 했는데 오늘 전화가 왔습니다.

전화 : 연말 정산하는 걸 인터넷으로 한다고 했다면서요?
나 : 예.
전화 : 누가 그래요?
나 : 약국이나 병원에서 국세청에 다 신고했어요. 그래서 환자들이 국세청 홈페이지에서 자료 받게 하겠다고 했어요.
전화 : 언제부터 그런 게 생겼어요?
나 : 올해부터예요.
전화 : 언제부터 그런 게 생겼지? 그걸 보려면 어디로 가야 돼요?
나 : 국세청 홈페이지에 가면 배너가 있을 거예요. 회원가입하고 보면 될 건데요?
전화 : 지금 국세청 홈페이지에 와서 로그인까지 했는데, 그런 거 없어요.
나 : 나야 그런 걸 한다고 하니까 자료를 다 국세청에 보냈는데

요?

점점 전화 목소리의 톤이 높아집니다.

전화 : 여기 홈페이지에 그런 게 있어야 할 거 아니예요? 우리 부모님은 직장도 없는데 어떻게 그 자료를 찾아요?
나 : 저한테 성질내지 마시고요, 호적등본이나 주민등록상에 부양가족으로 되어 있잖아요? 그러니까 처리가 되겠지요.

한참을 더 실랑이 하다가,

전화 : 진료비 내역 빼주실 수 없나요?
나 : 예. 빼드릴게요.

그래서 전화를 끊고 국세청 홈피에 가 봤습니다.
정말 배너에는 나와 있는 게 없고, 초기화면 국세청 홈페이지 초기화면의 뉴스 탭에만 내용이 있었습니다. 한참 있다가 그 아버지가 오셨습니다. 그 딸이 누군지 알겠더군요. 그 딸도 공무원입니다.
이 대목에 이르러서는 아니, 공무원도 모르는 시책을 지금 국세청에서는 떠벌이고 있나 하는 생각을 했습니다. 그 아버지도 다시 약국에 오시더니 한참 뭐라고 잔소리를 하시더군요.

아버지 : 처음에 왔을 때 빼주지. 여기를 몇 번을 오게 하느냐고...

그러면서 다른 사람(아내) 거는 왜 안 빼주느냐고 해서 그 사람 거를 보니 1,200원입니다. 빼줬지요. 집에 가시더니 또 전화를 하셨습니다. 왜 작년 12월에 조제한 건 왜 안 빼주느냐고..
빼드리겠다고 하고 자료를 보니 2,400원입니다. 과연 얼마나 혜택을 보려는지 모르겠습니다.

처방전

저희 약국 옆의 병원에서는 처방전을 두 장씩 발행합니다. 처방전을 환자가 가져오시면 저는 복사본을 가지고 조제를 합니다. 처방전을 두 장이라 생기는 에피소드들이 있습니다.

그런데 프린터가 고장나거나 해서 손으로 쓴 1장짜리 처방전이 나올 때가 가끔 있습니다. 그러면 저는, 간단한 처방일 때에는 처방을 외워서 조제실로 가서 조제를 합니다. 그런데 약이 종류가 많고 복잡한 처방은 외우는 것을 포기하고 이렇게 말합니다.

나 : 메모리 부족

어떤 환자는 처방전의 복사본에 '환자용'이라 쓰여있다면서, 미리 떼어서 주머니에 챙겨 넣기도 합니다. 어떤 환자는 복사본을 떼서 안 주려고 합니다.
어느 환자가 처방전을 주는데, 환자 보관용이 없습니다.

나 : 뒤에 꺼 한 장은 어디 갔어요?
환자 : 환자용이라고 되어 있어서 집에다 두고 왔는데요?
나 : 지로 고지서 같은 거에 보면 고객 보관용이라고 되어 있어도 일단 은행 창구에 다 내잖아요? 환자용이라고 되어 있어도 일단은 약국에 내셔야 돼요.
환자 : 그래요? 그럼 집에 가서 가져올게요.

그러더니 금방 집에 가서 가져왔더군요.
그런데 막상 약을 조제해서 약봉투에 약과 함께 처방전 복사본을 넣어주면 버리고 가는 사람도 있습니다. 그런 걸 왜 그리 미리부터 챙겼는지 이해가 안됩니다.

어떤 환자가 처방전을 내는데, 처방전이 한 장만 있습니다.

나 : 이거 또 한 장 어디 있어요?
환자 : 나 그거 필요없어서 안 가져왔어요.
나 : 필요 없어도 일단 가져와야 돼요.
환자 : 다른 데서는 다 한 장만 줘요.
나 : 이 병원에서는 두 장 주니까 다 가져와야 돼요.
환자 : 거 되게 귀찮게 하네…

하면서 병원에 가더니 가져오더군요.
많은 사람들이 약봉투에 같이 넣어 준 처방전 사본을 가지고 와서 이대로 조제해달라고 합니다.
그건 한 번 쓰는 거라고 말해주면 아무 쓸 데 없는 걸 왜 줬느냐고 화를 내는 사람이 많습니다.
이럴 때는

나 : 환자분이 드시는 약이 뭔지 알고 계시라고 드리는 거예요.
환자 : 우리가 그런 걸 어떻게 알아?

저는 조제 후에 환자 보관용을 처방전을 꼭 약봉투에 넣어 드리는데, 약을 받은 환자 중 이런 분이 계십니다.

분 : 어! 여기는 처방전을 도로 주네? 나 이거 필요 없으니 놓고 갈게요.
나 : 저도 필요 없어요. 그러니 가져가세요.

이러면 마지못해 가져가시기도 합니다.
물론 그래도 부득불 놓고 가는 분도 있지요.

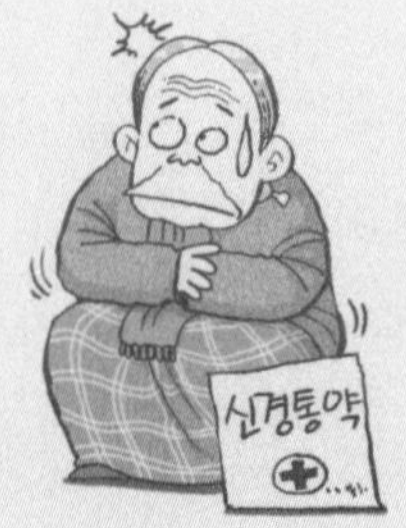
신경통약

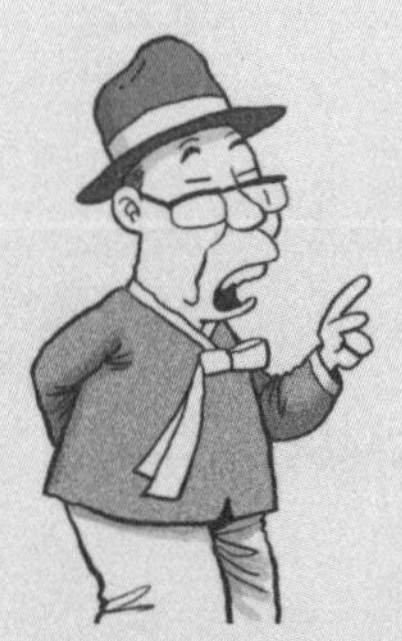

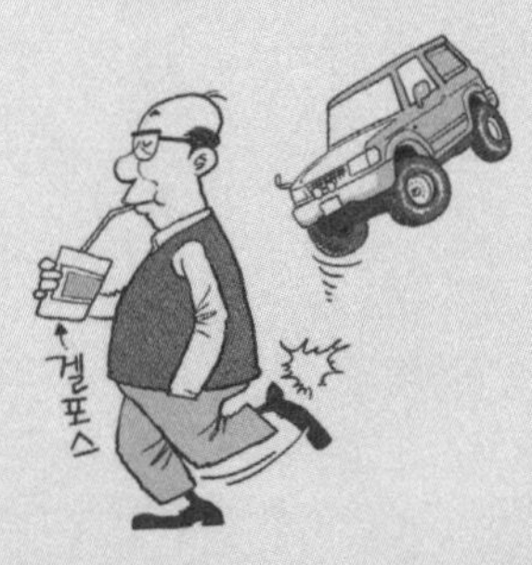
겔포스

6 약국 고객과 소통하기

처음 약국을 개업했을 때, 환자의 말을 못 알아들어 헤맸던 경험이 있습니다.

"점심을 먹고 나니 생목이 올라요"

난 이 말을 몰라 오히려 환자에게 반문하기도 했습니다.

생목이란 말을 국어사전에서 찾아보니'입까지 치밀어 오르는, 뱃속의 삭지 아니한 음식물'이란 뜻의 명사라고 되어 있네요.

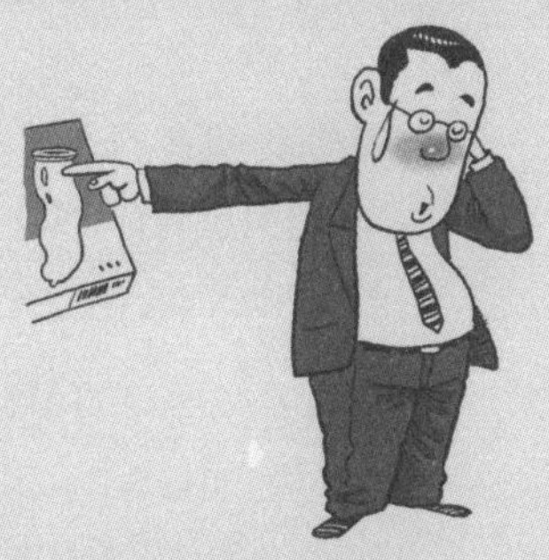

사투리 대처방법

조치원에 있을때 이런 일이 있었습니다.

환자 : 배가 아프고 자꾸 메슥거리네요.
나 : 언제부터요?
환자 : 고대 그래요.
나 : 고대가 무슨 뜻이에요?
환자 : 금방 그렇다는 말이에요.

사전을 찾아보니 고대는 이제 막 금방이란 뜻을 가진 부사랍니다.

대전에 나오니 환자들이 모르는 표현을 쓰더군요.

환자 : 감기 걸려 목이 쐬한데 먹을 약 좀 주세요.
나 : 목이 쐬한 게 뭐예요?

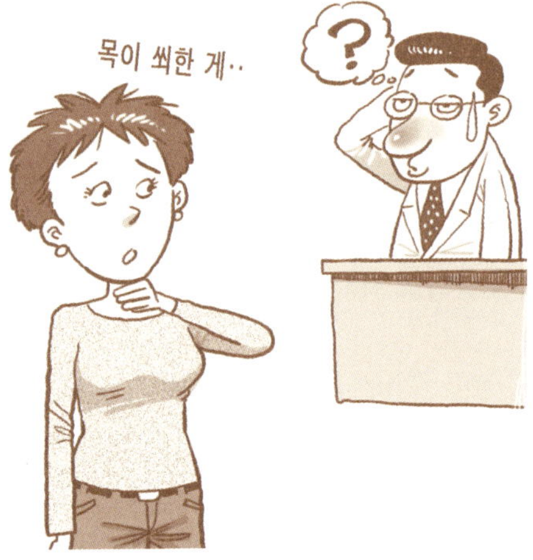

'쐬하다'는 말은 표준말에 없고, '(목이) 싸하다'는 것이 변한 말인 것 같습니다. 사전에는 '혀나 목구멍 또는 코에 자극을 받아 아린 듯한 느낌이 있다.'라고 풀이되어 있네요.

감기 때문에 목이 간질간질하고 기침이 나려고 하는 상태로 이해하고 있습니다. 맞나요?

옥천사투리

환자1 : 아기 아빠가 감기가 심한데요. 기침, 콧물, 몸살, 목도 아프고…

나 : 언제부터요?

환자1 : 아래부터요.

나 : 아래가 언제예요?

환자2 : 그거 충북 사투리다. 고향이 어디세요?

환자1 : 옥천이예요.

환자2 : 그 봐 맞지.

그런데 사전을 찾으니 '아래'란 단어는 사투리가 아니고 옛말입니다. 전날, 예전, 일찍이 등의 뜻으로 쓰였던 단어입니다.

뭐라구요?

환자 : 속청수 주세요.

나 : 속청이요, 솔청수요?

환자 : 뭐가 틀려요?

나 : 효과는 거의 같아요. 이름만 다르지요.

제가 처음 약국을 시작할 때에는 그게 뭘 말하는지 몰라서 많이 당황하기도 했습니다.

환자 : 별약 좀 주세요.

나 : 예?

환자 : 왜 별같이 생긴 거 있잖아요.

알고 보니 덱사소론이라는 태평양제약에서 나온 덱사메타손 0.75mg 정제를 그렇게 표현했더군요. 지금은 노랗고 동그란 모양으로 나오지만, 예전엔 파란색의 오각형 정제였습니다.

환자 : 오이씨약 좀 주세요.

나 : 예?

환자 : 오이씨같이 생긴 약 있잖아요?

이것은 루비코트란 약으로, 프레드니솔론 정제였습니다. 지금은 만들지 않나 봅니다. 약이 오이씨처럼 럭비공모양으로 생겼다고 부르는 이름이었는데요.

물론 오이씨보단 훨씬 컸지요.

제가 있던 곳이 농촌지역이어서 신경통 같은 것 때문에 저런 덱사소론이나 루비코트 같은 스테로이드 호르몬제를 노인들이 자주 찾곤 했습니다.

드시지 마시라고 설득하다가 하도 조르셔서 약을 드릴 때에는, 드리면서도 걱정이 돼서 절대 많이 드시지 마시고 염라대왕이 저만치 보이면 그때 한 알씩 드시라고 했던 기억이 납니다. 분업 전에 전문의약품을 약국에서 쉽게 구할 수 있을 때의 이야기이지요.

전에 조치원에 있을 때 연세가 많으신 할머니 할아버지들께서 스테로이드제를 찾으시는 경우가 있었습니다. 약사로서는 드릴 수도 없고 안 드릴 수도 없는 그런 약이지요. 부작용을 생각하면 안 드려야 되고 그분들의 처지를 생각하면 드릴 수밖에 없던 그런 약이지요.

할머니 : 신경통약 좀 줘요.

나 : 할머니 그 약은 그렇게 함부로 드시는 약이 아니에요.

할머니 : 난 그 약을 먹어야 살어. 한참 아프다가도 이 약만 먹으면 날아갈 것 같어.

나 : 물론 진통제니까 먹으면 아픈 것은 가라앉는데, 부작용이 커요. 자꾸 드시면 뼈에 구멍이 나서 조금만 부딪쳐도 뼈가 부러져 버려요.

할머니 : 그려?

나 : 아픈 것만 가라앉힌다고 병이 낫는 게 아니니까 그 약 되도록 드시지 마세요.

할머니 : 난 그 약 안 먹으면 꼼짝도 못하는데?

나 : (할 수 없이 약을 드리며) 그러면 이 약을 갖고 계시다가, 저만치

염라대왕이 보일 때 한 알씩만 드세요. 절대 자주 드시지 마시고요.

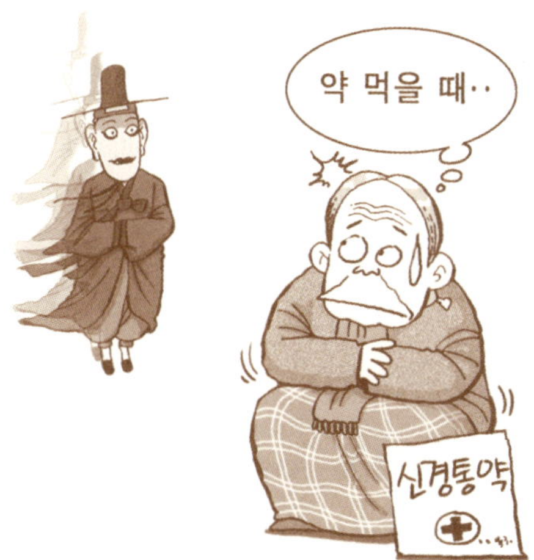

그런데 이런 분들은 대개 moon face 등의 부작용은 없으시더라고요.

환자들의 재미난 의약품 묘사

환자 : 총알같이 생긴 하얀 약 좀 주세요.
나 : 예?
환자 : 왜 애들 열날 때 항문에 넣어주는 약 있잖아요.

좌약을 총알로 표현했더군요.

환자 : 눈사람처럼 생긴 이 약이 뭐예요?

요즘은 글리메피리드 성분의 당뇨약이 모두 아마릴과 같은 모양으로 만들기 때문에 모두 8자 모양이지요? 이걸 환자들은 눈사람으로 표현하더군요.

환자 : 지난번에 먹었던 좁쌀같이 생긴 약 좀 주세요.

한방 과립제는 좁쌀 또는 싸래기처럼 생긴 약이라고 하지요?

환자 : 염소 똥같이 생긴 소화제 좀 주세요.

한약재로 된 소화제 중 오자대환(오미자 크기로 만든 환약)으로 된 것을 환자들은 염소 똥같이 생긴 약이라고 표현합니다.

약을 찾는 재미있는 말들

파스를 찾는 말도 여러 가지입니다.

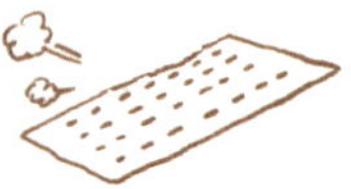

- 허리에 붙이는 고약 주세요.
- 담고약 주세요.
- 담파스 주세요.
- 허리에 붙이는 거 구멍 뚫어진 걸로 주세요.
- 강부자가 선전하는 노란 거 주세요.
- 팍팍 캐내는 거 주세요.
- 파스 까만 거 주세요.
- 파스 덧붙이지 않는 걸로 주세요.

밴드도 찾는 사람마다 부르는 게 각각입니다.

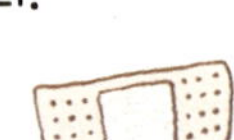

- 밴드
- 대일밴드
- 일일밴드 (해설 : 일회용 대일밴드를 줄여서)
- 매일밴드 (해설 : 일일밴드를 변형해서)
- 배일밴드 (해설 : 매일밴드의 발음이 헛 나와서)
- 배리밴드 (해설 : 배일밴드의 변형)
- 닥터밴드 (해설 : 밴드닥터보다 더 많이 쓰임.)
- 제일밴드

* 일일반창고
* 일회용밴드
* 밴드닥터 (환자가 이렇게 말하면 저는 "밴드닥터라고 제대로 말하는 사람은 첨 보네요." 라고 말해 줍니다.)

과립제 비타민 찾는 말.

* 레몬씨 주세요.
* 네모나 주세요.
* 비타민씨 주세요.
* 봉지에 든 가루약 신 거 주세요.

진통제 말고요

환자 : 머리 아픈 데 먹는 거, 진통제 아닌 걸로 주세요.
나 : 이거 드세요.
환자 : 이게 뭐예요? 이거 진통제 아니죠?
나 : 예, 머리 아플 때 가라앉히는 거예요.

경질캡슐로 된 약은 다 마이신?

많은 환자들이 경질 캡슐제로 된 약은 마이신(항생제)인 줄 압니다. 분업 이후에 어떤 연세가 지긋하신 환자가 약국에 오시더니,

환자 : 전에 줬던 마이신 좀 줘.
나 : (속으로 이게 무슨 큰일 날 소리여?) 예?
환자 : 지난번에 감기약이라고 줬던 마이신 말이여.
나 : 마이신이라뇨? 마이신은 처방전 없으면 안돼요.
환자 : 저기서 꺼내 준 거 있잖아. 아! 저기 있네.

가리키는 것을 보니 경질 캡슐로 된 종합 감기약입니다.

환자들은 경질 캡슐에 들어있는 약은 모두 마이신(항생제)인 줄 압니다. 만일 이런 대화를 보건소 직원이나 팜파라치가 들었다면? 생각만 해도 아찔합니다. 어떤 환자는 "신경통에 마이신 먹으니까 좋던데?" 라고 말하기도 합니다.

환자1 : 감기 마이신 좀 주세요.
나 : 감기 마이신이라뇨?
환자1 : 감기 걸렸을 때 먹는 마이신 있잖아요. 선전도 하던데.
나 : 마이신 중에서 선전하는 것은 없는데요?
환자1 : 그 뭐더라? 하벤이라고 없어요?
나 : 하벤은 마이신이 아니예요.
환자1 : 마이신처럼 생긴 거에 들어 있잖아요. 그러면 다 마이신 아녀요?
나 : 운동화 신은 사람은 다 운동선수인가요? 약을 그런 캡슐에 넣어 만들었을 뿐이지 캡슐에 들어 있다고 다 마이신은 아니에요. 어떤 마이신은 알약으로 된 것도 있어요.

환자2 : ㅇㅇ아픈데 먹을 약좀 주세요.
나 : 캡슐제 알약을 건네준다.
환자2 : 난 마이신은 안 먹어요.
나 : 이건 마이신이 아니예요.
환자2 : 이런 껍질에 들어 있잖아요.
나 : 캡슐에 들어 있으면 다 마이신인가요? 바지 입은 사람이 다 남자는 아니잖아요?

캅셀과 캡슐

예전엔 캡슐을 캅셀이라고 했습니다. 요즘 새로 나오는 약은 모두 캡슐이라고 되어있지요.

우리나라 의약학 용어 중엔 일본인들이 쓰던 것을 그대로 받아온 것이 많습니다.
일본인들은 영어를 쓰더라도 미국식 영어는 잘 안 쓰려고 합니다. 2차 대전의 원수라고 생각하는 거겠지요. 미국도 美國으로 쓰지 않고 米國으로 쓰지 않습니까?

그래서 일본인들은 캡슐도 미국식의 '캡슐'이라고 쓰지 않고 독일식인 '캅셀(Kapsel)'을 썼던 것입니다. 그래서 캅세루(プセル)라고 하지요. 그런 것을 우리나라에서도 비판 없이 받아들여 그냥 캅셀로 써오다가 얼마 전부터 캡슐로 쓰기 시작했습니다.

바코드가 해결사

아직도 약국에서 전문약을 찾는 분이 계십니다.
항생제 등 전문약을 1알만 달라고 떼를 쓰는 환자가 있습니다.

환자 : 다른 데에 가서 얘기하지 않을 테니 마이신 한 알만 줘요.
나 : 안돼요.
환자 : 다른 데에서는 주기도 하던데?
나 : 그 약국에는 약사 면허가 많이 있나 보네요. 저는 면허가 하나라서 못 드려요. 우리 식구 평생 먹여 살리실 수 있어요?

그래도 막무가내로 달라고 하는 사람도 있지요. 그런 사람에게는…

환자 : 그거 한 알 따로 판다고 해서 문제 될 것 없잖아요?
나 : (약 포장의 바코드를 보이며) 요새는 약마다 바코드가 붙어 나오기 때문에 약을 한 알도 함부로 못 빼요. 처방전 개수와 약 들어오고 남은 개수가 딱 맞아야 돼요.

이러면 그제야 환자가 포기하더군요. 무지한 환자 속이는 것 같아 미안하기도 하고, 나중엔 정말로 말이 씨가 되지 않을까 걱정도 되고…

약사라면 새겨 들어야...

· 술에 타 먹는 파란 약 - 예전에 멕소롱(metoclopramide제제)을 소주 등에 타 먹던 때가 있었습니다. 그때 광고의 카피 내용이 '위장의 파란 신호등'이었던 걸로 기억합니다. 구역을 가라앉힐 목적이었겠지요. 지금도 가끔 이 약을 찾는 사람이 있죠?

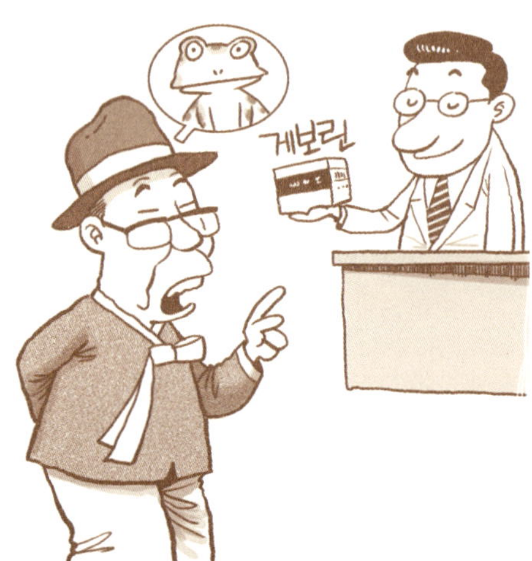

· 개미매트 : 개비컴배트
· 모기 물린데 바르는 살색 약(어떤 사람은 흰색이라고 하지요) : 칼라민로션 제제

일반인들에게는 약이름이 너무 어려운지도 모르겠습니다.

· 후디신연고 : 후시딘연고
· 테라마이신 : 마이신이면 모두 테라마이신인줄 아는 사람이 있습니다.
· 기룡환 : 기응환
· 귀미테 : 키미테
· 게토톱 : 케토톱
· 립스틱 : 립크린 류의 입술보호제

사람들의 표현법

· 가제 둘둘 말아 놓은 것 : 붕대.
· 기름 발라져 있는 가제 : 바셀린 거즈
· 바이시린 : 바셀린
· 제놀 바르는 것 : 제놀스틱
· 안티푸람 : 안티푸라민

약사는 환자가 약을 어떻게 표현해도 잘 알아들어야 합니다.

표현법	제품
· 개구리	게보린
· 물파스 뿌리는 것	스프레이 파스
· 물파스 붙이는 것	파프류
· 물파스 흰 로션같은 것	멘소레담 종류
· 바르는 고약	연고
· 티눈파스	티눈고
· 붙이는 고약	정말 고약을 찾는 경우도 있고 파스를 찾는 경우도 있음.
· 청강수	청강수(青剛水)=염산
· 회충산	구충제
· 갱로환	정로환
· 장질부사	장티푸스
· 호열자	콜레라
· 학질, 하루거리	말라리아
· 경환	기응환
· 담파스	카타플라스마 류의 파스
· 멘소레다마	멘소레담
· 빨간 약(아까징기)	머큐로크롬 : 색이 정말 빨갰으나 수은 성분이라서 지금은 포비돈으로 대체됐지요.
· 옥도징기	요드 팅크
· 거품나는 소독약	과산화수소수
· 병원 냄새나는 소독약	크레졸수나 크레졸 비누액

다음은 분업 이전에 찾던 약들입니다.

표현법	제품
· 보혈 주사	영양 수액제
· 경계락	키니네를 금계랍(金鷄蠟)이라고도 하는데 잘못 읽는 겁니다. 아기 엄마가 젖을 떼기 위해 유두에 발라 쓴맛이 나게 하려고 찾는 경우가 있었습니다.
· 구로마싱	클로르마이신 즉 클로람페니콜을 잘 못 읽는 겁니다.
· 다이아찡	설파 다이아진인데 설사에 설파제 역할로 먹기도 했습니다. 예전엔 지사 목적으로 로페라마이드 등을 투약했었습니다.
· 다이아찡가루	설파다이아진 가루를 말하는데 옛날에 지혈제로 나왔던 게 있나 봅니다. 지금은 니라민산 등을 지혈의 목적으로 대신 줍니다.

비아그라

비아그라 등 특별관리 대상 의약품을 찾는 분들이 계십니다. 약국에 와서 조심스럽게 묻는 사람이 있습니다.

사람 : 비아그라 살 수 있어요?
나 : 처방전 있으면 살 수 있죠.
사람 : 처방전이 없어도 된다던데?
나 : 아니예요. 그런 게 있다면 그건 가짜일 거예요.
사람 : 처방전 없이 하나만 줘요.
나 : 제가 먹으려고 해도 처방전 없으면 안돼요.

이렇게 말을 해야 겨우 포기하고 그냥 갑니다.

부기 빼는 약

전에 분업 전의 일입니다. 어느 아가씨가 오더니,

아가씨 : 부기 빼는 약 좀 주세요.
나 : 왜 그러시죠?
아가씨 : 술을 먹었더니 얼굴이 부어서요.
나 : 소변 나와요, 안 나와요?
아가씨 : 나와요.
나 : 그럼 먹지 마세요.
아가씨 : 그래도 주세요.
나 : 소변이 나오는 사람은 그거 먹으면 안돼요.
아가씨 : 많이 먹지 않을 테니 한 알만 주세요.

그거 쓸 데 없이 자꾸 먹으면 나쁘다고 말리며 계속 실랑이를 했는데, 끝이 날 것 같질 않았습니다. 그래서 제가 던진 마지막 말,

나 : 부기 빼는 약이 실은 혈압약이예요. 혈압약 한 번 먹으면 평생 먹어야 되는 거 알죠?

그제야 아가씨가 좀 겁먹은 표정으로 나가더군요. 아가씨가 나간 뒤에,

나 : (속으로)이겼다!

쓸 데 없는 소리로 공연히 약에 대한 공포심을 심어준 나를 반성했습니다.

모든 약은 약국에 다

약이면 다 약국에서 살 수 있는 줄 아는 사람이 많습니다.

- 라디오약(건전지) 주세요.
- 구두약 주세요.
- 술약(baking powder) 주세요.
- 파마 푸는 약 주세요.
- 소화 안되게 하는 약도 있나요?
- 좀약(나프탈렌) : 뿌리는 거 말고 옷장에 넣어 두는 알맹이 약주세요.
- 럭키치약(지금은 이름이 엘지치약으로 바뀌었죠?)

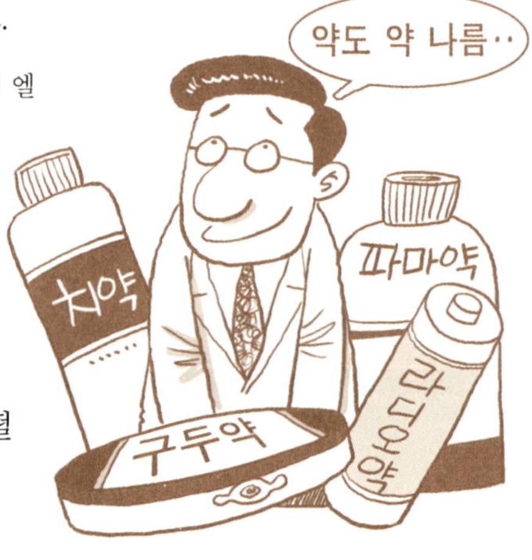

이렇게 엉뚱한 약을 찾으면 어떤 약사님은,

약사님 : 그 약은 방금 떨어졌는데요.

라고 하신답니다.

뭐라구요?

약국을 하면서 환자가 약 이름을 잘못 말해서 당황했던 기억이 나네요.

환자1 : 판콜에프 주세요.
나 : 판콜에스요? 하며 판콜에스를 꺼내 준다.
환자1 : 아니, 이거 말고 판콜에프.
나 : 판콜에프라는 건 없는데요. 판콜에스죠.
환자1 : 판콜에프가 왜 없어?
나 : 어디에 먹는 건데요?
환자1 : 소화 안 되고 속에 가스 찰 때 먹는 거 있잖아.

나 : 아하! 판크레온 에프요?

환자2 : 도루코 주세요.
나 : 도루코요? 그건 면도기인데요?
환자2 : 아참 도루코 말고 변비에 먹는 것 있잖아요.
나 : 아! 둘코락스요?
환자3 : 간장약 줘요.(전 분명히 이렇게 들었습니다.)
나 : 간장약요? 간이 어떤데요?
환자3 : 간장약 말고 변비 있을 때 쓰는 간장약 있잖아?
나 : 아! 관장약이요?
환자3 : 그래 간장약

저 어릴 때는 콜드크림을 구루모라고 부르는 분이 많았습니다.(크림 〉 그리무 〉 구루모)

환자4 : 구루모 줘요.
나 : 여긴 약국인데요?
환자4 : 거 왜 속쓰릴 때 먹는 가루약 봉지에 든 거 있잖아?
나 : 아! 노루모요?
환자4 : 응 그래 노루모.

약 이름을 잘못 말하고도 알아듣지 못하는 약사만 나무라는 사람들을 어떻게 해야 하나요? 제가 잘못 한 건가요?
환자5 : 병원에서 처방 받아서 약을 조제해야 되는데, 문어발 있어요?
나 : 문어발이요? 오징어발 아니고요?
환자5 : 혈압약 문어발이라고 있잖아요?
나 : 문어발이 아니고 무노발이겠지요.
환자5 : 문어발이나 무노발이나…

환자6 : 봉봉 좀 줘요.
나 : 봉봉이요? 그건 수퍼에 가야죠.

환자6 : 아! 봉봉 말고 그거 있잖아요? 귀 후비는 거.

나 : 아! 면봉이요?

환자7 : 소염제 좀 주세요.

나 : 소염제요? 왜 드실 건데요?

환자7 : 퐁퐁에 먹는 거 있잖아요?

나 : 퐁퐁이라뇨?

환자7 : 왜 다리 아픈 거 있잖아요? 퐁퐁

나 : 아! 통풍이요?

환자7 : 아, 예. 통풍이요.

나 : 통풍에는 소염제 먹어도 큰 도움 안돼요.

환자7 : 그래도 나는 그거 먹으면 바로 가라앉아요.

그래서 소염진통제 하나 드렸습니다.

소염 진통제라고 하면 환자들이 거부감을 가질까 봐 소염진통제를 소염제라고 하는 의사들이 있더군요 저도 그래서 소염진통제를 소염제라고 합니다.

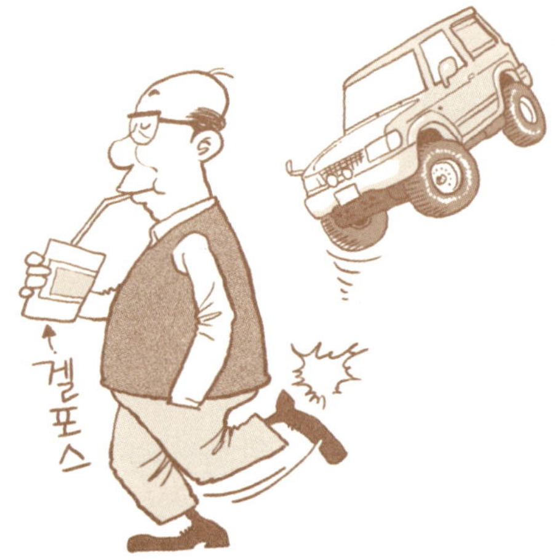

환자8 : 갤로퍼 주세요.

나 : (능청) 갤로퍼는 현대 영업소로 가셔야죠.

환자8 : 현대 말고 속 아플 때 짜먹는 거요.

나 : 아! 겔포스요?

그거 말고요~!

환자만 약 이름을 잘못 말하는 게 아니고, 약사가 잘못 알아들어 엉뚱한 약을 드리기도 합니다.

환자 : 훼스탈 주세요.

저는 분명히 저렇게 들었기 때문에 훼스탈을 드렸지요. 그랬는데,

환자 : 약을 보더니 이게 뭐예요?
나 : 훼스탈 달라고 하지 않으셨어요?
환자 : (임신) 테스터기요.
나 : 아!

이런 일은 많지요.
박카스를 달라는데 파스를 주기도 하고 파스를 달라는 사람에겐 박카스를 주기도 하고, 또 관장약을 찾는지 간장약을 찾는지 헷갈리는 경우도 많지요.

자신만의 표현법

드링크 10병들이 한 상자를 표현하는 말.

* ○○ 한 상자
* ○○ 한 통
* ○○ 열 병
* ○○ 한 곽
* ○○ 한 짝(이 용어는 약사나 메이커 직원이 100병들이 상자를 일컬을 때 쓰는데, 일반인들이 10병짜리 1 상자를 찾을 때 쓰기도 하지요.)
* ○○ 한 박스

- ○○ 한 케이스
- ○○ (손짓을 하면서) 이렇게 하나
- ○○ 한 세트

PTP포장으로 된 약 10알을 표현하는 말

- ○○ 한 줄
- ○○ 한 판
- ○○ 열 알
- ○○ 한 장
- ○ 한 캅셀
- ○○ 한 포장
- ○○ (손짓을 하면서) 이렇게 하나

요새는 소포장 때문에,

- ○○ 한 곽 이런 표현이 더 생겼네요.

정로환

정로환을 찾는 사람들과의 에피소드입니다.

환자1 : 정로환좀 주세요.
나 : 왜 드실 건데요?
환자1 : 소화가 안 돼서요.
나 : 정로환이 소화제는 아니에요.
환자1 : 그럼요?
나 : 나쁜 세균이 몸에 들어와서 배가 아프고 설사가 날 때 그 세균을 죽여서 설사를 멎게 하는 약이에요.
환자1 : 그럼 설사할 때 먹으면 좋은 약이네요?
나 : 설사의 원인이 여러 가지인데, 그중 세균성 설사에 응급 요법으로 먹을 수는 있지요. 그런데 자꾸 먹다 보면 나쁜 세균 말고 몸에서 음식을 소화시키는데 꼭 필요한 대장균까지 죽일

수가 있어서 장이 더 나빠질 수도 있는 약이에요.
환자1 : 그렇구나!

환자2 : 정로환 좀 주세요.
나 : 왜 드실 건데요?
환자2 : 장이 나빠서요.
나 : 정로환이 장을 좋게 해 주는 약은 아니에요.
환자2 : 설사할 때 먹는 약 아니에요?
나 : 물론 설사할 때 먹고 설사가 멎을 수는 있지만, 그렇다고 장이 좋아지지는 않아요. 오히려 무조건 먹다가는 장이 더 나빠질 수도 있어요. (이렇게 말하고 위에서처럼 설명을 해 줍니다.)
환자2 : 그래요?

환자3 : 전두환 주세요.
나 : 전두환이요?
환자3 : 참! 만날 그 이름이 헷갈리네, 왜 까만 알약으로 발 무좀에 식초하고 같이 쓰는 거 있잖아요?
나 : 아! 정로환이요?
환자3 : 맞아. 정로환!

아이구, 할머니...

노인분들은 약 이름을 참 당신들 멋대로 부르시지요? 못 알아들으면 약사만 나무라시고..

할머니1 : 경로당 좀 줘.
나 : 경로당요? 여긴 약국인데요?
할머니1 : 그럼 경로단인가?

나 : 그런 건 없는데요.
할머니1 : 왜 사과 식초에 타서 쓰는 새까만 거 있잖아?
나 : 아, 정로환이요?

할머니2 : 피임약좀 줘요.
나 : (이상해서)피임약이요? 누가 드실 건데요?
할머니2 : 먹는 거 말고 발에 바르는 거 있잖아?
나 : 아! 피엠이요?
할머니1 : 그래 피엠약.

할머니3 : 조다니약좀 줘요.
나 : 조다니약이요? 그게 뭐예요? 조다쉬는 옷이름인데 조다니가 뭐예요?
할머니3 : 조다니약도 몰러?
나 : 뭐에 쓰는 건데요?
할머니3 : 발 가려울 때 바르는 연고 있잖어유.
나 : 아! 조단연고요?
할머니3 : 그래, 조다니연고.

이 할머니는 그 후에도 계속 조다니를 찾습니다.

할머니4 : 구루산 좀 주세요.
나 : (노루모산을 찾는 줄 알고) 노루모산요?
할머니4 : 아니, 구루산 있잖아..
나 : (혹시 구리겔산을 찾는가 싶어) 구리겔이요?
할머니4 : (답답하다는 듯이) 아니 그거 말고요. 마시는 것 있잖아요.
나 : 아, 구론산요?

그런데 이렇게 간단한 이름도 헷갈려 하시는 분들이 신기하게도 전혀 혼돈하지 않는 것이 있습니다. 바로 글루코사민입니다. 영어로 된 약 이름은 잘 기억하지 못하는 분들이 글루코사민이란 이름은 정확하게 기억합니다.

그런데, 얼마나 TV 홈쇼핑을 통해 교육이 잘 되었는지, '글루코사민'은 틀리게 부르는 사람이 거의 없습니다. 신기할 정도로.... 광고의 능력이란 참 대단합니다.

콘돔

콘돔을 찾는 사람들의 말

- 콘돔 주세요.
- 텍스 주세요.
- 저~~ 그것 좀 주세요.
- 남자 껴 피임기구좀 주세요.
- 어떤 사람은 종이에 적어 가지고 와서 달라고 합니다.
- 저~~ 장화처럼 생긴 거 주세요.
- 내가 꺼내 갈게요.

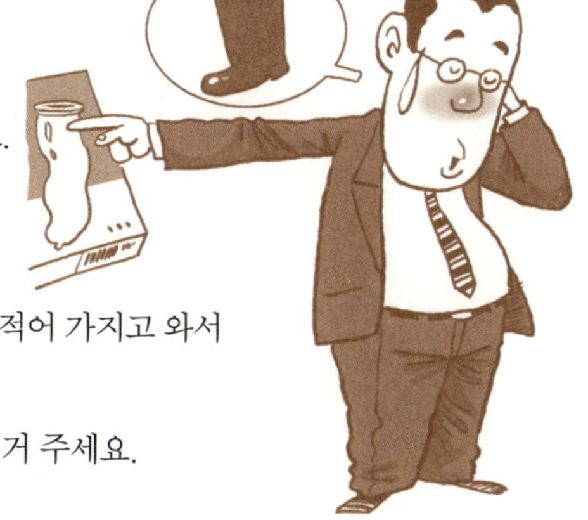

언어장벽

어느 외국인이 들어오더니,

외국인 : 아코홀(전 이렇게 들었습니다 홀을 특히 강조합니다)
나 : ?

못 알아듣겠다는 표정을 지었더니 한심하다는 표정입니다.

외국인 : 아코홀
나 : (알콜이 생각나서) disinfectant?
외국인 : yes! alcohol.

그제야 알코홀로 들려 소독용 에탄올을 하나 드릴 수 있었습니다. 영어공부 좀 더 해둘 걸...

잘 새기자

환자들의 말은 잘 새겨들어야 합니다.

환자1 : 설사약 좀 주세요.
나 : 설사 멎는 약이요, 설사 나오게 하는 약이요?
환자1 : 설사 나오게 하는 약이요.

환자2 : 물파스 붙이는 것 좀 주세요.
나 : 예? 물파스 붙이는 거요? 물파스는 바르는 거고 붙이는 건 그냥 파슨데 어떤 걸 찾으세요?
환자2 : 아! 붙이는 거요.

파스를 찾는 방법도 여러 가지입니다.

1) 뜨거운 파스 주세요.
2) 시원한 파스 주세요.
3) 덧붙이지 않는 파스 주세요.
4) 덧붙이는 거 있는 파스 주세요.
5) 동그란 파스 주세요.
6) 냄새 안 나는 파스 주세요.
7) 구멍 뚫린 파스 주세요.

8) 강부자가 선전하는 파스 주세요.

멘소레담

멘소레담 로션을 부르는 말들

* 멘소레담 주세요.
* 멘소레다마 주세요.
* 병원에서 물리치료할 때 바르는, 파스 냄새 나는 하얀 거 주세요.
* 하얀 로션처럼 생겨서 허리 아픈 데 바르는 거 주세요.
* 하얀 물파스 주세요.
* 하얗게 생겨서 허리 아플 때 짜서 바르는 거 주세요.

정말 몰라요

환자 : 어떤 약국에 가니 한쪽은 빨갛고 한쪽은 노란 마이신을 주던데 그게 뭐예요?

나 : 역전에 있는 빨간 모자 쓰고 노란 신을 신은 사람 이름 아세요? 하고 묻는 거나 같아요. 그건 알 수가 없죠.

제일 좋죠?

환자 : ㅇㅇ가 아픈 데에는 ◎◎이 제일 좋지요?

나 : 글쎄요. 제일 좋지는 않아도 그냥 괜찮은 편이지요.

환자 : 더 좋은 게 또 있나요?

나 : 자꾸 더 좋은 약이 새로 나오니까 뭐가 제일 좋다고 단정지을 수는 없죠.

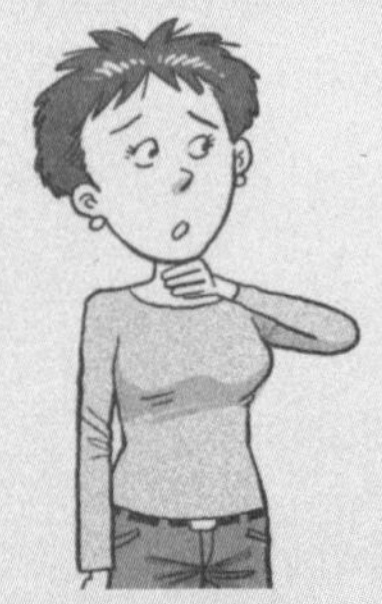

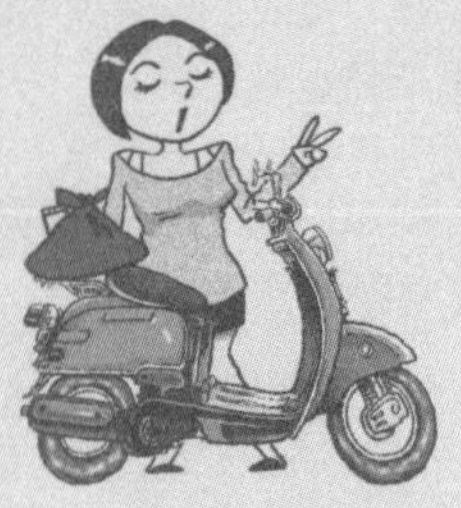

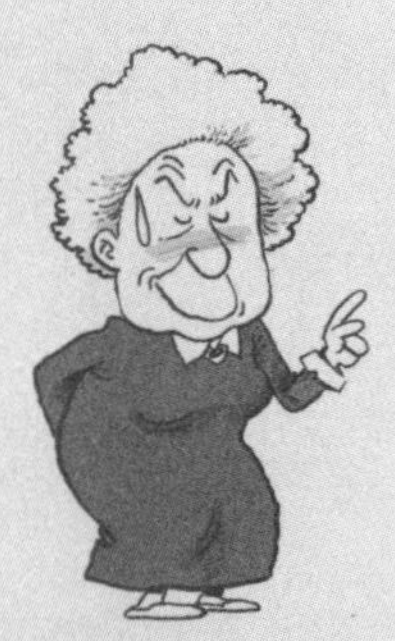

고객을 기억하자

약국에서 환자들의 처방전을 받다 보면 이름이 정말로 이상한 분들이 많습니다. 약사님들 마다 환자들의 이름 때문에 있었던 여러 가지 에피소드들이 있었을 것입니다.
약국은 약사와 환자가 만들어 갑니다.

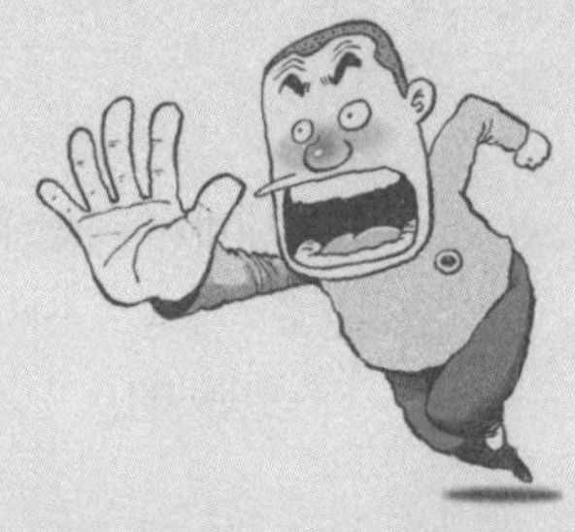

이름을 기억하라!

약국에 오는 환자들의 이름을 기억해주면 환자들은 매우 좋아합니다. 그런데 반대로 자주 오는 환자인데도 이름을 기억해내지 못하면 무지 섭섭해합니다.
전에 약국의료보험이 있을 때에는 환자가 왔을 때 환자 이름 묻고 컴퓨터로 찾아보고, 조제한 뒤 봉투에 적으면서 이름을 보고, 환자에게 약을 줄 때 환자 이름 부르고 해서 환자의 이름을 직접 접할 기회가 많았습니다.
그런데 분업이 되어 처방전을 받아서 조제하다 보니, 환자의 이름을 부를 기회가 그리 많지 않게 되었습니다.
그러다 보니 요즈음은 환자의 이름을 잘 기억해내지 못하는 경우가 많습니다. 실은 제가 나이가 들어서일지도 모르지요. 꺾어진 90을 훨씬 넘겼으니...

환자 : 지난번에 받았던 처방 좀 봐줘요.
나 : 성함이 어떻게 되시죠?
환자 : 아니, 내가 얼마나 자주 약국에 오는데, 아직 내 이름도 기억 못해요?
나 : 약사가 이름 기억해주는 게 뭐 좋은가요?

경상도 사나이

전에 조치원에서 약국을 할 때의 이야기입니다.
어느 환자분이 오셨습니다. 약국의료보험이 있을 때라 컴퓨터 앞에 앉아,

나 : 성함이 어떻게 되시죠?
환자 : (경상도 사투리 억양으로) ㅇ승진입니다.(저는 분명히 이렇게 들었습니다.)

키보드를 두드렸는데 그런 이름이 없습니다.

나 : 저희 약국에 처음 오셨나요?
환자 : 아니요, 전에 온 적이 있는데요?
나 : 저도 얼굴이 기억나는데 왜 컴퓨터에 안 나오죠? 성함을 다시 말씀해 주시겠어요?
환자 : (조심스럽고도 힘들게) ㅇ [(성+승)/2][진]입니다.
나 : (그제야 간신히 알아듣고) 아! ㅇ성진씨요?
환자 : 예.

그 다음부터는 그분만 오시면 또 헷갈립니다. 승진인지, 성진인지... 컴퓨터가 인공지능 기능이 있으면 그 정도는 알아서 찾아 줄 텐데.. 지금도 경상도 억양으로 말하는 사람을 만나면 긴장합니다.

경상도 사투리에 관한 우스갯소리 하나.
어떤 남자가 대구에 놀러 가니 예쁜 아가씨가 있어서 데이트를 신청합니다.

남자 : 아가씨 저와 데이트좀 하시겠습니까?
아가씨 : 어대예.
남자 : (그 말이 어디서 만날 거냐는 말인 줄 알고) 팔공산공원으로 가지요.
아가씨 : 언지예.
남자 : (이 말은 언제 만날 거냐는 말인 줄 알고) 오늘 당장 만나지요.

경상도 사투리 '어대예', '언지예' 가 모두 거절의 뜻이라지요?

나, 남자야

옛날 박정희 대통령 결혼식에서 이런 일이 있었답니다.

사회자 : 지금부터 신랑 육영수 군과 신부 박정희 양의 결혼식을 거행하겠습니다.

그런데 약국에 오는 환자 중에도 부부 중 남편은 여자이름, 아내는 남자 이름인 환자가 제법 많습니다.
저희 약국에 오는 환자 중 그런 분의 이름 중 기억나는 분 것만 적어보겠습니다.

△정일 – ○지희
○지춘 – ♤한숙
●영길 – ◎정

어느 것이 남자고 어느 것이 여자일까요?
예. 맞습니다. 왼쪽에 쓴 것이 여자 분의 성함이고, 오른쪽에 쓴 것이 남자 분의 성함입니다.
우리 약국에만 있는 얘기는 아니겠지요?

제가 약국을 시작하기 전인 20년 전 어느 약사님의 약국에서 실무를 배웠습니다. 그 약사님은 약 봉투에 이름 쓸 때 연세 드신 분은 이름에 '씨'를 붙이라고 하셨습니다.
그러다 제가 약국을 시작하면서 부터는 노인분들에게는 '할아버지'나 '할머니'를 붙였습니다.

분업이 되고 새로 보는 환자들이 많은 가운데, 어느 젊은 여자분이 가져온 처방전을 받아 약을 조제하고 이름을 보니 '●동현'이고 주민등록번호 앞자리가 22년생이시라서 뒷자리는 보지도 않고, '●동현 할아버지'라고 약 봉투에 써드렸습니다.
그때 처방전을 가지고 오신 분은 그 환자분의 따님이었는데, 약을 가지고 가셨습니다.
그 다음에 그 여자분이 다시 약국에 오셨는데,

따님 : 집에 가서 봉투를 보니 할아버지라고 쓰셨더라구요? 우리

엄만데… 식구들이 많이 웃었어요.

환자 분의 주민등록번호를 다시 보니 뒷자리가 2455…로 되어있더군요. 지금도 이 할머니의 처방전을 보면 그때 생각을 하며 빙긋이 웃습니다.

그래서 그 뒤로는 이름 뒤에 '할아버지'나 '할머니'는 물론 '씨'도 붙이지 않고 있습니다. 아예 약봉투에 '…님 귀하'로 인쇄를 했습니다.

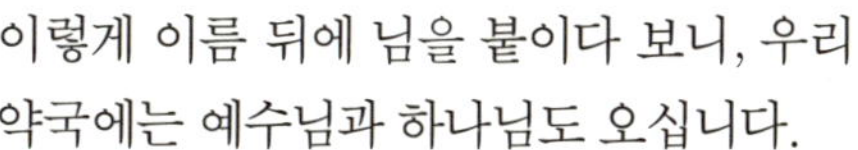

이렇게 이름 뒤에 님을 붙이다 보니, 우리 약국에는 예수님과 하나님도 오십니다.

전엔 환자를 부를 때 '○○○씨, △△△씨' 하고 불렀는데, 한의원에서 일했던 아가씨가 우리 약국에서 일할 때 '○○○님'으로 부르는 것을 따라서 하다 보니, 첨엔 어색했지만 이제 자연스레 '○○○님'이 나옵니다. 그러다 보니 환자 중에 ♤예수와 ◇하나란 이름을 가진 환자가 오면 예수님과 하나님을 찾게 되는 거지요. 또 이름이 '×× 주'처럼 주로 끝나는 분들은 주님으로 부르게 되더군요.

동명이인

약국에 오는 환자 중에 동명이인도 많지요?

흔한 이름이야 동명이인이 많더라도 그런가보다 할 수 있는데, 간혹 흔치 않은 이름이 동명이인인 경우가 있습니다. 이런 동명이인들의 경우에는 주민등록번호 앞자리 수를 보고 환자를 판단하게 됩니다. 제가 조치원에서 약국을 할 때 이런 일이 있었습니다.

동명이인인 두 분이 계셨는데, 이분들은 주민등록번호 앞자리 6자리까지 같은 분이었습니다. 그 이름이 흔한 이름도 아니었는데도 그런 경우가 있더군요.
뒷자리만 조금 다른 분이어서 이분들만 약을 조제(약국의료보험이 있을 때였지요)하러 오시면 신경을 많이 썼던 적이 있습니다.

어떤 때에는 동명이인인 분이 동시에 처방전을 가지고 오셔서 약을 조제해서 가지고 나가 한 분의 성함을 부르면 다른 분까지 같이 일어나시기도 합니다.

여학생

어느 날인가 오전에 ☆♡◇란 이름을 가진 분이 처방전을 가지고 약을 지으러 오셨습니다. 그랬는데, 오후에는 같은 이름을 가진 여학생이 왔더군요.
그래서 전산직원을 보며 같은 이름을 가진 사람이 또 왔다며 둘이 웃었습니다. 그러자 그 여학생이,

여학생 : (무섭게 노려보는 눈초리로)아저씨, 왜요? 불만 있어요?
나 : (놀래서) 아니, 물도 있어.

그 여학생이 가고 난 뒤,

여직원 : 요즘 애들 무서워요. 말도 제대로 못해요.

예쁜 이름

연세가 많으신데도 성함이 예쁘신 할머니들이 계십니다.
70 ~ 87세이신 분들의 이름이 선영, 지선, 신영, 미선, 선녀 등이 우리

약국에 처방전을 가지고 오신 적이 있으십니다.
이런 분들께 약을 드릴 때에 "연세에 비해 성함이 참 예쁘시네요."라고 말씀드리면 아주 좋아들 하십니다.

웃긴 이름

한번은 이름이 무척 웃긴 환자분의 처방전을 그 아내께서 가지고 오셨습니다. 그 이름을 처음 본 여직원이 갑자기 하하하 하고 크게 웃었습니다.
환자의 아내께서 왜 웃냐고 묻자 여직원은 아니라고 웃음을 얼른 그쳤고, 그 분이 가신 뒤, 그 여직원에게 살짝 이야기했습니다.

나 : 환자의 이름을 보고 웃는 것은 실례야.

무에서 유로

어느 날 약을 조제하면서 처방전의 이름을 봤습니다.

'ㅇ무자' 님이었습니다.

약을 조제하고 또다른 처방전을 받아서 조제실에서 이름을 보니,

'ㅇ유자' 님입니다.

이름을 보고 '무에서 유가 창조되었나 보다' 생각하며 빙긋이 웃었습니다.
이 두 분은 서로 아무 관계가 없는 분들이었습니다.

No, 진짜

위에서 ○무자님과 ○유자님이 연달아 처방전을 가지고 오셨단 글을 올렸는데, 그 다음엔 또 '노△순'님이 오신 뒤에 바로 '정△순'님이 처방전을 가지고 오셨습니다.

봉투에 이름을 쓰면서, 아까 오신 분은 'No△순'님이고, 지금 오신 분은 '진짜(正)△순'님이구나 생각하며 혼자 웃었습니다.

확인 또 확인

약국에서 약을 조제해 줄 때의 이야기입니다.

학생 : 엄마 약좀 지으러 왔는데요.
나 : 엄마 성함이?
학생 : ○●◎인데요.
나 : 어른 성함을 그렇게 얘기하면 어떻게 해?
학생 : 아! ○자 ●자 ◎자예요.

아주머니 : 약좀 지으러 왔는데요.
나 : 누가 아프신데요?
아주머니 : 제가요.
나 : 성함이 어떻게 되시죠?
아주머니 : ☆◐◈인데요.

그래서 ☆◐◈을 찾아보니 아저씨 성함입니다.

나 : 아니, 분명히 아주머니 성함이 있는데 왜 아저씨 성함을 말씀하세요?

아주머니 : 그래야 찾을 수 있는 줄 알고요.

동명이인이 많은 흔한 이름을 말할 때 저는 다른 식구의 이름을 다시 물어 그 고객 차트를 찾습니다. 몇 번을 그렇게 했더니 나중에는 아예 처음부터 '아무개 네 누구'라고 합니다.

환자 : 약 좀 지으러 왔는데요.
나 : 성함이 어떻게 되시죠?
환자 : ☆자 ◐자 ◈자 예요.
나 : (속으로) 자기 이름을 저렇게 부르면 어쩌자는 거지?

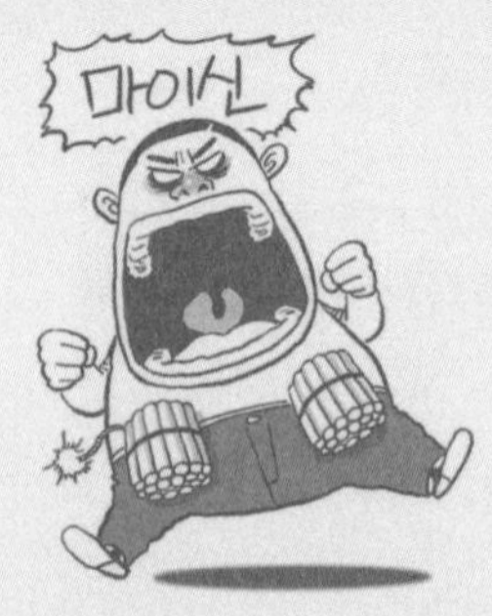

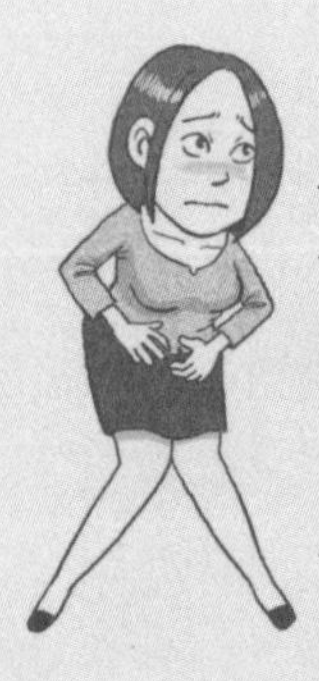

환자를 상담하면서 겪었던 일입니다. 환자가 달라는 대로 증상만 가라앉힐 약만 드렸다면 낭패를 볼 수도 있었던 일이 몇 번 있었습니다.

제가 고등학교 때에 맹장(충수돌기)이 터져 복막염으로 수술을 받은 적이 있습니다.

그때 처음에는 체한 것처럼 배가 아프면서 많이 토해서 한 내과에 갔더니, 거기에서는 토사곽란으로 진단하여 그에 대한 치료만 했는데도 가라앉지 않아, 다른 내과엘 다시 갔습니다.

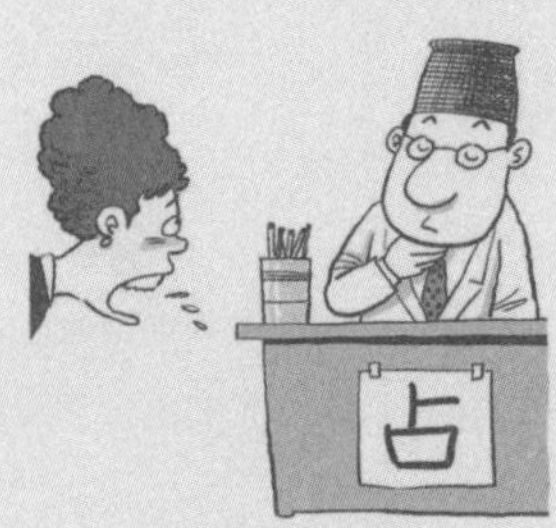

일반의약품 상담 8

그 내과에서 맹장염으로 진단을 내리고는 외과에 가서 수술을 하라고 했습니다. 그래서 외과에 갔더니 다시 진찰하더니(그때 진찰하기를, 오른쪽 아랫배를 꾹 눌렀다 갑자기 떼면서 아프냐고 묻더군요. 무지 아팠습니다. 특히 손을 뗄 때 아프다고 하니 맹장염(충수돌기염)이라고 진단을 내렸습니다.) 이미 맹장이 터져 복막염이 되었답니다.

복막염 수술을 받고 병원에 입원했을 때 병상에서 심훈의 「상록수」를 읽었습니다. 거기에 보니 주인공인 채영신이 맹장이 터져 죽는 걸로 나오더군요. '나도 죽을 수도 있었겠다.' 생각하니 아찔했습니다.

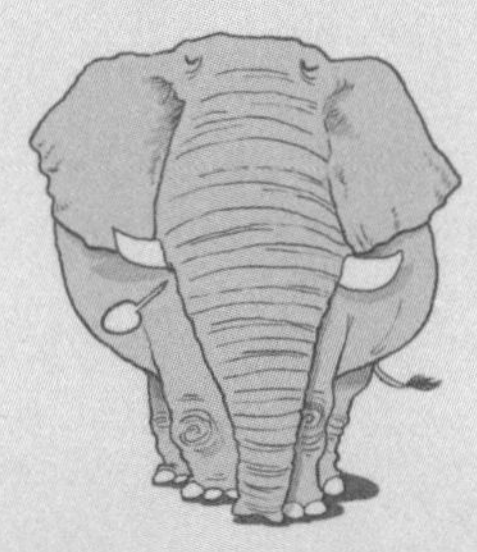

감기약

환자가 약국에 들어옵니다.

환자 : 감기약 좀 주세요.
나 : 감기가 어떤데요?
환자 : 여기 감기약 없어요?
나 : 감기가 어떻게 아픈지 알아야 약을 드리죠.
환자 : 그게 무슨 말이에요?
나 : 콧물이 나는지 기침이 나는지, 열은 없는지 알아야 약을 드리지요.
환자 : 아! 기침은 안 나고요, 콧물이 나고 머리가 많이 아파요.

환자들은 감기약 하면 다 같은 건 줄 압니다.
예전에 약국에서 직접 조제해줄 때에는 처음에는 말하지는 않았던 증상이 낫지 않았다고 항의하던 사람도 있었습니다.

남은약

먹고 남은 약은 어떻게 둬야 하느냐고 묻는 사람이 많습니다.

환자 : 이 약 먹고 난 뒤에는 냉장고에 둬야 되나요?
나 : 괜찮아요. 냉장고에 둬서 나쁠 건 없지만 그럴 필요는 전혀 없어요. 만일 그래야 된다면 약국을 아예 냉장고 안에 차려야 될 거예요. 냉장고에 둬야 할 약은 따로 있어요.

밴드

환자 : 밴드좀 주세요.

나 : (일반형을 건네준다.)
환자 : 이거 말고 네모난 걸로요.
나 : 어! 이것도 세모난 것은 아닌데요?

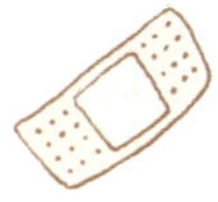

어떤 사람은 정말 제가 이해를 못했다고 생각했는지.

환자 : 아니 그거 말고요, 정사각형으로 된 거 있잖아요.

환자 : 밴드 큰 걸로 하나 주세요.
나 : 대형 밴드를 줍니다.
환자 : 이거 말고 많이 든 거 있잖아요.
나 : 덕용 밴드를 줍니다.
환자 : 아니! 이거 말고요. 여러 가지 든 거 없어요?
나 : (속으로)진작 그렇게 말하지 투덜투덜…

그 뒤로는 아예 처음부터 환자들에게 확인을 합니다. 많이 든 건지 여러 가지가 든 건지…

환자 : 반창고좀 주세요.
나 : 큰 거 작은 거?
환자 : 중간 정도 되는 걸로요.
나 : (건네준다.)
환자 : 아참, 잘못 말했어요. 반창고가 아니고 밴드요.

저는, 누가 반창고를 찾으면 대개 밴드인지 반창고인지 다시 확인을 하는데, 이번엔 확인하지 않았더니 딱 이런 경우를 당하네요.

꼬마환자 : 대일밴드 있어요?
나 : 밴드 없는 약국도 본 적 있니?
꼬마환자 : 아니요.
나 : 그런데 왜 있느냐고 묻니?

환자 : 밴드 좀 주세요.
나 : 여기 있어요.
환자 : (10,000원짜리를 내며 미안하다는 표정으로) 돈이 이것밖에 없는데요.
나 : 왜? 밴드 값이 10,000원도 넘을까봐요?

무슨약

약국에 약을 가져와서 무슨 약인지 묻는 사람이 많았습니다.

포장된 약을 가져오시면 뭔지 알려드릴 수 있지만, 대부분의 사람들이 조제된 약 그것도 한 두 알만 달랑 가져와서 이게 뭔지 알려달라고 합니다.

내가 조제한 약이나 내가 아는 약, 또 약에 대한 정보가 다 적혀있는 약 등은 자신 있게 알려드리지만, 대부분은 그렇지 못합니다.
그래서 KIMS 홈페이지(http://www.kimsonline.co.kr)나 드럭인포(http://www.druginfo.co.kr) 사이트에서 찾아보기도 했는데, 거기를 뒤져도 찾지 못하는 경우가 많았습니다.

나 : 이건 무슨 약인지 모르겠네요.
환자 : 아니! 약사가 그것도 몰라요?
나 : 이렇게 약만 달랑 하나 들고 와서 무슨 약인지 알려달라는 것은 동사무소 직원한테 다른 동네에 사는 사람의 증명사진 가지고 어디 사는 누구인지 알려달라는 것과 같아요.

말은 이렇게 했어도 도움을 드리지 못하는 게 미안하지요. 그래도 지금은 약마다 식별기호가 있어서 인터넷에서 약에 대한 정보 찾기가 많이 나아졌지요.

인삼이 안 받아

환자 : 피곤한 데 먹을 약좀 주세요.

나 : (알약과 인삼 드링크를 주었습니다.)

환자 : 난 인삼이 안 받아요. 다른 걸로 주세요.

나 : (그래서 다른 걸로 주었죠.)

나중에 이 사람이 감기약을 지으러 왔는데, 약과 드링크(인삼이 처방된 쌍화탕류)를 주었더니 성분을 보면서,

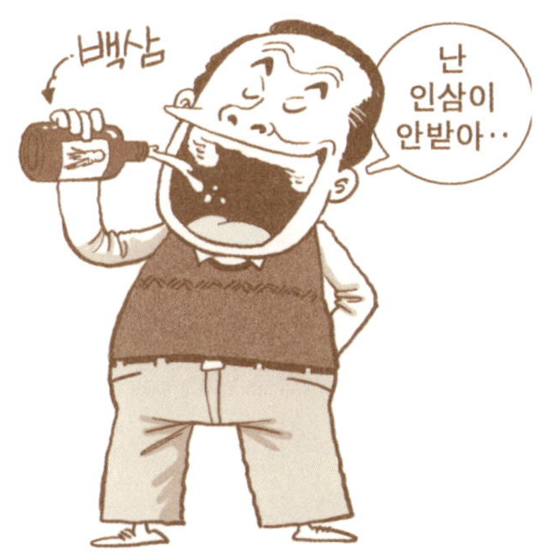

환자 : 인삼 안 들었나?

살펴봅니다. 그러더니,

환자 : 응, 없구나.

그 때 그 약의 성분에는 분명 백삼이라고 쓰여 있었습니다. 그러더니 나중엔 그 약 좋다고 또 달라고 하더군요. 환자가 표현하는 '인삼이 안 받는다'는 말 100 % 믿을 수는 없습니다.

모기약

환자 : 홈☆파하고 에프○라하고 뭐가 달라요?

나 : 이름이 달라요. 회사도 다르고 포장도 다르고요.

환자 : 뭐가 더 모기를 잘 죽여요?

나 : 그건 큰 차이 없어요. 회사에서 만들 때 어떤 거나 다 모기를 잘 죽게 만들었겠지 안 죽게 만들었겠어요? 그런 걸 제가 어떻게 뭐가 나쁘고 뭐가 더 좋다고 말하겠어요?

같은약

환자 : (성분이 같은 두 가지 약을 말하며) 어떤 게 좋아요?

나 : 글쎄요, 삼양라면이 좋아요, 농심라면이 좋아요? 다들 맘에 드는 것 드세요.

이렇게 대답하면 약사로서의 직무유기일까요?

이거 말고

환자 : 피곤한데 뭐 먹으면 좋아요?

나 : (적당한 알약과 물약을 건네줍니다.)

환자 : 이거 말고 ㅇㅇ과 ◎◎ 주세요.

이런 경우에 저는 속으로 '네가 골라서 먹을 거 뭣하러 물었냐?'고 생각합니다.

맹장염

제가 조치원에서 약국을 할 때 어떤 학생이 배가 많이 아프다며 약국에 왔습니다.

학생 : 배가 아픈데 약 좀 주세요.

나 : 어디가 아픈데?

학생 : 아랫배요.

나 : 어떻게 아파?

학생 : (허리를 구부정하게 굽히며)무지 땡겨요.

배가 아프면서 메슥거리기도 한다기에 혹시나 해서 제가 오른쪽 아랫배를 눌러봤습니다. 눌렀다가 갑자기 손을 떼기도 해봤습니다.(제가 외과에서 진찰 받던 방법입니다.)(← 이거 보건소 직원에게는 비밀입니다.) 많이 아프다고 하더군요. 바로 병원으로 가라고 했습니다.

나중에 들어보니 맹장염 수술을 받았다고 하더군요. 배가 아프다고 한다고 그냥 소화제만 주고 말았다면? 아찔할 뻔했습니다.

의사들도 가장 골치 아픈 것이 속이 메슥거린다는 환자랍니다.
머리에 충격을 받아도 메슥거릴 수 있습니다. 그래서 머리를 다친 교통사고 환자들이 구역과 구토로 고생을 하기도 합니다.
또 심장에 이상이 생겨도 많이 메슥거린다고 합니다. 그래서 심장에 이상이 있어도 속이 메슥거리며 토할 것 같아서 소화제를 찾는 사람이 많다고 합니다. 이때 소화제만 먹고 지내며 시간을 보내다 위험한 지경에 빠지는 사람이 많다고 합니다.

모르면서 …

환자 : ○○과 ××좀 주세요.
나 : (건네준다.)
환자 : 피곤한데 이렇게 먹으면 피로회복제로 좋죠?
나 : ('네가 달래고서 무슨 소리냐?'고 생각하며) 안 먹는 것보다는 낫겠죠.

자신이 달라는 약의 효과가 좋은지 물으면 좋다고 대답해야 되는 거 아닌가요? 그것도 모르면서 왜 달라고 했는지 궁금합니다.

위장출혈

대전으로 와서 얼마 안되었을 때입니다.

한 아저씨가 약국에 와서 어지럽다며 약을 달라고 하더군요. 혹시 빈혈인가 싶어서 아래 눈꺼풀을 내려보니 눈꺼풀 안쪽이 하얗더군요. 남자에게는 빈혈이 흔한 일이 아니라서 이상하다고 생각하다가,

나 : 대변 색이 어때요?
환자 : 까매요.
나 : 빨리 병원에 가 보세요.

한참 후에 그 분이 다시 약국에 왔습니다.

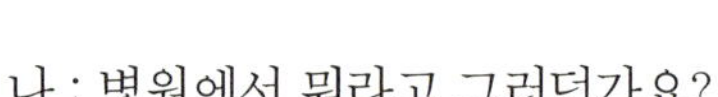

나 : 병원에서 뭐라고 그러던가요?
환자 : 그러잖아도 나 죽는 줄 알았어요. 위장이 헐어서 피가 나왔대요. 그거 치료받느라고 한참 걸렸지요.
나 : 이제 술, 담배는 끊으세요.
환자 : 그러잖아도 끊었어요. 대변 색이 그런 건 음식을 그런 걸 먹어서 그런 줄 알았지, 위장에서 피가 나와서 그럴 줄은 몰랐어요.

혈액순환제

환자가 오더니,

환자 : 혈액순환제 좀 주세요.
나 : 왜 그러시는데요?
환자 : 다리가 아파서요.
나 : 다리 어디가 아프신데요?
환자 : 허벅지가 저리고 아파서 그러는데요,
나 : 그런데 왜 혈액 순환제를 찾으시는데요?
환자 : 다른 사람이 그걸 먹으라고 하더라고요.
나 : 허벅지가 저리고 아픈 것은 피가 안 돌아서라기 보다는 허리 어딘가에서 신경이 눌려서 그런 경우가 더 많아요.

환자 : 그래요? 허리는 아무렇지도 않은데요?
나 : 그래도 병원에서 진찰을 한 번 받아보세요. 그럴 때 혈액 순환제는 별 도움이 안돼요.
환자 : 그래요? 그럼 한 번 병원에 가 봐야겠네요. 어디로 가요?
나 : 정형외과나 신경외과 쪽에 가 보세요.

그래서 환자는 갔고 며칠 뒤 왔습니다.

나 : 병원에서 뭐라고 그래요?
환자 : 예, 허리에서 신경이 눌렸다고 하더라고요.

약먹기 싫은데

환자 : ㅇㅇ가 아픈데 왜 그렇죠?
나 : ●● 때문에 그러시겠죠.
환자 : 그럼 어떻게 해야 돼요?
나 : 약사가 약 먹으란 얘기 말고 무슨 말을 더 하겠어요?
환자 : 약 먹기는 싫은데...
나 : 약 먹기 좋아하는 사람이 누가 있어요? 나는 좋아할 것 같으세요?
환자 : 그래도....
나 : 그렇게 먹기 싫으면 더 아파야죠.

설사

환자 : 배가 아프고 설사가 나는데요.
나 : 뭘 먹었는데 그래요?
환자 : 글쎄, 뭐 특별하게 먹은 건 없는데요.
나 : 그래도 뭔가를 먹었으니까 설사를 하지 그렇지 않고 괜히 설사가 나겠어요?

환자 : 글쎄, 고깃국을 먹어서 그런가? 그걸 먹는데 속이 좀 안 좋던 것 같더니..

나 : 그 봐요. 무슨 이유가 있지요.

점쟁이

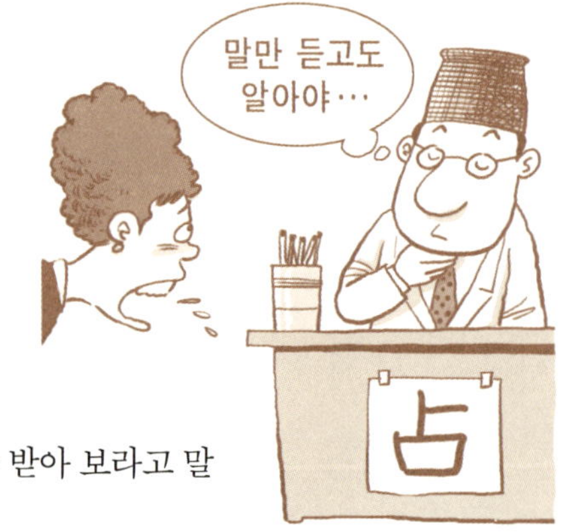

한번은 어떤 아주머니가 오셨는데 다리의 뒤쪽 종아리가 땡긴다고 하셨습니다. 그래서 제가 허리는 아프지 않으시냐고 물었더니 허리는 아프지 않다고 하사더라고요.

그래도 병원에 가셔서 진찰을 받아 보라고 말씀드렸지요.

그랬는데 그 아주머니가 다시 오셔서,

아주머니 : 약사 말을 듣기 전까지만 해도 허리는 전혀 아프지 않았는데 자꾸 그렇게 생각을 하니, 아픈 것도 같더구만. 그래서 한의원에도 가보고 정형외과에도 가 봤는데 허리가 약간 어긋났다면서 의사가 그 약사 용하다고 하던데?

나 : 그럼 제가 없는 병 만든 거네요.

아주머니 : 아니지, 어차피 생길 병이었는데 잘 알아낸 거지.

나 : 그래서 약사는 점쟁이가 되어야 돼요. 의사들은 사진 찍어 보고 알지만 약사는 말만 들어도 알아야 돼요. (이때만 해도 제가 병원엘 가보라고 한 건 기억 못하고)제 말만 믿고 병원에 가지 않으셨으면 병원비도 안 들었을 텐데. 그 돈 저나 주셨으면 제게 고맙단 말이나 들으셨지...

아주머니 : 약사가 가보라고 했잖아

나 : 제가 그랬나요?

아주머니 : 그랬지. 약사 말 듣고 가만있으니까 정말로 허리도 아

픈 것도 같아서 병원엘 가 봤지. 병원에서도 아주 낫긴 어렵다고 하더구만.

쌍화탕

환자 : 쌍화탕 주세요.
나 : 여기 있어요.
환자 : 쌍화탕이 아니고 ○○탕이네요.
나 : 너구리, 신라면 살 때 라면 달라고 안하세요?

이 약은 처음 봐요

환자 : ○○약 좀 주세요.
나 : 어디가 아파서 그 약을 찾으세요?
환자 : △△가 아파요.
나 : (다른 약을 주며)그 약은 없고요. 이 약이 그것과 성분이 같은 약이에요.
환자 : 난 이 약은 처음 먹어 보는데?
나 : 식당 가시면 ◇◇ 지방에서 나온 ◇◇쌀로 밥지어 달라고 하시나요?
환자 : 그래도 이 약은 처음인데?
나 : ○○약도 태어나면서부터 드신 건 아니잖아요?
사실 이렇게 길게까지 말을 할 수 있는 사람도 드물죠. 도중에 다 그냥 가 버리니까.

광고

환자 : ○○가 선전하는 ◆◆◆ 좀 주세요.
나 : 왜 드실 건데요?

환자 : ■■이 안 좋은데요.

나 : 그건 그런데 먹는 약이 아니에요.

환자 : 광고에서는 좋다고 하던데요.

나 : 광고에서 효과 나쁘다고 나오는 거 보셨어요? 광고대로라면 우리나라에 아플 사람이 누가 있겠어요? 그리고 그 광고 모델이 그 약이 뭔지 알며 또 약을 먹어 보기라도 하고 좋다고 광고하겠어요? 그 약 먹고 안 들으면 누구 원망하시겠어요?

술

남자와 여자가 같이 왔는데

남자 : 술만 먹으면 속이 쓰리고 아프고 그래요. 왜 그러죠?

나 : 술 끊으려고 그러시는 거죠.

이렇게 얘기해 주면 같이 오신 여자분들이 매우 좋아합니다.

여자 : 그 봐 술 끊으래잖아.

남자 : 의사나 약사 치고 술 먹으라는 사람 봤어?

여자 : 왜 술만 끊으라고 하면 그렇게 신경질을 부려요?

보도

몇 년 전 은행잎 제제에 메탄올이 들어 있다는 보도가 났을 때 이렇게 묻는 사람들이 있었습니다. 그런 걸로 호들갑을 떠는 사람이 있습니다.

사람 : 약에 메탄올이 들어 있다던데 그러면 그 약은 먹으면 안되잖아요?

나 : 그렇다면 지금 공해가 심하니까 숨도 쉬지 마셔야죠. 교통사고가 많이 나니까 차도 타지 마셔야죠.

환자 : ○○ 먹으면 암에 걸린다면서요?

나 : ○○ 안 먹어도 암에 걸릴 수 있어요.

어떤 증세를 말하며 겁이 나서 묻는 분이 계십니다.

환자 : 내가 ○○가 아픈데 나쁜 건가요?
나 : 병치고 좋은 병 있나요?

기저귀 발진

환자 : 아기 기저귀 발진에 발라 줄 약좀 주세요.
나 : (연고를 하나 건네준다.)
환자 : (설명서를 보고)여기에는 아기에게 쓴다는 말이 없네요.
나 : 아기에게 먹이는 음식마다 다 아기에게 먹이라는 말이 써 있나요? 아기들에게 흰 죽을 쑤어 먹일 때 쌀에도 그런 말은 없잖아요. 또 물도 그렇고요. 이 약에 들어 있는 성분이 아기들의 기저귀 발진을 치료할 수 있는 거니까 드린 거예요.

설사약

유식한 척하며 자신이 약을 골라서 달라는 사람이 있습니다.

환자 : 설사를 하는데 로페린좀 주세요.
나 : 뭐 먹고 설사를 하시는 건데요?
환자 : 어제 먹은 순대가 상했던가 봐요.
나 : 집에 강도가 들어오면 어떻게 하세요? 우선 밖으로 쫓으세요, 아니면 못 도망가게 문 다 걸어 잠그세요?
환자 : 우선은 밖으로 쫓아야겠죠?
나 : 맞아요. 밖으로 도망가지 못하게 하면 그 강도가 식구들을 해칠 수도 있겠죠?

환자 : 예, 그렇겠죠.

나 : 로페린은 그런 약이에요. 설사란 몸에 어떤 이물질이 들어왔을 때 그 이물질을 내보내려는 자연스런 현상일 수도 있는데, 로페린은 우선 장부터 틀어막아 설사를 멎게 하는 그런 약이에요. 만일 장에서 몸에 해로운 것이 빠져나가지 못한채 설사가 멎으면 몸에 다른 이상이 생길 수도 있어요.

어느 날 아침에 있었던 일입니다.

환자 : 무릎이 아픈데 약 좀 주세요.

나 : (소염진통제 겔을 주며) 이걸 바르세요.

환자 : 그거 말고 뿌리는 걸로 주세요.

나 : 뿌리는 약은 그런 데엔 효과가 약해요. 작은 못을 박을 때는 망치만 있어도 되지만 큰 파일을 박으려면 중장비가 있어야 되는 것과 같아요.

환자 : 그래도 뿌리는 걸로 주세요.

그러더니 조금 있다 그 사람이 다시 왔습니다.

환자 : 그거 아무 효과 없어요. 아까 그거 주세요.

나 : (속으로 '고집 피우더니 그것 봐라.' 하면서) 그것 보세요. 약사가 달라는 약이나 주는 사람은 아니죠. 각자의 병에 맞는 약을 가려 주는 사람이지요. 이 약 바르고 잘 문질러 잘 스며들게 하세요.

매트

예전엔 매트 하면 고체형밖에 없었는데 지금은 액체형도 나옵니다. 저는 그 두 가지의 차이점을 이렇게 설명합니다.

'옛날, 연탄을 땔 때에는 매일 아궁이의 연탄을 갈아야 했지만, 기름 보일러나 가스보일러가 나온 뒤로는 그 기름이나 가스가 떨어지기 전까지는 불이 꺼질 염려는 하지 않아도 되지요. 마찬가지로 고체 매트는 매일 갈아 끼워야 되므로 불편하지만, 액체 매트는 한 번 기계에 꽂아 두면, 약이 없어지기 전까지는 계속 쓸 수 있어 편리합니다.'라고 설명합니다.

똑똑한 환자

요즘은 똑똑한 환자들도 참 많습니다.

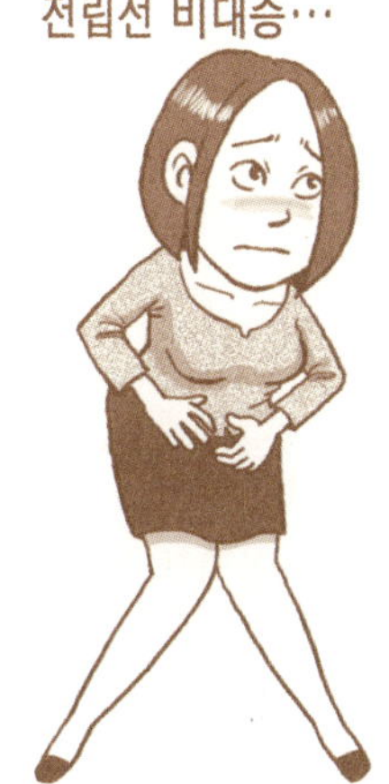

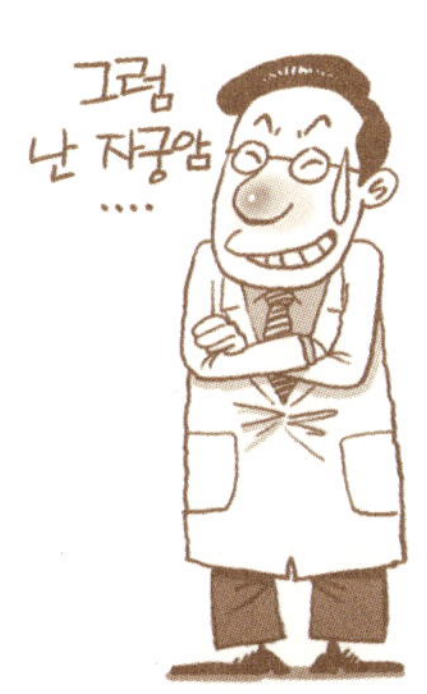

여자 : 제가 전립선 비대증인가 봐요. 소변이 시원하게 안 나와요.
나 : 남자도 자궁암 걸리나요?
여자 : 예?
나 : 여자는 전립선이란 게 없어요. 그러니까 전립선 비대증도 없어요. 다른 이유 때문에 소변이 잘 안 나오는 거겠지요.

이건 대전에 와서 있던 일이군요. 어느 아주머니가 아침에 약국에 와서 약을 하나 사시고는 포장의 여기저기를 살피시더니,

아주머니 : expiry date가 언제지요?
나 : 한참 생각했습니다.

대상포진

다른 약국 약사님의 경험담입니다.
어느 환자분이 오셨는데,

환자 : 배가 많이 아파요.

뱃가죽이 아프다고 호소하는 것을 보니 약사님이 보시기에 그냥 배가 아픈 것 같지 않더랍니다. 그래서,

약사님 : 혹시 대상 포진인지 모르니 병원에 가 보세요.

그 환자가 병원에 다녀오더니

환자 : 병원에서 보고 대상포진이 맞대요. 그러면서 그 약사 용하다고 하던데요?

저도 간혹 대상포진 증상을 느끼기도 하는데, 피부가 이상하게 따갑고 하더군요. 아직 물집이 피부에 생길 때까지 진행된 적은 없고 피부가 좀 따가울 때 그냥 가라앉더군요.

찬걸로

겨울에도 찬 드링크를 찾는 분이 계십니다. 그런 분들과의 대화입니다.

환자1 : 시원한 드링크 한 병 주세요.
나 : (냉장고에 넣지 않은 것을 주면서)이것도 따뜻하진 않아요.

여름에,

환자2 : 드링크 찬(cold) 걸로 한 병 주세요.

나 : 이것도 빈 것(not full)은 아닌데요?

또는

나 : 이 날씨에 찬 거 달라고 안 했다고 따뜻한 거 드리겠어요?

또는 겨울에

환자3 : 쌍화탕 따뜻한 걸로 한 병 주세요.
나 : 지금 같은 날씨에 따뜻한 거 달라고 안 했다고 찬 거 드리겠어요?

환자 : (드링크 이름을 대며) ○ ○ ○ 좀 주세요. 찬(cold) 걸로요.
나 : 약을 꺼내며 속으로 이렇게 생각합니다.(안 찬(full) 것 주는 약사님도 있나? 그게 어디로 샜지?)

치질 1

제가 조치원에서 약국을 할 때 약국의료보험이 시작되었습니다. 몇 달은 그냥 손으로 명세서를 적고, 청구서도 만들어서 청구했는데, 나중에는 컴퓨터를 들여놨습니다. 286 컴퓨터를 거금 260만원 주고 샀지요.(리스 할부로)

그랬는데 1년쯤 지나면서부터 컴퓨터가 말썽을 부리는 겁니다.
컴퓨터 업체가 청주에 있었는데, 그 업체에 전화를 걸어 마구 화를 냈습니다. 왜 평소에 관리를 잘 해준다고 하면서 컴퓨터를 팔더니 그런 건 하나도 없이 이렇게 망가지게 하느냐고, 저도 참 말도 안 되는 말을 했지요.
그런데, 전화를 끊자마자 갑자기 항문이 근질근질하는 겁니다. 이게 치질이더군요.
그래서 치질이 스트레스(한방에서 말하는 肝火) 때문에 생긴다는 걸 실감했습니다. 이 일을 겪은 뒤 환자들이 항문이 근지럽다고 하면 묻습니다.

환자1 : 항문이 근질거리는데 회충약 좀 주세요.
나 : 낮에 그래요, 밤에 그래요?
환자1 : 밤에 그래요.
나 : (구충제를 드립니다)

환자2 : 항문이 근질거리는데 회충약 좀 주세요.
나 : 낮에 그래요, 밤에 그래요?
환자2 : 낮에도 그렇고 밤에도 그렇고요.
나 : 그럼 치질일 가능성이 많아요. 병원에 가서 진찰 받아 보세요.

의외로 많은 분들이 환자2인 치질 환자들이시더군요.

치질 2

환자 : 지난번에 약먹고 치질이 좋아졌었는데 또 그래요.
나 : 술 드셨죠?
환자 : 술 먹으면 그래요?
나 : 그럼요. 기분 좋게 마셨으면 덜 할 텐데 속상해서 술을 드셨던 모양이군요.
환자 : 예

진통제

우리나라 사람들 중엔 진통제를 먹으면 절대 안되는 줄 알고 계신 분이 많습니다.

환자 : 머리가 아파서 그런데 약 좀 주세요.
나 : 여기 있습니다.

환자 : 이게 뭐예요?

나 : 진통제예요.

환자 : (기겁을 하며) 진통제요? 나 진통제는 안 먹어요. 다른 것 주세요.

나 : (다른 약을 주며) 이걸 드세요.

환자 : 이건 뭐예요?

나 : 머리 아플 때 먹는 약이예요.

그러면 약을 받아 가지고 갑니다. 진통제나 머리 아플 때 먹는 약이나...

불법은 안돼요

아직도 이런 환자들이 있지요?

환자1 : 귀를 뚫었는데요, 마이신하고 소염제 좀 주세요.

나 : 마이신은 처방전 없으면 못 드려요.

환자1 : 그냥 살짝 줄 수 있는 거 아니예요?

나 : 마이신 때문에 분업하는 건데요?

환자1 : 그러지 말고 하나만 줘요.

나 : 안돼요. 제가 먹으려고 해도 처방전 없으면 안돼요.

이렇게 얘기해야 겨우 설득이 됩니다.

환자2 : 머리 아파서 먹을 약 한 번 먹을 것만 주세요.

나 : 한번 먹을 건 드릴 수가 없고, 한 갑씩 사셔야 돼요.

환자2 : 이렇게 가져가야 나중에는 뭔지 몰라 다 버리게 되는데...

환자3 : (급하게 들어와) 집에 약을 놓고 와서 그러는데요, 혈압약 한 번 먹을 것만 주세요.

정에 약해서 이런 사정 봐줬다가 전문의약품 불법 판매로 고발을 당한 약사님도 계신다고 하죠?

병원부터

환자 : 아까 넘어졌는데, 팔목이 아파요. 약 좀 주세요.
나 : 붓진 않았나요?
환자 : 좀 부은 것 같아요.
나 : 부었으면 병원부터 가보시는 게 나을 거예요.
환자 : 그래도 우선 아픈 거나 멎게 약 좀 주세요.
나 : 아픈 게 문제가 아니고 왜 아픈지를 알아야 하니 병원부터 가보세요. 혹시 뼈에 무슨 이상이 있을지 모르니까요. 약 먹고 괜찮아서 마구 움직이다 더 탈이 날 수도 있어요.

이렇게 해서 겨우 환자를 설득해서 병원에 보냈는데, 다음날 팔에 깁스를 하고 왔더군요.

환자 : 병원에 갔더니 뼈에 금이 갔대요.

삼키세요

환자 중에는 어른인데도 알약을 삼키지 못하는 분이 있습니다.
그 중에는 약을 갈아달라는 분이 있어 갈아봤더니 약이 하도 많아 약포지에 다 들어가지도 않았습니다.
또 어떤 분은 아예 씹어서 삼키기도 했습니다.
약을 씹어서 삼키는 것을 보는 내 눈이 저절로 찌푸려졌습니다.

'애고 써라..' 내 혀까지 쓰더라고요.

의심은 병

어느날 어떤 남자분이 오시더니 영양제를 하나 찾습니다.
그래서 하나 드렸더니 그걸 이리저리 살펴보시더니 포장을 뜯는 겁니다.
(포장을 쉽게 열수 없고 접착제로 붙여 놓은 것입니다.)
그러더니 안의 병을 보더니,

남자분 : 응 맞어.

그제야 약값을 주고 가시는 겁니다. 가시고 난 뒤에 생각하니 기분이 좋질 않았습니다.
'아니! 그래 그 안에 다른 게 들어있을까 봐 그걸 못 믿고 포장을 뜯은 뒤에나 약을 사나?'라는 생각이 들었기 때문이지요. 근데 이 글을 쓰면서 생각하니, '포장만 봐서는 다른 사람이 먹던 병 모양과 같은 건지 확인할 수 없어서 그랬나 보다.'
이런 생각이 드네요.

포크레인과 삽

환자 : ○○약 좀 주세요.
나 : 왜 드시려고요?
환자 : ⊙⊙가 아파서요.
나 : 그 약까지는 필요가 없어요. 이 정도 약만 드셔도 되요.
환자 : 그래도 그 약이 좋잖아요?
나 : 모종삽이 좋아요? 포크레인이 좋아요?
환자 : 포크레인이 좋죠.

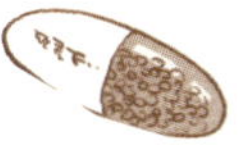

나 : 화분의 흙을 파낼 때는요?
환자 : 그때야 모종삽이 좋겠죠.
나 : 약도 마찬가지예요. 병에 따라 거기에 맞는 약이 있게 마련이지 무조건 비싼 약만이 약이 되는 건 아니에요. 약사가, 달라는 약이나 주고 마는 사람은 아니지 않아요?

이래서 내가 돈을 못 버나요?

무식하면 용감해...

어떤 약국의 종업원이 의약분업 전에 이런 적이 있답니다.

환자 : 감기약 좀 주세요. 감기가 왜 이렇게 안 나가요?
종업원 : 이걸 드세요.
환자 : 이게 뭐에요?
종업원 : 항암제예요.
환자 : 항암제요? 감기에 항암제를 왜 먹어요?
종업원 : 암도 죽이는데, 그까짓 감기 정도 못 낫게 하겠어요?

알레르기

음식을 먹고 두드러기 등 알레르기 증상을 일으키는 사람들이 있습니다.

환자 : 똑같이 복숭아를 먹었는데 왜 나만 몸에 두드러기가 나나요?
나 : 겨울에 밖에 나가서 놀면 다 감기에 걸리나요? 두드러기는 체질에 따라 나는 사람도 있고 나지 않는 사람도 있어요.

두드러기

환자 : 음식 잘못 먹은 것도 없는데 두드러기가 났어요.

나 : 음식을 잘못 먹어서만 두드러기가 나는 게 아니고 잘 먹어도 날 수 있어요. 그 음식에 몸에 맞지 않으면 날 수 있는 거지 잘 먹고 잘못 먹고의 문제가 아니예요.

빨리빨리

환자 : 약 먹고 한 번에 똑 떨어지게 해 주세요.

나 : 파리, 모기쯤이야 한 번만 때려도 죽지만, 코끼리를 한 번에 때려죽일 수 있나요? 죽을 때까지 때려야 죽지요. 약도 마찬가지로 병이 나을 때까지 먹어야 약이 되는 거죠.

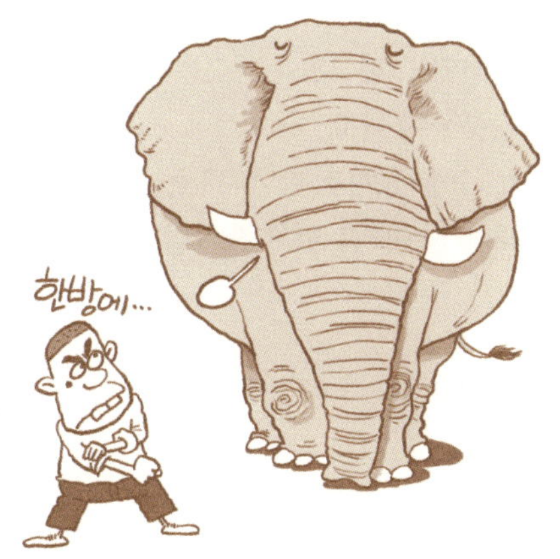

중환자

약국의료보험이 있어 전에 직접 조제할 때 저는 환자의 증세를 꼬치꼬치 물었니다. 그래야 보험약이 구성되니까..

환자 : 목감기인가 봐요.

나 : 기침은?
환자 : 기침도요.
나: 콧물은?
환자 : 콧물도 나고 코도 막히고요.
나 : 몸이 쑤시거나 춥진 않아요?
환자 : 예, 그래요.
나 : 목은?
환자 : 기침하면 목도 따가워요.
나 : 안 아픈 데는?
환자 : 예, 안 아픈 데가 없어요.

몸살

환자 : 몸살 났나 봐요.
나 : 몸이 쑤시고 그래요?
환자 : 아니 콧물이 나요.
나 : (속으로) 그게 무슨 몸살이냐? 돈 가치가 떨어지니까 병도 인플레 되는 줄 아냐? 하고 생각합니다.

알코올

환자 : 알콜 좀 주세요.
나 : 무슨 알콜이요?
환자 : 알콜도 무슨 알콜이 있나요?
나 : 그럼요. 에틸알콜이 있고 메틸알콜이 있지요.
환자 : 아무 거나 쓰면 되는 거 아네요?
나 : 무엇 하는데 쓰시려고요?
환자 : 소독하려고요.
나 : 그럼 에틸알콜을 쓰시면 돼요.
환자 : 그거 먹어도 되는 거죠?

나 : 물론 먹어도 되긴 하지만 그거 먹어서 좋을 건 없지요. 에틸알콜은 먹어도 큰 문제는 없지만, 메틸알콜은 먹으면 운이 좋아야 눈만 멀어요.

환자 : 운이 나쁘면요?

나 : 눈에 흙 들어가요.

환자 : 눈에 흙이 들어가다니요?

나 : 오지 못할 길을 간단 말이지요.

두통

환자 : 머리가 갑자기 아파요. 왜 그렇죠?

나 : (속으로) 그걸 제가 어떻게 알아요?

약

분업전엔 이런 대화도 했습니다.

환자 : ㅇㅇ가 아픈데 어떻게 해야 돼요? 병원 가야 돼요? 약만 먹어도 돼요?

나 : 병원 가면 약 안 주나요?

배려

저는 여러 사람의 약을 한꺼번에 지어 가는 사람에게는 약 포지마다 구별할 수 있는 글씨를 한 자씩 써 줍니다. 그리고서 그렇게 했다고 얘기해 주면

환자 : 약 봉투에 이름 써있잖아요.

나 : 봉투에 들어 있을 때에는 구별이 되지만 밖으로 나오면 구별

이 안되잖아요.
환자 : 아! 그렇구나.

피부병

어떤 사람이 피부 여러 군데에 병이 생겨서 왔습니다.

환자 : 여기에 바를 연고좀 주세요.
나 : 아니, 연고로 온몸을 도배하실 생각이세요?
이 정도면 약을 드셔야겠는데요.

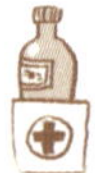

발길을 끊은 손님

손(남자는 빼겠습니다.) : 아저씨, 약좀 주세요.
나 : 무슨약요?
손 : 아저씨, 우리 애가 아파요.
나 : 어디가 아픈데요?
손 : 아저씨, 기침도 나고 콧물도 나고 열도 나요.
나 : (약을 짓는다.)
손 : 참 아저씨, 가래도 끓어요.
나 : (약을 지어 가지고 나왔더니)
손 : 아저씨, 얼마예요?
나 : ▷▷원이에요.
손 : 아저씨, 어떻게 먹여요?
나 : 6시간마다 먹이세요.
손 : 아저씨, …
나 : 그 아저씨란 말좀 안 붙이면 안돼요? 여기서 말하면 나한테 하는 얘긴지 내가 몰라요?
손 : 그럼 뭐라고 불러요?
나 : 약사라고 불러 주면 안돼요? (실은 안 불러도 말은 할 수 있잖아요?

라고 말할 생각이었는데 말이 헛 나왔어요.)

손 : 병원에 가서도 의사보고 아저씨라고 부르는데.. 친하니까 그랬지.

하며 대꾸합니다. 이어서

손 : 다른 약국 다 젖혀 두고 여기로 왔더니 다시 생각해 봐야겠네.

하며 은근히 협박합니다.

나 : (어이가 없다는 표정을 짓습니다.)

손 : 아저씨, 참! 취소. 안녕히 계세요.

나 : 예, 안녕히 가세요.

그 후로 이 손은 안 오더군요. 이렇게 해서 저희 약국에 발길을 끊은 사람이 꽤 있어요. 이래서 요즘 우리 약국이 한가한가?

아저씨

예전에 아저씨란 단어를 말끝마다 붙였다가 저한테 무안을 당했던 아주머니가 요즘은 다시 약국에 옵니다. 한동안은 안 왔거든요. 와서는 이제는 아저씨란 말을 아예 안 씁니다. 그냥 와서 약만 사가지고 가지요.

오늘 저희 약국에 오셨는데, 그 때 어떤 아기 엄마(이 아기 엄마도 역시 '아저씨' 란 접두사를 꽤나 붙이는 사람입니다.)가 왔는데 제가 괜히 조마조마하더군요. 왜냐고요?

전자의 아주머니가 계신데 이 아기 엄마가 '아저씨' 란 접두사를 붙이며 말을 하게 되면, 그 아주머니가 '왜 나한테는 뭐라고 하고 이 아기 엄마한테는 그런 얘기 않느냐?' 고 시비를 걸까봐요.

그래도 다행히 아주머니가 문열고 나가기까지는 아기 엄마가 '아저씨'를 안 붙이더라고요. 그런데 그 아주머니가 문을 열고 나가자마자 아니나 다를까

> 아기 엄마 : 앗씨(아저씨에서 '저'자 생략한 발음), 아기 바를 약좀 주세요.

로 시작해서 위의 '앗씨' 소리를 몇 번을 들었는지 모릅니다.
지난번의 어떤 약사님처럼 '앗씨 ㅇㅇ약은 없다.'고 할 용기도 없고 해서, 가만히 듣고 있었습니다. 그냥 이렇게 지내야 되는 건지. 저도 모르겠네요.

대약에서는 약사의 호칭을 바로 잡기 위한 운동 같은 것은 안 할 건가요?
간호사들은 간호원에서 간호사로 호칭을 바꾸지 않았습니까?
택시 기사, 버스 기사들도 운전사에서 운전기사로 호칭이 바뀌지 않았습니까?

언제까지 약사는 아줌마, 아저씨로 불려야 합니까?

우리말

저는 환자들에게 무슨 얘기를 할 때 일본인들이 만든 용어나 한자어는 되도록 쓰질 않습니다. 즉 캅셀, 정제를 각각 캡슐, 알약이라고 부르지요. 캡슐도 어차피 우리말은 아니지만 적당한 말이 없어 캡슐이라고 하지요. '캅셀'은 일본인들이 만든 용어라서요.

조제한다는 말 대신 약을 짓는다고 합니다. 그러면서 우측, 좌측은 꼭 오른쪽 왼쪽이라고 합니다.

예전에 저희 약국에는 염색약도 환자들이 골라 갈 수 있도록 밖에다

내놨는데요.

환자 : 염색약 ㅇㅇ좀 주세요.
나 : 저 뒤에서 골라 보세요. 왼쪽에 있어요.

이렇게 얘기하면 환자는 헤매기 시작합니다. 오히려 오른쪽으로 가서 염색약을 찾습니다.

나 : 아니, 거기 말고요. 거기는 오른쪽이고 왼쪽으로 가세요. 아니 그 위에 있어요.

환자는 계속 헤매고, 결국은 제가 가서 집어 줍니다.

환자 : 아, 여기 있었구나. 도둑질을 하려도 뭐가 어디 있는지 몰라서 못하겠네.
나 : 왼쪽, 오른쪽이 더 헷갈리나요? 좌측, 우측보다 쉽잖아요.

식염수

제가 시골에 있을 때에는 생리식염 주사액을 찾는 분들도 꽤 있었습니다. 소 등의 가축에게 놔주려는 거래요.

환자1 : 식염수좀 줘요.
나 : (콘택트렌즈를 씻을 때 쓰는 식염수를 준다.)
환자1 : 아니 이거 말고 유리병에 들어서 주사 놓는 거요.

환자2 : 식염수좀 줘요.
나 : (주사용 식염수를 준다.)
환자2 : 어! 이걸로 콘택트렌즈 세척해도 돼요?
나 : 안될 건 없지만 좀 불편하지요.

하면서 PE병에 든 걸로 바꾸어 줍니다.
몇 번을 이런 일을 당한 뒤엔 아예 첨부터 뭐 할 거냐고 묻고 주게 되었습니다. 그런데 대전에 나와서는 주사약을 찾는 사람은 거의 없더군요. 제 입이 한 가지 수고를 덜었지요.

또 시골에서는 집에서 가축에게 직접 주사를 놔주는 사람이 많았습니다. 그러다 보니 주사용수를 찾는 사람도 많았지요. 그 부피도 다양해서 5 ㎖, 20 ㎖ 등등. 간혹 자동차 배터리에 넣는다고 1,000 ㎖짜리를 찾는 사람도 있었고요.

그런데 대전에 나오니 대부분이 1,000 ㎖짜리만 찾는군요. 역시 입수고가 한 가지 덜어졌습니다.

여자 환자

여자 환자 : 아랫배가 아프네요.
나 : 냉도 나오나요?
환자 : 예,
나 : 냄새는요?
환자 : 냄새도 좀 나는데, 누구나 나는 그 정도밖에 안 나는데요. 그 정도는 누구나 있잖아요?
나 : 글쎄요, 그 정도가 어느 정돈지 경험이 없으니 모르겠네요.

이상의 모든 제 대꾸들을, 제가 금방금방 생각해 냈던 것들은 아닙니다. 여러 번 그런 경우를 당하다 보니 그렇게 대꾸하는 요령이 생겼던 거죠. 그래서 아직 실천에 옮기지 못한, 즉 미사용작도 올려 보겠습니다.

환자 : 허리 다친 지가 한 일주일 되는데 약좀 하루치 지어 주세요.
나 : 하루 먹고 나아요?

환자 : 그래도 하루치만 지어 주세요.

나 : 의사가 진단을 내릴 때 환자가 해 달라는 대로 진단 내리지는 않잖아요. 의사가 판단해서 며칠이나 치료해야 낫겠다고 생각한 만큼 진단을 내리는 거지요. 약사도 마찬가지예요. 병이 얼마나 됐으니 어느 정도의 투약기간이 걸릴 거라고는 약사가 판단하는 겁니다.

의약분업

환자가 약국에 들어옵니다.

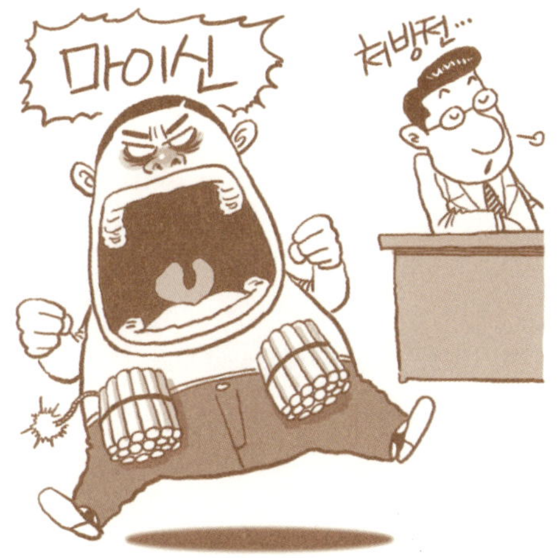

환자 : (매우 도발적으로) 목이 아픈데 마이신 좀 주쇼.

나 : 마이신은 처방전이 있어야 드릴 수 있는 약이에요.

환자 : 에이 C8, × 까구, 이 나라를 확 폭발을 시켜버려야지. 어째 이렇게 국민을 불편하게 만들어?

하면서 갔습니다. 이 사람이 있을 때, 저는 잘못 한 것도 없이 괜히 겁을 먹어야 합니다. 나두 저런 욕을 하면서 받아칠 걸 그랬나요?

옻

머리 염색을 하면 옻이 올라 고생하는 사람들이 있습니다.

환자 : 머리 염색을 한 뒤 옻이 올랐어요. 약좀 주세요.
나 : 옻이 타는 줄 아셨으면 염색을 하지 마셨어야죠.
환자 : 머리가 이렇게 흰데 어떻게 염색을 안 해요?
나 : 염색을 하면 그렇게 고생하시잖아요?
환자 : 옻 안 타는 염색약은 없어요?
나 : 있긴 한데, 쓰기가 상당히 까다로워요. 힘도 들고.
환자 : 다음부터는 힘들어도 그걸로 염색해야겠어요.

하긴 그렇게 고생할 줄 알면서 염색하는 사람이나, 고생할 줄 알면서 술 먹는 사람이나 다를 게 없단 생각이 드네요.

콧물

환자 : 감기약좀 지어 주세요.
나 : 어디가 아픈데요?
환자 : 아픈 데는 없고 열이 나요.
나 : 기침이나 콧물은 요?
환자 : 콧물은 안 나고 누런 코가 나오는데요.
나 : 누런 코는 콧물 아닌가요?

청심환

환자1 : 물약으로 된 청심환좀 주세요.
나 : 누가 먹을 건데요?
환자1 : 우리 아기가 먹으려고 하는데요.

나 : 물약은 어른들이 먹도록 된 거예요. 애들에게는 애들에게 먹이도록 된 걸 먹이셔야죠.
환자1 : 그 동안 계속 물약을 조금씩 먹였는데. 안되나요?
나 : 그래도 나쁠 것은 없지만, 음식도 애들 먹을 게 있고 어른 먹을 게 따로 있는데 약이 안 그렇겠어요?

목감기

환자2 : 침을 삼킬 때 목이 따가와요. 왜 그래요?
나 : 목감기겠죠.
환자2 : 아! 목감기예요?
나 : 그럴 가능성이 많지요.

코감기

환자3 : 오늘 아침부터 코가 막혀요. 왜그래요?
나 : 코감기에 걸리셨나 보지요.
환자3 : 코감긴가요? 아! 그런가 보다...

소화불량 1

환자 : 속이 답답하고 소화가 안돼요.
나 : 체하셨나 보네요.
환자 : 체한 것 같진 않은데요? 아프지도 않고요.
나 : 꼭 배가 아파야만 체한 건가요?
환자 : 그럼 이런 것도 체한 거예요?
나 : 그럼, 차 타고 가다가 사람이 치어 죽는 것만 교통사고인가요? 차에 살짝 스치기만 해도 교통사고지요. 꼭 배아프고 토해야만 체했다고 하는 건 아니지요.

소화불량2

환자 : 점심 먹고 나서 갑자기 어지럽고 메슥거려요. 왜 그렇죠?
나 : (손을 내밀라고 해서 합곡을 눌러 본 다음에) 아프지 않으세요?
환자 : 아프네요.
나 : 체하셨군요.
환자 : 체한 것 같진 않는데..
나 : 체하면 뱃속에서 나 체했소. 하고 얘기하나요? 막 토하고 배 아프고 해야만 체했다고
하는 것은 아니에요. 증상을 보면 짐작할 수 있죠.

이렇게 하면 환자들은 이실직고합니다.

환자 : 엊저녁에 ◎를 급하게 먹었는데 그게 잘못 됐나?
나 : (봐라 내가 맞지? 하는 표정을 지으며) 그랬는지도 모르죠.
환자 : 난 잘 안 체하는데..
나 : 체하는 사람이 정해져 있는 건 아니죠.

속쓰림

환자 : 가끔씩 속이 쓰리고 따가워요. 왜 그럴까요?
나 : 신경성이겠죠.
환자 : 나 그렇게 신경 쓰는 거 없는데요?
나 : 병이 '나 신경 써요.' 라고 얘기하네요. 신경 쓰는 사람 치고 나 신경 많이 쓴다고 얘기하는 사람은 하나도 없어요.

어린이

꼬마 : 저기요~~. 엄마가요~~~.
나 : 요~~는 빼고요~~~.
꼬마 : 머리가 아프신데. 약좀 사 오래요.

소아약

환자 : 애들한테 펜잘 먹이려면 얼마나 먹여요?

나 : 애들에게 펜잘을 먹여요?

환자 : 예, 왜요? 안돼요?

나 : 음식도 애들 먹을 거, 어른 먹을 거가 따로 있는데 약이 안 그러겠어요? 애들 먹일 진통제는 따로 있지요. 카페인이 들어 있는 드링크는 애들한테 안 먹이시죠? 진통제에는 대개 카페인이 들어 있어요.

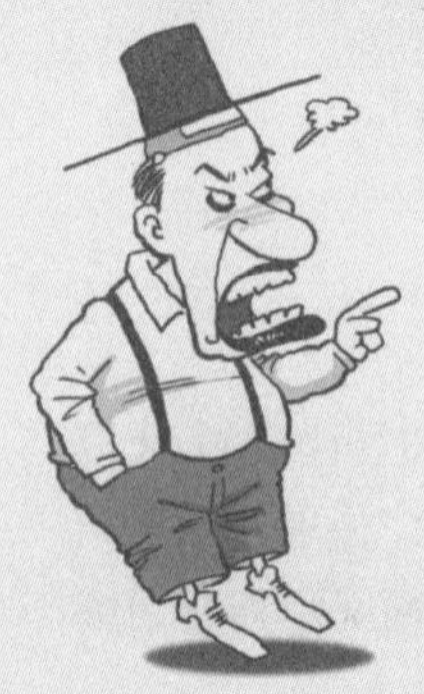

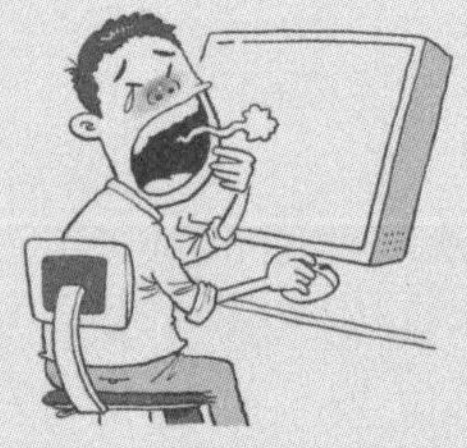

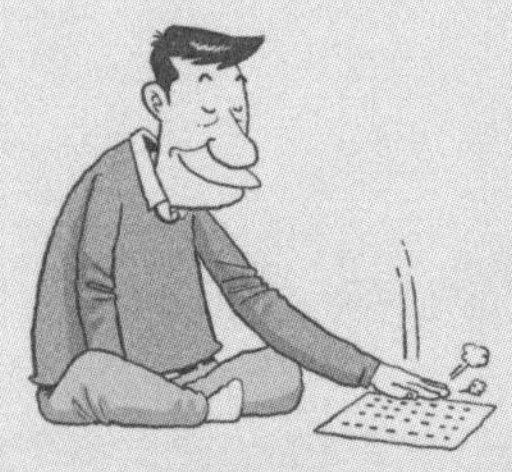

9 처방조제는 어려워

조제약에 다른 약을 같이 드리면서 같이 드시도록 하는 약이 처방되어서 그 약을 드리는 것을 깜빡 잊을 때가 간혹(아니 자주) 있습니다.

어떤 할아버지께서 그런 약을 조제해 가셨는데, 제가 그 약을 안 드린 모양입니다. 제 생각엔 드린 것 같은데, 할아버지는 무작정 못 받으셨다는 겁니다.
그날 분명히 약을 보여 드리면서 같이 드시라고 했던 것 같은데…

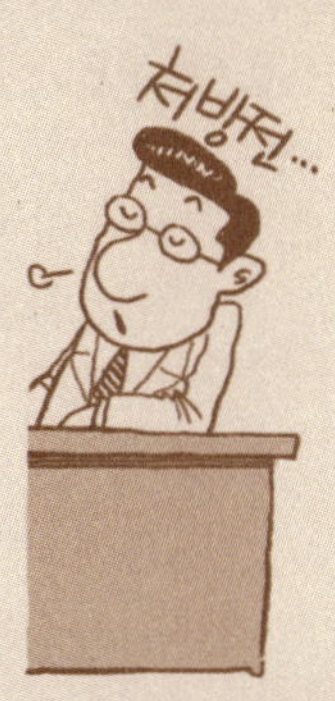

전화

약을 먹는 방법이 좀 까다로운 약이 처방 나올 때가 있습니다.
약사 입장에서는 그리 까다로운 것도 아닌데 환자들에게는 많이 까다로운가 봅니다.
저희 약국 옆의 병원에서는 저녁에 먹는 약이 따로 있는 처방이 자주 나옵니다. 신경안정제나 항히스타민제 중 하루에 한 번 먹을 약이 처방 나오는 경우입니다.
그러면 저는 그 약포지엔 별표를 해주면서 저녁에 먹으라고 말을 해 줍니다.
그리고 약봉투에도 표시를 해주지요.
그런데도 못 알아듣고는 집에 가서 또 전화를 합니다.

전화 : 별표 있는 약을 어떻게 먹으라고 했지요?
나 : 저녁에 자기 전에요, 별 뜰 때 드시면 돼요.

이해하지 못하게 복약지도를 한 저를 책망해야겠지요?
별뜰때, ★표았는 약을 드시라고 하면 이런 분이 계십니다.

환자 : 그럼 비가 와서 별이 안보이면, ★표 았는 약 안먹어도 되는 거죠!
나 : ^^ 예.

복약지도

저희 약국 옆의 병원에서는 알약과 파우치로 된 기침약 시럽을 같이 처방 내는 경우가 많습니다. 그럴 때에는 저는 꼭 이렇게 말씀드립니다.

나 : 알약과 물약이 같이 처방되어 있는데요, 이 알약은 물로 삼키시고, 이 봉지에 든 물약을 따로 짜서 드세요.

십중팔구는 환자들이 다시 묻습니다.

환자 : 예?
나 : 알약은 물로 삼키고 이 물약을 따로 짜서 드시라고요.

이렇게 거푸 설명을 드려도 또 묻습니다.

환자 : 이 물약으로 이 알약을 삼키라고요?
나 : 아뇨, 이 물약으로 이 알약 삼키기 어려우니까 알약은 꼭 물로 삼키세요.

이렇게 약국에서는 잘 알았다는 듯이 말하고는 집에 가서 또 전화로 묻는 사람도 있습니다.
내가 말을 어렵게 하나? 매번 반성합니다.

처방일수

약 처방을 받고 조제해서 환자에게 드립니다.

나 : 이 약은 아침저녁으로 하루 두 번씩 드세요.
환자 : 예. 며칠 치예요?
나 : 3일치예요.

한참 있다 전화가 옵니다.

환자 : 조금 아까 약 지어간 사람인데요. 약 3일치라고 했지요?
나 : 예.
환자 : 근데 약이 왜 이틀 치밖에 안 돼요?
나 : 하루 세 번 먹는 게 아니고 두 번 드시는 거니까요.
환자 : 아! 하루에 두 번만 먹으라고 했지.

이런 일 자주 있으시지요?

약 한 알

약 두 가지가 한달 분 처방되어 모두 90개씩 세어서 병에 넣어드렸던 환자가 있습니다.

환자 : 약이 한 가지가 한 알이 모자라요.
나 : 그래요? 죄송합니다. 다른 거 한 가지가 한 알 더 들어갔나 보네요.

이렇게 말하고는 한 알 더 드렸지요.

며칠분

약을 조제해서 주면 꼭 이렇게 묻는 사람이 있습니다.

사람 : 이거 며칠 치예요?
나 : 3일치네요.

병원에서 의사도 얘기해줬을 테고 약봉투에도 써 있는 걸 왜 묻는지, 대답할 때마다 짜증이 나기도 합니다. 역시 아직 수양이 덜 된 약사라 이러겠죠?

부작용1

환자들은 약을 먹고 몸에 뭔가 이상이 생기면 꼭 약 때문이라고 탓합니다.

환자1 : 어제 약을 먹고 일어났는데, 아침에 설사를 해요. 이 약 때문에 그런 거 아닌가요?

나 : (약을 보니 위장약입니다) 이 약 때문에 그럴 리는 없고요. 엊저녁에 드신 게 안 좋았나 보죠. 어제 밤에 뭐 드셨어요?

환자1 : 밤에 찬물을 많이 마셨더니 그래서 그런가?

부작용2

환자2 : 어제 약을 먹었는데 온몸에 두드러기가 났어요.

나 : (약을 보니 전에도 계속 먹던 약입니다.) 평소에 두드러기가 나는 적 없나요?

환자2 : 예, 복숭아나 돼지고기 먹으면 그런 거 나기도 해요.

나 : 어제 그런 거 안 드셨나요?

환자2 : 아! 맞다. 어제 삼겹살을 좀 먹었어요. 그럼 그래서 그런가?

부작용3

환자3 : 약을 먹었더니 무지 졸려요. 약이 잘못된 거 아닌가요?

나 : (약을 보니 졸릴 만한 약이 없습니다.) 졸릴 만한 약은 없는데요? 혹시 무지 피곤하신 거 아닌가요?

환자3 : 밤을 샜더니 그래서 그런가?

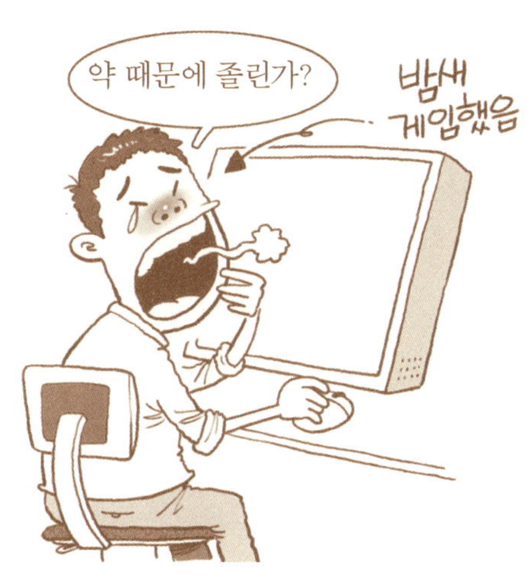

약발

감기로 약을 며칠째 지어 가시는 분이 계십니다. 처방전을 가지고 조제실로 가는데,

환자 : 왜 이리 약이 안 들어? 도대체 약사가 잘못하는 거야 의사가 잘못 하는 거야?

하시기에,

나 : (조제하면서) 같은 반에서 공부하는 애들이 누구는 100점 받고 누구는 0점 받았어요. 이러면 누가 잘못 하는거예요?
환자 : 누가 잘못하는 건지 나는 모르겠는데?

조제하고 나와서 약을 드리니,

나 : 여기 있습니다.
환자 : 또 이 약이네. 아휴 지겨워.
나 : 약을 한 번 드시더라도 즐거운 마음으로 드셔야 효과가 나죠. 그렇게 지겹다는 생각으로 드시면 약인들 좋아하겠어요?

약 먹기는 너무 어려워

이런 처방이 나왔습니다.

A 1 3 30
B 1 3 30
C 2 1 30

C는 저녁때 먹는 약입니다.
A는 PTP 포장이라 90알을 따로 주고, 약포지에 B와 C를 포장했는데,

30봉지에는 B와 함께 C를 2알씩 같이 넣어 포장했습니다.
그리고는 C가 같이 들어있는 약포지에 ☆표를 해주고 A 알약 하나와 약포지에 포장된 약을 같이 먹는데, 저녁에는 별표 있는 포지를 먹으라고 했습니다.
근데 이 환자가 한 달 뒤 다시 약을 조제하러 왔는데,

환자 : 약이 왜 남아요?

나 : 예?

환자 : 포장된 약은 개수가 맞는데, 따로 준 약(A를 말하는 겁니다)이 남아요.

나 : 약을 빼놓고 안 드셨군요.

환자 : 아침, 점심에는 따로 있는 약과 포장된 약을 같이 먹고, 저녁에는 ☆표 있는 약포지에 있는 약만 먹었지요.

나 : 아침, 점심, 저녁 약 먹을 때마다 A약을 같이 드셨어야 되는 거예요.

환자 : 그래요?

나 : 제가 그때 분명히 그렇게 말씀드렸는데요?

환자가 확실하게 알게 복약지도를 했어야 되는데, 그렇게 하지 못한 제 잘못이지요, 뭐…

한번 먹어 보고요

환자 : 소화제 한번 먹을 것 좀 주세요.

나 : 배가 어떤데요?

환자 : 배가 아프고 메슥거려요.

나 : 언제부터요?

환자 : 한 일주일 됐나 봐요.

나 : 일주일이나 된 게 한 번 먹고 나아요? 약이 과자처럼 심심풀이로 먹는 건 아니잖아요? 병을 낫게 하려고 먹는 거지. 안 그

래요?

환자 : 먹어 보고 또 먹을게요.

나 : 그 정도 됐으면 그렇게 먹어서는 표도 안 나요. 괜히 그 약 안 듣는다는 말만 듣지요. 병원에서 진찰 받고 처방을 받아 드세요.

이해가 안돼

처방전을 가져와서 약을 조제해 달라며
"금방 낫게 독하게 조제해 주세요" 과거 약국에서 직접 조제해줄 때의 버릇이 남아있는 분들이 자주 이런 말을 합니다.

또한 처방전이 무슨 귀한 보물인 양 곱게 접어서 지갑에 넣고, 또 핸드백에 넣었다가 그 역순으로 힘들게 꺼내어서 건네주는 사람…

참고로 저는 의원과 같은 건물에서 약국을 합니다.(의원도 1층, 약국도 1층입니다. 입구 사이의 거리는 3 m도 안됩니다)
어느 틈에 처방전을 그렇게 곱게곱게 깊숙한 곳에 숨겨두었는지…

불법

병원이 문도 열지 않았을 때 처방전도 없이 와서는 지난번에 받은 처방대로 약을 지어달라고 떼를 쓰며 반 협박을 하는 사람이 있습니다.

환자 : 지난번에 받은 처방대로 약 좀 지워줘요.

나 : 그렇게 처방전도 없이 약 지어주면 의사들은 굶어죽어요.

어떤 환자는,

환자 : 지금 급해서 그러니 다음에 처방 받아올 테니까 먼저 약부터 지난번처럼 지어주면 안되나요?

마음이 약해서 이런 분들에게 먼저 약부터 드리고 돈은 다음에 처방전을 가져왔을 때 받겠다고 하면 십중팔구는 처방전도 돈도 안 가져옵니다.
그래서 그 뒤로는 절대 안 된다고 합니다.

약좀 더 주세요

병원에서 받아온 처방이 미덥지 않았는지 이런 말을 하는 환자들이 간혹 있습니다.

환자 : 돈 더 줄 테니까 약 좀 더 넣으면 안돼요?
나 : 병원에 가서 처방을 바꿔오셔야 돼요.

취향

처방전을 보고 약을 조제해 가지고 나와 환자에게 약을 주면 불만을 말하는 사람이 있습니다. 특히 짜먹는 겔 제제를 같이 가지고 나오면,

환자 : 왜 이런 약을 줘요? 나 이거 싫어하는데...
나 : 제가 드리고 싶어서 드리는 거 아니고, 처방이 이렇게 나왔어요.
환자 : 그래도 나 이 약 안 먹어요.
나 : 약을 탓하실 게 아니고 약을 먹을 상황이 된 몸을 탓하셔야죠. 정 드시기 싫으면 병원에 가셔서 처방을 빼달라고 하세요.

특히 이런 일은 파스 같은 외용제가 처방으로 나왔을 때도 많지요.
뭐 약사가 주고 싶어서 줍니까? 처방이 나와서 주는 걸 왜 약사에게 뭐라고 하는지...

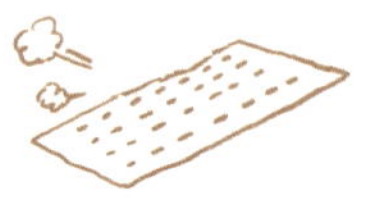

처방대로 약 조제한 약사가 무슨 죄가 있습니까?
왜 약사에게 하소연을 하는지 원.

억울함

조제약에 다른 약을 같이 드리면서 같이 드시도록 하는 약이 처방되어서 그 약을 드리는 것을 깜빡 잊을 때가 간혹(아니 자주) 있습니다.
어떤 할아버지께서 그런 약을 조제해 가셨는데, 제가 그 약을 안 드린 모양입니다.
제 생각엔 드린 것 같은데, 할아버지는 무작정 못 받으셨다는 겁니다.
그날 분명히 약을 보여 드리면서 같이 드시라고 했던 것 같은데... 어쩝니까? 할아버지가 못 받았다고 우기시니 제가 안 드린 걸로 하는 게 편하지요. 그래서 죄송하다고 말씀드리는 것으로 사태를 수습하려고 했더니 이 할아버지께서는

할아버지 : 약을 이렇게 조제하고는 죄송하다면 다야? 만일 이 약 먹고 잘못되는 날엔 어떻게 할거야?"

하시며 역정을 내시면서 마구 야단을 치시는 겁니다. 저는 점점 더 쩔쩔 매면서 죄송하다는 말만 거듭하고... ^^;;

그런데 마침, 조제환자가 몰려와서 할아버지가 더는 화를 내지 못하고 집에 가셨습니다.
그 뒤로도 이 할아버지가 몇 번 약국에 같은 처방전을 받아 약을 조제하러 오셨는데, 같은 실수를 반복하지 않으려고 무척 신경을 쓰고 있습니다.

건강보험증

저희 약국에서는 처방전을 입력할 때 처음 오신 환자라면 건강보험증 내역을 컴퓨터에 등록할 때 건강보험증을 보여달라고 부탁을 드립니다.

공단 수진자 조회에서는 사업장 명칭이 나오지 않고 또 피보험자의 주민번호가 나오질 않아 같은 가족을 하나로 묶는 기능이 없어 같은 식구들의 보험 내역이 모두 따로따로 기록될 우려가 있어 되도록 피보험자의 주민등록번호를 적으려고 건강보험증이나 의료급여증을 보여달라고 말씀드립니다. 그러면 여러 반응을 보입니다.

여직원 : 오늘 처음 오셨네요?
환자 : 예.
여직원 : 보험증 가져오셨나요?
환자 1 : 아니요? 처방전에 다 있지 않나요?
여직원 : 있기는 있는데요, 더 입력할 게 있어서요.

이때 마지못해 주는 표정이 역력합니다.

여직원 : 보험증 가져오셨나요?
환자 2 : 예. (한참 가만히 있다가) 왜요? 보여 달라구요?
나 : (속으로) 아니 그럼 보여달라고 있느냐고 물었지, 자랑시키려고 물었겠어요?

여직원 : 건강보험증 가져오셨나요?
환자 3 : 아니요? 병원에서 보여줬는데요?
나 : (속으로) 병원에서 보여줬으면 약국에도 보여주면 안되나요?

병원에서 한번 보여줬다고 퉁명스럽게 말하는 사람이 많습니다.

여직원 : 건강보험증 가져오셨나요?
환자5 : 아니요? 인터넷에 들어가면 다 알 수 있잖아요?
여직원 : 인터넷에서 찾는 것보다 필요한 게 더 있거든요.

입력을 다 하고 전화번호를 묻습니다.

여직원 : 핸드폰 번호 좀 알려주세요.
환자5 : 아까 얘기했는데요?
여직원 : 그건 병원에서 얘기하신 거구요. 약국에서도 얘기해주세요.
환자5 : 마지못해 알려주는 표정입니다. 병원에서 말했다고 약국에서 또 말하기를 매우 꺼려합니다.

그래도 그중 나은 환자

여직원 : 건강보험증 가져오셨나요?
환자 5 : (미안하다는 표정으로) 아이고! 안 가져 왔어요. 다음에 올 때 꼭 가져올게요.

이렇게 말하고 다음에 가져오는 분보다는 안 가져오는 분이 더 많긴 하지만, 그래도 저렇게 말씀해주시는 분들이 앞에 예를 든 분들보다는 더 감사(?)하지요.

의사와의 대화

어느 환자가 felodipine 성분의 혈압약을 처방 받아서 복용하다가 부작용이 났다며 약국에 왔습니다. 그래서 병원에 가보라고 했지요. 그런데 새로 받은 처방이 또 다른 회사의 felodipine 성분의 혈압약입니다. 이상해서 병원에 전화를 했더니,

의사 : 그 환자는 성분 때문이 아니고 약에 대한 거부감 때문에 부작용이 난 거예요. 약을 처음 먹을 때부터 약이 왜이리 크냐

고 불평을 했어요. 즉 신경성으로 그런 부작용이 났다고 보고 작은 약으로 처방한 거예요.

정말 그런지 그 환자는 다시 안 왔습니다. 아니면 자꾸 부작용이 나니까 아예 다른 병원으로 갔는지도 모르죠. 뭐든 신경성으로 돌려버리는 의사들이 많은 것 같습니다.

초강력 파스

어느 환자가 처방전을 가지고 왔습니다.

먹는 약과 케토프로펜 플라스터가 같이 처방되어 있습니다. 약과 파스를 조제해서 가지고 나왔더니,

환자 : 그 파스는 왜 그렇게 잘 떨어져? 좀 잘 안 떨어지는 파스 없나?
나 : 파스가 높은 데 있으니까 떨어지지요. 아예 방바닥에 내려놓으시면 안 떨어져요. ㅋㅋ
환자 : 엉? 아! 그래야 되는 거여? ㅎㅎ

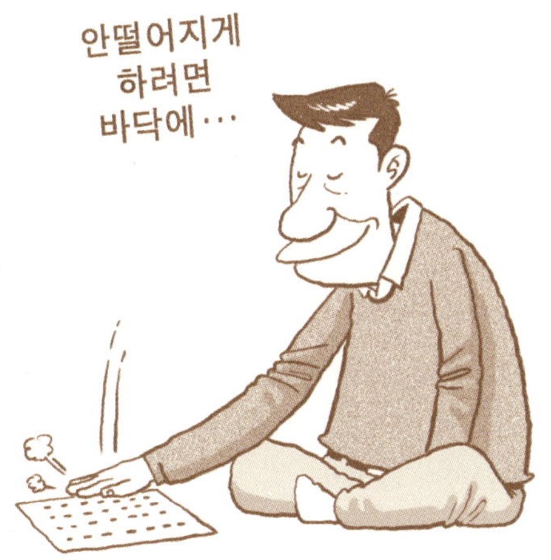

그러다가 약을 드리다가 제가 약을 놓쳐서 바닥에 떨어뜨렸습니다.

나 : 이것 봐요. 높은 데에 있으니까 떨어지잖아요? ㅋㅋ

환자 : 알았어. 이제 다른 사람들에게도 그렇게 얘기해 줘야지. 이 파스는 붙이지 말고 그냥 방바닥에 놔둬야 떨어지지 않는다고. ㅋㅋ

나 : ㅎㅎ

별난 사람

정치인이나 기업가들 중에는 검찰에서 부르면 금방 심장병이 도져서 병원에 누워버리는 사람이 많습니다. 그런 사람이 약국에도 있습니다. 병원까지는 잘 오고서, 갑자기 몸이 아프니까 간호사에게 처방전을 약국에 대신 갖다주고 약까지 지어오라고 심부름시키는 환자가 있습니다. 병원까지는 어떻게 왔는지...
어떤 환자는 몸이 아프다며 쩔뚝거리면서 약국에 들어와서는, 처방전이 잘못 나왔다니까 언제 그랬냐는 듯이 멀쩡하게 처방전을 들고 병원에 가서 처방전을 고쳐오더군요.

노인들은 언제나 약값이 싸야지

전에 정액제 본인부담금일 때의 일입니다. 어느 할아버지의 약을 조제했습니다. 딸인 것 같은 아주머니가 약값을 냅니다.

아주머니 : 얼마죠?

나 : 5,000원이네요.

아주머니 : 경로 할인 없나요? 노인들은 더 싸던데?

나 : 1,500원 나올 것만 1,200원으로 할인되고요. 3,000원이 넘으면 할인이 없어요.

나 : (속으로 생각하길) 아니! 노인들은 무조건 1,200원일 줄 아나? 왜 1,200원이 아니면 무조건 비싸다는 거야?

물약

처방전에 시럽이 처방되는 경우가 있습니다. 요즘은 팩으로 나오는 시럽도 많아 조제하기가 편하지만, 간혹 큰 병에서 덜어 드려야 하는 시럽약도 있습니다.

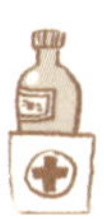

저는 그런 시럽제는 투약 병에 덜어서 환자에게 드리면서 병에 용량대로 20 ml 마다 눈금을 표시해드리면서 한 눈금씩 드시라고 말씀 드립니다. 그런데 어느 환자분이,

환자 : 왜 물약이 양이 적어요?
나 : 예?
환자분: 물약이 한 번 먹을 게 없었어요.
나 : 그건 약을 드시면서 두 눈금을 한꺼번에 드셔서 그렇지요.

20 ml 라고 해봤자 모기 눈물 만큼밖에 안되니까 투약병째로 시럽을 마시다가 한꺼번에 두 눈금을 드신 거였습니다.

계산

어느 환자가 처방전을 내서 약을 조제해 드렸습니다.

환자 : 약값이 얼마죠?
여직원 : 19,000원이에요.
환자 : 여기 있어요.

하며 10,000원짜리 두 장을 냈습니다. 여직원이 1,000원을 거슬러주었습니다.

환자 : 어! 여기 잔돈이 많이 있네.

하면서 9,000원을 냈습니다. 여직원은 10,000원짜리를 한 장 돌려드렸습니다. 그런데 환자가 가지 않고 그냥 여직원 앞에 서있었습니다.

환자 : 왜 만 원 안 돌려줘요?
여직원 : 예? 드렸는데요?
환자 : 어디? 여기 만 원짜리가 없잖아?

하며 지갑을 열어 보입니다. 여직원은 손에 들고 있는 만 원짜리 하나를 보이며,

여직원 : 이거 하나밖에 없는데요?
환자 : 환장하겠네, 내가 분명히 만원 짜리 두 개 줬죠? 그리고서 9,000원 더 줬잖아? 그러니까 만원 도로 받아야 되는데 그게 어디 있냐고?

하면서 지갑도 열어 보입니다.
자꾸 실랑이를 하기에, 제가 여직원에게 만원짜리 들고 있는 거 그냥 드리라고 했습니다. 손해 봐야 10,000원밖에 더 손해 보겠냐 생각하며 그러라고 했지요.

환자 : 아직도 분이 덜 풀렸는지 다른 환자에게 또 자초지종을 이야기합니다.

그러다가 환자가 나간 뒤 여직원이 환자가 서있던 자리로 나가더니,

여직원 : 여기 있네, 약사님! 여기 떨어져 있었어요.
다른 환자 : 자기가 흘려놓고 엉뚱한 사람에게 신경질을 냈구만.
여직원 : 이 동네 사람들 이상해요. 자기가 잘못한 것도 무조건 남에게 뒤집어씌우려고 해요. 아마 아파서 온 사람들이라 신경이 예민해져 있나 봐요.

그 환자가 아는 분이라 핸드폰 번호를 찾아, 돈이 바닥에 떨어져 있더

라고 메시지 보내줬습니다. 그랬더니 다음날 그 분이 제 아내에게 전화를 해서는 미안하고 염치없어서 어떻게 하냐고 하더랍니다.

처방전1

한분이 처방전을 가지고 약국에 들어오십니다.
그런데 처방전을 주지 않고 한참을 처방전만 뚫어지게 살펴봅니다.

환자 : (역시 처방전을 손에 잡은 채로) 이것 좀 봐주세요. 이게 무슨 약이에요?
나 : (속으로) 아니! 처방전을 나한테 줘야 무슨 약인지 알지, 당신이 들고 있는 처방전에 무슨 약이름이 적혀 있는지를 어떻게 알아요?
나 : 처방전을 이리 줘보세요.

이렇게 말을 하니 겨우 처방전을 주는 겁니다.

처방전2

이런 경우도 있었습니다. 환자가 처방전을 내며 묻습니다. 환자의 처방전엔 기침약, 콧물약, 해열제 등이 들어있었습니다.

환자4 : 무슨 약이예요?
나 : 기침약, 콧물약, 해열제 등이 들어 있네요.
환자4 : 예? 감기약 아니예요?
나 : 이게 다 감기약이지요.

이런 걸 겪은 뒤로는 복잡하게 약을 다 설명하지 않고 그저 감기약이라고만 말해줍니다.

그러면 환자들이 더 똑똑해서 다 알아듣습니다.
어떤 환자는 꼭 약 봉투에 무슨 약인지 적어달라고 합니다.

그래서 처음엔 기침약, 콧물약, 두통약, 몸살약 등등 자세하게 써주었습니다. 근데 그 환자에게는 그런 게 필요한 게 아니었습니다. 그저 '감기약'이라고만 써주면 되는 거였습니다.

약 잘못 주셨죠?

약국에 자주 오는 젊은 아가씨가 있습니다.

아가씨 : 약사님, 어제 그 약 먹고 나서 속이 많이 쓰려요. 약 잘못 주셨죠?

그 전날 조제기록을 보니 위장약 처방전이었습니다.

나 : 차에다 기름을 넣었는데, 차가 안 가. 왜 그러겠어?
아가씨 : 차가 고장났겠지요. 어머! 그럼 내가 고장났다고요?
나 : 안 그렇다고 말할 수는 없고...
아가씨 : 못 살아. 속이 안 좋아서 지금 나 죽겠어요.
나 : 응, 그럼 약이 잘못 된 거다. 어제 죽는 약이었는데 아직까지 살아있으니까.
아가씨 : 약사님!

이런 환자

아침에 어떤 덩치 좋은 남자가 인상을 잔뜩 쓰며 들어옵니다. 내 앞에 오더니

인상 : 자×가 좀 갈라졌는데 먹을 약 좀 줘.

나 : 그건 병원에 가야 되는데요?
인상 : 병원에 갈 수 없으니까 이리 왔지.
나 : 안돼요.
인상 : 안돼? 마이신 주면 되잖아?
나 : 예, 그러니까 병원에 가보라는 거예요.

이랬더니 뭐라고뭐라고 중얼거리면서 나가더군요.

나 : (속으로) 얌마! 사정사정하면서 달라고 해도 줄까말까 하다가 안 줄 텐데 그렇게 말하면 주겠냐?

약병

혈압 약이나 당뇨 약이 한 가지만 30개, 60개 처방이 나오는 경우에는 약을 세서 빈 약병에 넣어주기도 합니다.
분업 초기에는 라벨에 있는 약이름을 매직으로 지우고 병에 넣어줬는데, 하루는 전화가 왔습니다.

환자 : 약이 왜 처방전하고 달라요?
나 : (내가 또 무슨 실수를 했나 놀래서)예?
환자 : 처방전에는 A라고 써있는데, 병에는 B라고 써있네요.
나 : (그제야 무슨 말인지 알고)예, 그 병에 B라는 이름은 매직으로 지워져 있었지요?
환자 : 예
나 : 그 병은 A약병이 아니고 B약병이라 지워서 A약을 넣어드린 건데, 일부러 지운 걸 왜 애써 읽었어요?

그 뒤로는 되도록 약병의 라벨을 떼버립니다.

약값

분업이 되고 얼마 안 지났을 때의 일입니다. 약국으로 전화가 왔습니다.

전화 : (다짜고짜로) 야이 C 8 새×야 약값이 왜 이렇게 나와?
나 : 예? 성함이 어떻게 되시죠?
전화 : 나 ○○○ 이다. 약을 조제해도 매번 잘못 주기나 하고 나 너한테 불만 많아.

생각을 해보니 방금 전 그 분의 아들이 처방전을 내고 이 아저씨의 약을 조제해 갔습니다.
그 아저씨는 약국에 자주 오시는 분인데, 분업 초기에 제가 이분 약을 조제할 때 몇 번 아니 매번 실수한 적이 있었습니다.

그건 그렇고 약값이 왜 이상한가 보니, 처방전에 하루 한 번 먹던 약이 세번 먹도록 처방이 나와서 그대로 계산했으니 약값이 많이 나올 수밖에 없었지요. 그래서 병원에 전화해 보라고 하고는 전화를 끊었습니다.
그랬더니 이 분이 병원으로 갔더군요. 병원 사무장님하고 다시 약국에 왔습니다.

사무장 : 내가 처방전을 잘못 입력했어요. 미안합니다.
아저씨 : 나, 이래봬도 깡패 출신이여. 앞으로 조심해.

그래도 이 아저씨가 그렇게 욕을 했던 것에 대해서는 사과하지 않더군요. 그날 욕을 하두 먹어서 배가 많이 불렀습니다.

약값2

농담을 잘 하는 할아버지 한 분이 계십니다. 본인부담금이 1,200원인 처방을 주로 받으시는데, 그때마다 꼭 여직원에게 농담을 하십니다.

할아버지 : 얼마지?
여직원 : 1,200원이예요.
할아버지 : 아냐, (나를 가리키며)저 양반에게 물어봐.
여직원 : 1,200원 맞아요.
할아버지 : 1,000원만 받아. 깎아주는 맛이 있어야지, 어떻게 그렇게 꼬박꼬박 달라고 그래?
여직원 : 그래도 1,200원이예요.
할아버지 : 아냐.
나 : 약값은 1,000원만 주시구요, 약봉지값이 200원이예요.
할아버지 : 무슨 약봉지 값이 200원이나 해? 깎아줘야지.
나 : 그래서 할아버지께는 약봉지를 다른 분보다 더 크고 예쁜 걸로 드렸어요.

이렇게 농담을 하시다가도 결국은 1,200원 다 주고 가십니다.

임신부

항히스타민제들의 주의사항에 보면 임신부에게는 투여하지 말거나 신중히 투여하도록 되어 있습니다. 그에 대한 제 경험담입니다.

어떤 사람이 두드러기가 나서 약을 지어 주었습니다. 여러 날 지어 준 걸로 기억을 하는데 나중에 오더니 병원에 갔더니 임신인데 아기가 비정상적으로 커져 있어서 낙태 수술을 받았다고 하더군요.

그래서 전 그후로는 다른 약을 쓸 때도 그렇지만, 항히스타민제를 줄 경우엔 더욱더 환자의 임신 여부를 확인합니다.

반응

약을 조제하는데 실수로 잘못 조제해서 약이 빠지거나 했을 때 환자들은 다음과 같은 반응을 보입니다.

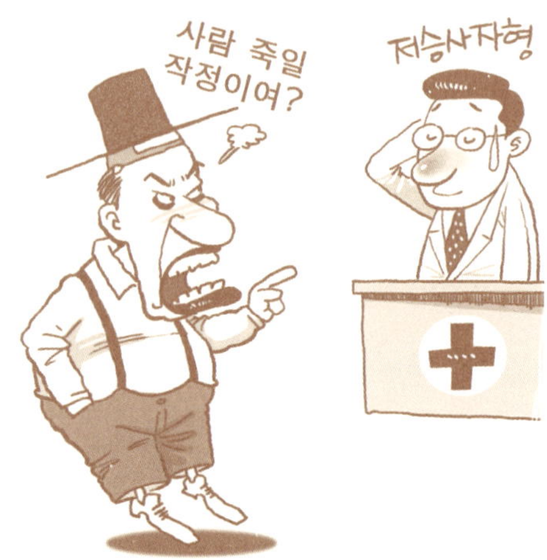

환자1 : 뭐 사람이 하는 건데 그럴 수도 있죠. ← 관대형

환자2 : 이런 실수 잘 안 하시는데 웬일이시래요? ← 정상참작형

환자3 : 약 빼 먹지 말고 잘 넣어줘요. 왜 그렇게 약을 자꾸 빼먹어 그래? ← 한번 실수했던 걸 갖고 끝까지 트집 잡는 되새김형

환자4 : 도대체 어떻게 하려고 이런 실수를 해요?
사람 죽이고 싶어? 당신 약사 맞아? ← 남의 실수를 전혀 용서하지 못하는 저승사자형

실수

예전에 약국의료보험 시절에는 약이 4가지까지만 보험 적용이 되었습니다. 그러다보니 소화제, 위장약 등을 포함시키지 않고 중요 약만 가지고 조제하는 경우가 많았지요.

그때의 습관 때문인지, 저는 지금도 소화제나 위장약을 빼먹고 조제할 때가 많습니다.
환자들에게서 항의전화가 옵니다.

환자 : 왜 처방전에 있는 약 개수하고 약봉지 안에 있는 약 개수하고 달라요?
나 : (하도 자주 겪는 일인지라 이젠 만성이 됐습니다) 아이고, 죄송합니다.

빠진 그 약이 중요한 약이건 중요한 약이 아니건 환자들에게는 무척이나 기분 나쁜 일일 것입니다. 이런 일이 하도 잦다보니 조제 환자가 돌아간 직후 전화가 오면 겁부터 납니다. 이런 일도 있었습니다.

환자 : 왜 처방전에 있는 약 개수하고 약봉지 안에 있는 약 개수하고 달라요?
나 : 예?(이거 내가 또 실수했나?)

처방전을 확인해보니 저녁 약에 항히스타민제가 하나 더 들어간 처방입니다.

나 : ('휴 다행이다' 한숨을 쉬고) 그건요, 아침, 점심 약보다 저녁 약에 약이 하나 더 들어가서 그래요. 아침, 점심 약에는 저녁에 들어갈 약이 하나 빠져서 약의 개수가 달라요.

하도 실수가 잦다 보니 요즘은 실수하지 않는 것이 실수처럼 느껴지기도 합니다. 처방전의 약 개수하고 약포지에 있는 약 개수가 다르다고 전화가 왔습니다.

전화 : 왜 처방전에 있는 약 개수하고 약포지에 있는 약 개수하고 달라요?
나 : (또 무슨 실수를 했는지 긴장해서) 예? 맞을 텐데요? (조제기록을 보며) 저녁 약은 4알, 아침, 점심엔 3알 맞게 들어갔을 텐데요?
전화 : 처방전엔 약이 6가지인데 어떻게 된 거예요?
나 : (이제야 안심하고) 아! 두 가지 중 하나는 시럽이고 또 하나는 파

스예요.

전화 : 아하! 그렇구나. 미안해요.

이렇게 미안하다고 인사라도 하는 분은 그래도 감사합니다. 대부분은 그냥 뚝 전화를 끊어버리지요.

실수2

약을 조제하다가 실수로 약을 빼먹는 경우가 있습니다. 그런데 제 경우는 꼭 같은 사람에게만 그런 실수를 합니다. 그런 환자는 꼭 한마디 합니다.

환자 : 약 빼지 말고 잘 넣어요.
나 : (자신 있게) 예.

그런데 조제해 주고 나면 전화가 옵니다.

환자 : 약이 처방전 개수하고 달라요.
나 : (속으로 이크 또 빼먹었구나) 죄송해요. 다시 가져오세요. 다시 조제해 드릴게요.

실수는 꼭 했던 환자에게만 합니다.
그런데 어떤 경우는 환자가 약을 제대로 먹지 않아서 그런 경우도 있더라고요. 예를 들어 하루 두 번 먹을 약을 세 번씩 먹고 약이 모자란다고 하는 사람도 있고요.

실수3

전에 어느 약(소화제)을 빼먹고 조제해서 혼난 적이 있던 어느 할머니가 또 약을 조제하러 오셨습니다. 약을 드렸더니, 약을 뜯어보시더군요. 빼먹은 전과가 있으니까...

할머니 : 약이 세 알이면 맞아요? 하나가 없는 것 같은데?
나 : 그래요? 제대로 조제했을 텐데요?
할머니 : (약을 뜯어 보이시며) 이봐요. 지난번과 달라.

보니까 또 소화제가 빠져있습니다.
왜 이리 실수한 분께만 거듭 실수를 하는지... 이분은 아마 제가 언제나 실수만 하는 줄 아실 겁니다.

분업 초기에 어느 환자에게 깜빡하고 약을 하나 빼고 조제해 드린 적이 있었습니다. 그래서 그 환자분이 다음날 와서 점잖게 말씀하시기에 아무 말 없이 그 약을 더 드렸습니다. 그때는 환자도 그럴 수 있다는 식으로 얌전히 넘어갔습니다.
그랬는데, 그 다음에도 똑같이 그 약을 또 빼고 드렸습니다. 또 전화가 왔습니다.

환자 : 약이 또 빠졌어요. (화가 단단히 난 말투로) 돈으로 주세요.

그러니 어쩝니까? 제가 죄인이지요.
약을 다시 조제해서(빼먹지 않고) 그 약 봉투에 돈까지 넣어서 드린 적이 있었습니다.

실수4

환자들이 약이 모자란다고 할 때에는 모두 다 내가 잘못한 건 줄 알았습니다.
또 항상 같은 사람에게만 실수를 한다고 생각했습니다. 물론 분명 제가 실수한 것도 많이 있었습니다. 그런데 꼭 그런 것만은 아니었습니다.
분명히 약에 표시를 해주고 이건 저녁에 먹고 나머지는 아침, 점심에 먹으라고 했는데도, 나중에 와서는 저녁 약이 모자란다는 겁니다. 그때 약을 드리면서 개수까지 세서 확인을 해드렸는데도 모자란다고 엉뚱한 소리를 하시는 겁니다.

제가 실수해서 약을 빼먹는 경우도 있었지만, 환자가 약을 미리 먹어 버리고는 모자란다고 하는 경우가 많았을 거란 생각을 하게 됩니다. 똑같은 환자에게만 실수를 반복하는 게 아니라 그 환자가 약을 제대로 챙겨먹지 않았던 거지요.

실수5

약사인 저만 실수하는 게 아닙니다. 어느 환자의 약을 조제해 드렸습니다. 환자가 약국에서 약을 먹으려다 말고,

환자 : 약이 왜 줄었지요?
나 : 예?
환자 : 약 개수가 줄었네요.
나 : 네 알인데요?
환자 : 여기 약이 세 개밖에 없는데요?
나 : 약은 네 알 조제했는데요? 다른 봉지 보세요.
환자 : 다른 봉지는 네 알 들었네요.
나 : 그냥 버리신 거 아니예요?
환자 : (약포지 버린 것을 보더니) 아! 여기 있네요.

제가 또 약을 빼먹고 조제했나 해서 뜨끔했습니다.

오해

예전에 처방이 나오던 파스류 중 낱개씩 포장된 것이 있었습니다. 그러더니 얼마 있다가 한 포장에 파스를 두 개씩 포장해서 내보내더군요. 그런 포장이 나와서 처방에 따라 파스를 드렸습니다. 그랬는데 전화가 옵니다.

전화 : ○○○ 환자인데요, 아까 제 약에 파스 처방 있었죠?
나 : 예. 10장 처방 나왔지요.
전화 : 그런데 왜 파스가 5개밖에 안 돼요?
나 : 아! 그건요. 전엔 한 포장에 하나씩 들어있었는데, 얼마 전부터 한 포장에 두 장씩 포장되어 있어서 그래요.
전화 : 아! 그래요?

이상하다고 생각되면 무조건 약사 잘못으로 치부해버리는 환자들의 태도 이거 문제 아닙니까? 파스 포장에 보면 분명 '2매입'이라고 쓰여 있는데도 그건 거들떠보지도 않고 약사에게 따지기부터 하려고 전화한 거지요.

이게 웬 떡?

조치원에 있을 때 이런 일이 있었습니다.
월말에 메이커 결재를 하기 위해 제 아내가 조치원의 농협에서 돈을 찾아왔습니다. 그런데 돈 만원 짜리 100만원 묶음에 10만원 짜리 수표가 두 장 들어있는 겁니다. 즉 만 원짜리 98장과 수표 두 장, 이렇게 118만원이 들어있었던 거지요.

아내가 농협에 전화를 했습니다.

아내 : 100만원 뭉치에 수표가 두 장 들어있어요. 혹시 거기에서 착오가 있지 않나 해서요.
농협 직원 : 기다려 보세요. (한참 있더니) 우리도 이상 없는데요? 아마 그 돈은 사모님이 착하시니까 선물로 드렸나 봐요.
아내 : 저희 전화번호 알려드릴 테니까 이상 있으면 전화하세요.

벌써 20년이 훨씬 지났는데도 아직 연락이 없습니다.

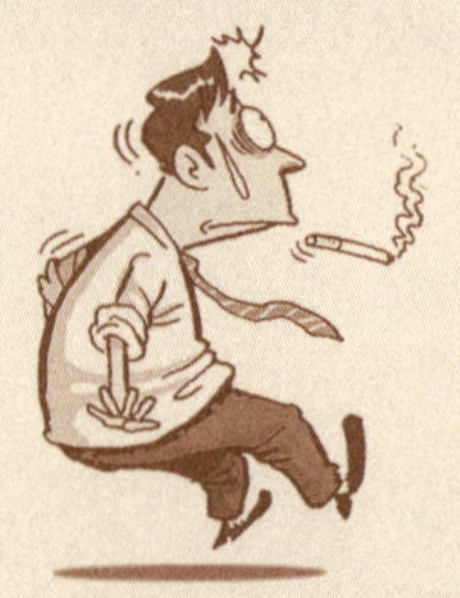

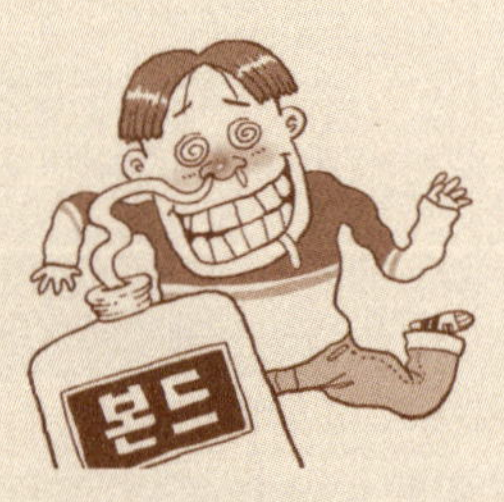
본드

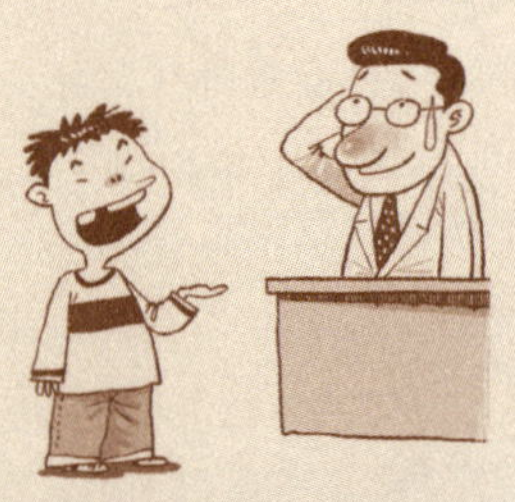

실전 복약 지도 10

약사법에는 약사가 환자에게 약을 판매하거나 조제해줬을 때에는 복약지도를 해야 한다고 되어있습니다. 복약지도는 약사의 의무이자 권리이기도 합니다.

그러나 실제로 복약지도를 하려고 해도 잘 안될 때가 있습니다. 손뼉도 마주쳐야 소리가 나는 법인데, 약사가 복약지도를 하려고 해도 그런 노력이 무시 받는 경우가 있습니다.
한마디로 힘이 빠지는 경우지요.

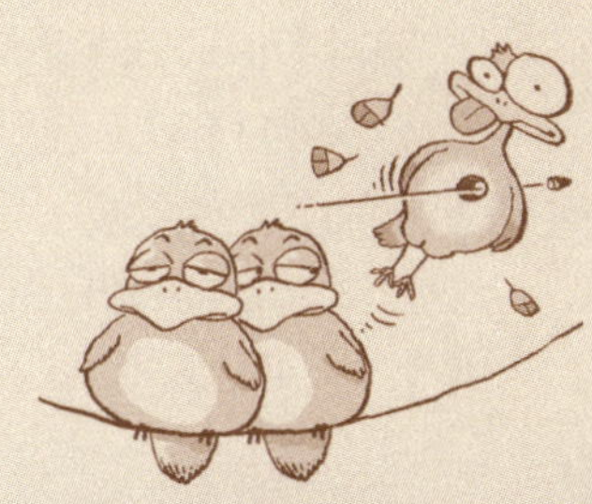

복약지도

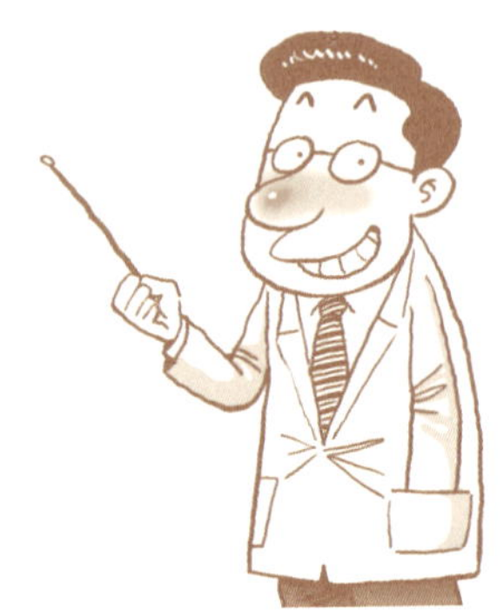

나 : 이 약은 요...
환자 : 약 값 얼마예요?

나 : 이 약은 요...
환자 : 다 알아요. 이리 주세요.

나 : 이 약은 요...
환자 : 시간 없어요 약이나 주세요.

나 : 이 약은 요...
환자 : (핸드폰으로) 여보세요. 어 난데.. 어쩌구저쩌구.

다른 약을 더 조제해야 할 때 이런 환자에게 복약지도 하려면 정말 짜증납니다. 왜 꼭 약을 가지고 나오면 전화를 거는지...

나 : 이 약은 요, 혈압약인데요. 아침저녁으로 하루 두 번씩 드시도록 처방되어 있네요.
환자 : 어? 원장님은 하루 한 번씩 먹으라고 하던데요?

이래 가지고야 어떻게 복약지도를 제대로 하며, 또 환자가 약사의 복약지도를 믿게 하겠습니까?

처방보고 증상 알아맞히기

나 : 감기약을 처방 받으셨네요. 콧물이 나나 봐요?
환자 : 아뇨? 콧물은 안 나오고 코가 막혔는데요? 처방전에 콧물이 나온다고 써있나요?

상병기호도 없는 처방전을 보며 환자의 증상을 맞춰야 할 때, 약사가 점쟁이도 아니고 원...

부작용

나 : 이 약은요, 이런 부작용이 있어요.
환자 : 뭐라구요! 부작용이 있어요? 나 이런 약 안 먹어요.

미국에서는 약사가 복약지도하면서 부작용에 대해 설명하지 않았는데 환자가 부작용을 호소하면 약사의 책임이랍니다. 그런데 우리나라에서는 부작용에 대해 설명을 하면 난리 납니다. 어떤 경우에는 의사에게 가서 난리를 피우기도 한다는 이야기를 들은 적이 있습니다.

간장약

환자가 콜레스테롤 저하제와 실리마린제 간장약 처방을 가지고 왔습니다. 병원에서는 간에 기름이 꼈다고 하더랍니다.

환자 : 난 술도 안 마시는데 왜 간에 기름이 꼈다고 하지?
나 : 술 때문에만 지방간이 생기는 건 아니예요. 담배 피지 않아도 폐암에 걸릴 수 있고요, 차 안 타고 다녀도 교통사고 날 수 있잖아요. 그런 거나 마찬가지지요.

항우울제

항우울제 중 어떤 약이 식욕 억제제로 응용(?)되고 있습니다. 그 약을 처방 받아 먹는 어느 환자의 이야기입니다.

환자 : 이 약을 처음 먹을 때는 물도 마시기 싫을 정도로 밥맛이 뚝 떨어지면서 살이 빠지더라고요. 야! 이렇게 하면 살 금방 빠지겠다는 생각이 들어 기분이 좋았는데, 1달 지나니까 밥맛이 도로 나더라고요.

나 : 몸이 약에 적응을 하는 거지요.
환자 : 그런가 봐요. 이제 내성이 생겼나 봐요.
나 : 이렇게 밥맛이 떨어지다간 지가 죽겠으니깐 몸도 나름대로 살 궁리를 하는 거예요.

"그게 살 빠지는 약이 아니고 실은 우울증 치료제인데, 그 부작용이 식욕부진이라서 밥맛이 떨어진 거예요."란 말은 용기가 없어서 못하고 있습니다. 약사로서의 직무유기이지요?

혈압약

병원에서 처방이 나왔는데, 감기약 3일분과 함께 혈압약 처방도 같이 있는데, 혈압약도 3일분으로 되어있습니다.

나 : 혈압약도 처방 받으셨나요?
환자 : 예.
나 : 몇 일 치나요?
환자 : 모르겠네요. 거기 몇 일치로 되어 있어요?
나 : 3일치로 되어 있어요. 전엔 몇 일 치씩 처방 받으셨죠?
환자 : 그전엔 계속 한 달 치씩 처방 받았는데요?
나 : 그렇죠? 아마 배고프니까 병원에서 30에서 빵을 하나 빼드셨나 봐요.

신경안정제

위장약에는 대부분 신경안정제가 들어가지요?
이런 위장약을 조제해 가시는 분들 중 그 신경안정제만 따로 달라고 하는 분이 계십니다.
이럴 때에는 따로 드리면서도 좀 찜찜합니다.

설사

여름에 어떤 꼬마가 처방전을 가지고 엄마랑 같이 왔습니다. 보니 꼬마 처방전인데, 설사를 멎게 하는 처방입니다. 약을 주면서,

나 : 이 약 먹으면서 설사 멎을 때까지 찬 거 먹으면 안돼.
꼬마 : 예? 그럼 아이스크림 못 먹어요?
나 : 응, 왜 꼭 먹고 싶어?
꼬마 : 예.
나 : 응, 그러면 따뜻하게 데워서 먹어.
꼬마 : 예. 그런데 아이스크림을 어떻게 데워서 먹어요?
나 : 응, 엄마는 아셔.

하고 대답을 했더니, 엄마를 보고,

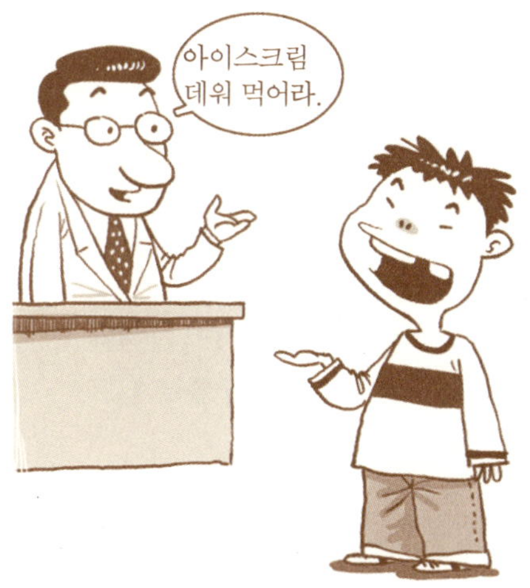

꼬마 : 엄마, 아이스크림을 어떻게 데워서 먹어?
엄마 : (웃으면서) 응, 먹지 말란 말이야.

꼬마가 대단히 실망하는 표정으로 나가더군요.

항암제 복약지도

환자 : 항암제가 어떤 약이에요?

나 : 암세포를 죽이거나 자라지 못하게 하는 약이지요.

환자 : 그게 그렇게 독해요?

나 : 독하지요.

환자 : 어떻게 암세포만 죽이게 되지요?

나 : 참새 시리즈에 이런 게 있죠? 참새가 한 줄로 전깃줄에 앉아 있었는데 맨 앞에서 포수가 총을 쐈는데 맨 뒤에 있던 참새가 죽었다는 얘기요.

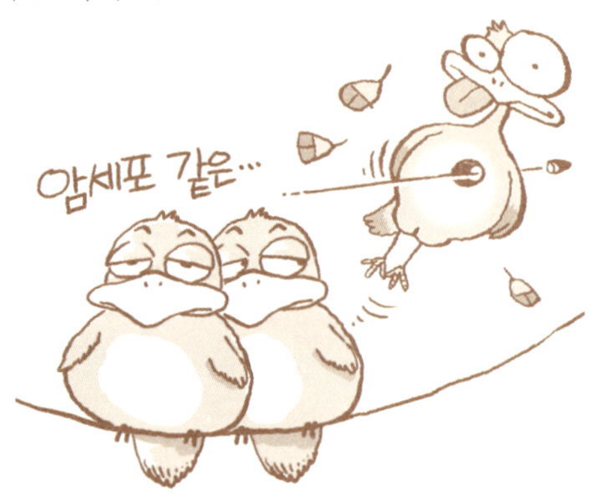

환자 : 어떻게 그럴 수가 있지요?

나 : 맨 뒤에 있던 참새가 어떤 참새가 죽나 보려고 촐싹대며 고개를 내밀었다가 그렇게 됐대요.

환자 : (웃으며) 아하!

나 : 그것처럼 항암제도 몸에 들어오면, 가장 촐싹대서 빨리빨리 자라는 세포를 공격해서 그 세포의 성장을 막아요. 암세포가 가장 촐싹대는 세포니까 우선 공격대상이 돼요. 그런데 암세포 외에 정상 세포인 머리카락도 다른 세포에 비해 상당히 빨리 자라니까 머리카락까지도 빠지게 되지요.

환자 : 아! 그래서 항암 치료를 받으면 머리카락이 빠지는 거군요.

나 : 그렇지요.

환자 : 그리고 위벽의 세포도 자라는 속도가 빠른데, 그 위벽세포

도 상하기 때문에 항암치료를 받는 환자는 구토를 매우 심하게 해요. 이런 구토는 어지간한 약으로는 안돼요.

입술 포진에

약사는 환자에게 약을 드릴 때 복약지도를 해야 합니다. 앞에서, 복약지도를 할 수 없게 하는 환자들의 예를 죽~ 든 적이 있었는데, 이런 일도 있었습니다.

환자 : 피곤해서 그런지 입술에 뭐가 났어요. 약 좀 주세요.

보니 물집 같은 것이 있고 또 감기 뒤끝에 그렇다기에 포진으로 보고 아스클로버 크림을 하나 주면서,

나 : 이걸 바르시는데요. 이건 보통 연고들처럼 바르는 게 아니고 좀 자주 4시간 마다 바르셔야 돼요.
환자 : 예? 그렇게 자주 발라요? 한번에 낫는 건 없어요?
나 : 이 병에 쓰는 약은 원래 그렇게 자주 바르게 되어있어요.
환자 : 에이 저기 약국에서는 한 번 발라서 다 낫는 약 주던데, 그리 가야겠네.

저런 포진에 한 번 발라서 낫는 약이 있나요?

처방전

부부께서 처방을 받아오셨습니다. 아주머니가 처방전을 한참 보더니,

아주머니 : 이 처방전 좀 봐주세요.
나 : 예, 왜요?

아주머니 : 약이 둘 다 똑같죠?

나 : 예.

아주머니 : 나랑 우리 아저씨랑 아픈 데가 다른데 왜 약이 똑같죠?

나 : …

약 과민반응

대전에 온지 얼마 되지 않았을 때인데 어떤 아가씨가 얼굴이 붉게 되고 붓고 가렵다며 왔습니다.

환자 : (약을 보이며)이 약을 먹고 나서 얼굴이 이렇게 되고 몸이 가려워요.

나 : (약을 보니 종근당의 헤로세친처럼 생긴 약이 있어 캡슐을 열어 맛을 보니 매우 썼습니다. 그래서 그 약이 클로람페니콜이라고 짐작했습니다. CM은 매우 쓰잖아요?)
아가씨가 이 약에 대해서 특이체질인가 보네요. 다른 사람들은 대부분 그 약을 먹어도 괜찮은데 아가씨만 이런 거예요. 그 약사님께서 더 잘 듣게 하려고 이 약을 쓰셨던 모양인데, 이런 건 어쩔 수가 없어요.

환자 : 예~~~

나 : (메모지에 'CM'이라고 써 주고) 앞으로 약국이나 병원에 가면 이 약에 특이체질이라고 먼저 얘기해요. 아가씨 이름은 잊어도 이 약이름은 잊으면 안돼요. 오늘은 우선 내가 지어 주는 약 먹고 다음부터는 조심해요.

환자 : 예.

그래서 그 때는 약 먹고 나았는데 그 후로도 몇 번 'CM'이 조제된 약을 먹고 과민 반응이 생겨 몇 번 더 약을 먹은 적이 있습니다. 그런데 그럴 때마다 약국에서 'CM' 얘기를 안 했다는군요. 그렇게 과민 반응이 생겨야만 'CM' 생각이 나더랍니다.

특이체질

또 어떤 환자에게는 amoxicilline이 들어간 처방으로 약을 지어 줬는데 몸에 뭐가 나고 가렵다며 전화가 왔습니다.

그래서 O-ring test를 해보도록 그 방법을 가르쳐 주었습니다.
그랬더니 amoxicilline을 쥐고 손가락을 벌리니 손가락이 쉽게 벌어진다고 하더라고요. 그래서 역시 앞으로는 약국이나 병원에서 페니실린 특이체질이라고 얘기를 먼저 하라고 일러주었습니다. 그랬는데 그 후에 한 번 다른 데서 그 얘기를 미처 않고 약을 먹고 과민반응이 나타났다고 오기도 했습니다.
어떤 약사님은 이런 일이 생기면

약사님 : 약국에서 약을 먹어서 이 정도로 끝났지 병원에서 그랬으면 더 큰일 났을 거예요.

치질

저는 치질을 설명할 때 이렇게 합니다.

환자1 : 항문이 가려운데 회충약좀 주세요.
나 : 밤에 그래요, 낮에 그래요?
환자1 : 밤이나 낮이나 안 가려요.
나 : 그러면 구충제를 먹을 병이 아니에요.
환자1 : 그럼 뭔데요?
나 : 치질이에요.
환자1 : 어? 뭐가 튀어나오지도 않고 피도 안 나는데요?
나 : 꼭 피가 나고 뭐가 튀어 나왔어야 치질인가요? 증세만 보면 알 수 있지. 요충이 있으면 밤에만 가려워요. 요충은 밤에만 항문 근처로 나와서 알을 까기 때문에 그때에만 가려워요.
환자1 : 난 치질 앓은 적도 없는데요?

나 : 누구는 처음부터 치질을 갖고 태어나나요? 살다 보면 생길 수 있는 거지요.

환자2 : 항문에 뭐가 튀어나왔는데 많이 아파요. 치질인가요?

나 : 그럴 가능성이 많겠는데요.

환자2 : 왜 치질이 생기죠?

나 : 그 이유를 딱 집어 말하기는 어렵죠. 갑자기 화를 내서 생기기도 하고, 피곤해서 생기기도 하고, 신경을 많이 써서 생기기도 하고, 오래 앉아서 일을 하다가 생기기도 하지요. 또 변비가 오래 되어 생기기도 하고, 산모가 아기를 낳다 생기기도 하지요.

환자2 : 수술해야 되나요?

나 : 글쎄요 좀 튀어나온 정도로는 수술할 필요는 없어요. 그게 살이 자란 거라면 수술해도 되겠지만 살이 자란 게 아니고 핏줄이 삐져 나온 거예요. 그래서 수술을 해도 또 나올 수 있어요.

환자2 : 핏줄이 삐져 나온다고요?

나 : 예. 원래 우리 몸의 정맥에는 판막이란 게 있어서 피가 거꾸로 흐르지 못하도록 되어 있는데 항문 정맥에는 판막이 없어서, 변비가 있거나 출산을 하거나 해서 항문에 힘을 갑자기 주거나 하면 피가 거꾸로 흘러서 핏줄이 삐져나올 수 있어요. 쉽게 설명하자면 호스로 물을 뿌리려고 주둥이를 꽉 조일 때, 호스가 튼튼하면 문제없지만 낡은 호스는 중간의 약한 쪽으로 삐져나오기도 하잖아요. 마찬가지로 치질도 약한 항문정맥 쪽이 삐져나오는 거예요. 그걸 수술로 잘라 내봐야 또 삐져나올 수 있지요.

환자2 : 그럼 어떻게 해야 되죠?

나 : 피곤하지 말고 신경을 덜 써야 되고 변비도 없어야 되고 핏줄이 튼튼해져야 돼요.

환자2 : 핏줄이 튼튼해지려면 어떻게 해야 되요?

나 : 피가 잘 돌지 못해서 삐져나왔으니까 피가 잘 돌도록 해줘야

되고, 핏줄이 튼튼해지도록 비타민 C씨와 토코페롤 같은 것을 많이 먹어 주면 좋아요. 그리고 저녁마다 따뜻한 소금물에 좌욕을 해 줘요. 아예 타고 앉아 있어도 되고요.

환자2 : 평소엔 뭘 조심해야 되죠?

나 : 변비가 되지 않도록 음식을 조심해야 돼요. 일정하게 식사를 해야 되고 과일 같은 섬유질 식품을 많이 먹어야 변비가 예방이 되지요. 설사도 좋을 건 없는데, 설사가 나면 바로 치료해서 자꾸 항문에 힘을 주는 일이 생기지 않도록 해야 돼요. 그리고 치질이 있을 때는 배변 후 뒷처리를 물로 하는 게 더 좋아요. 자극이 적어지니까.

변비

환자 : 변비약좀 주세요.

나 : 변비약만 자꾸 먹지 말고 변비를 고치도록 해봐요.

환자 : 어떻게 해야 되는데요?

나 : 음식을 많이 먹어야 돼요.

환자 : 그러잖아도 속이 답답한데 많이 먹으라고요?

나 : 집안에 쓰레기도 많이 모여져야 버리지요?

환자 : 그렇죠.

나 : 마찬가지예요. 대변도 음식의 쓰레기인데 음식을 조금씩 먹으면 대변도 조금씩밖에 안 만들어져서 장 속에서 조금씩 딱딱하게 다져지면서 쌓이게 돼요. 그러다 보면 며칠에 한 번씩, 힘들게 대변을 보게 되지요.

환자 : 아하!

나 : 그렇지만 음식을 많이 먹으면 찌꺼기도 많이 생기니까 그때그때 버릴 생각을 하게 되지요. 참! 그리고 대변이 마려우면서 안 나와요? 마렵지도 않고 안 나와요?

환자 : 마렵지도 않고 안 나와요.

나 : 마렵지도 않고 안 나오는 것은 변비라고 하지 않아요. 습관이

그렇게 될 수도 있어요. 2, 3일에 한 번씩 누어도 안 눈 날 몸이 불편하지 않으면 변비가 아니어요. 습관이 그렇게 된 것이니까. 오히려 하루에 한 번씩 누어도 뒤가 개운치 않은 게 비정상이에요. 변비는 습관으로 고쳐야 돼요.

환자 : 어떤 습관이요?

나 : 아침마다 대변이 마려우면 바로 화장실에 가요. 꾸물대다가는 누고 싶은 마음이 없어지니까. 그리고 식사를 거르지 말고, 식사시간과 먹는 양을 일정하게 해야 돼요. 과일, 채소 야쿠르트 같은 것을 많이 먹는 것도 좋고요. 야쿠르트는 떠먹는 것이 마시는 것보다 유산균이 많아서 더 좋아요. 그리고 화장실에 가서도 급하게 나오지 말고 여유 있게 있어요. 그리고 아랫배를 꾹꾹 눌러 주면 좋고요. 그래도 안되면 장을 튼튼하게 할 만한 약을 먹어 주는 것이 좋아요. 너무 변비약에만 의지하지 말아요.

담배는 백해무익

담배에 대한 이야기입니다. 여약사님들의 바깥 분들께서는 담배를 피우지 않으시나요? 남자 약사님들은요? 저는 담배의 나쁜 점을 다음과 같이 설명합니다.

"담배가 폐에만 나쁜 줄 알지만 그보다 더 크게 나쁜 영향을 끼치는 곳이 있어요."

라며 다음과 같이 말합니다.

"남자는 정력이 떨어져요."

이 말을 하면 대부분의 남자는 긴장을 합니다.

이어서 설명하기를

"왜냐 하면 남자의 음경은, 음경해면체에 있는 모세혈관에 피가 가득 차면서 발기가 되는 건데 담배를 피면 피가 끈적끈적해져서 모세혈관에 피가 잘 들어가질 못해서 발기가 잘 안되고 발기가 되어도 힘이 없어요."

라고 말해 줍니다. 그리고 이어서

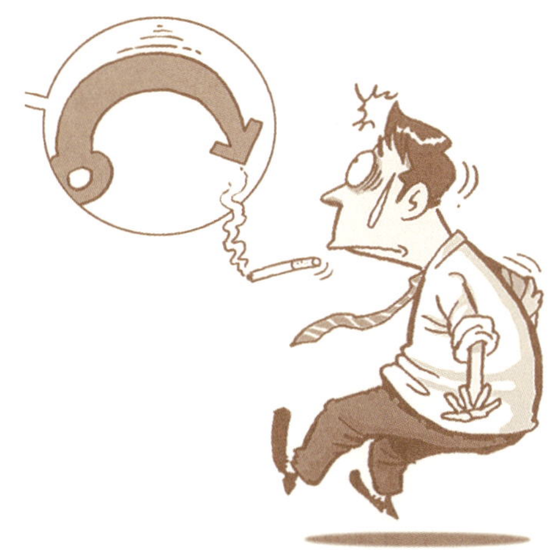

"그보다 더 큰 문제는 심장마비가 쉽게 온다는 거예요. 즉 모세혈관에 피가 잘 들어가질 못하니까 심장을 둘러싸고 있는 모세혈관에도 피가 공급되질 못해 심장이 멎게 돼요."
"즉 발전소에서 전기는 만들지만 그 발전소에 전기 공급이 안되면 발전소가 움직일 수 없게 되는 것과 같아요."
하면서 "심장마비로 죽은 40대 남자들도 담배가 원인인 경우가 많아요."

라고 설명합니다. 그리고

"여자의 경우, 특히 임산부가 담배를 피면 태아가 자궁 안에서 놀다가도 움직임이 멎어 버린다는 연구 결과도 있어요."

라고 말해 줍니다.
이런 얘길 해 줘도 영 못 끊는 것이 담배더라고요.
어떤 사람은 담배를 끊어 보려고 은단을 씹었더니 담배 맛이 더 좋아져서 담배를 더 피우게 되었다는 말도 하고요.
또 어떤 사람은 담배를 끊으니 살이 한없이 쪄서 할 수 없이 다시 피운다는 말도 하고요.

한참 1년 이상 끊었는데 스트레스를 받고서 다시 피우게 되었다는 사람들이 많더군요. 스트레스 때문에 담배를 피운다는 사람들에게 저는 다음 얘기를 해 줍니다.

> "스트레스 때문에 담배를 피운다는 것도 핑계에요. 사람이 스트레스를 받으면 그 스트레스와 담배를 피우고 싶은 스트레스가 생겨, 두 스트레스가 합쳐져서 스트레스의 强度가 세 지는데 담배를 피우면 그 중의 담배 피우고 싶은 스트레스만 가라앉아요. 그러므로 담배를 피우면 스트레스가 가라앉는다는 것은 잘못된 생각이에요."

라고요. 여러 약사님들은 어떻게 설명해 주시나요? 특히 살이 쪄서 못 끊는다는 사람에겐 어떻게 말해 주시는지요?

흡연

환자 : 가래도 끓고 기침이 많이 나는데 왜 그럴까요?

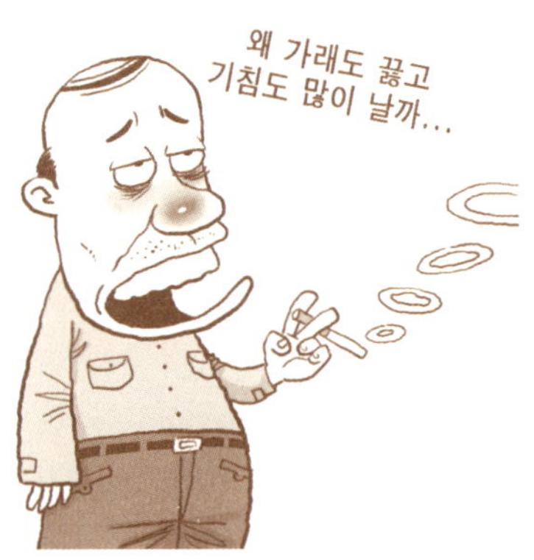

나 : 담배 피우시나요?

환자 : 예.

나 : 그럼 담배부터 끊으셔야죠.

환자 : 담배끊고 무슨 재미로 살아요?

나 : 건강하게 사는 게 중요하지 건강하지도 못하고 재미만 있으면 뭐해요? 그러려면 가래 끓는다고 말을 마시던지.

파스

파스에도 종류가 무척 많지요? 환자들도 참 다양한 파스를 찾습니다. 저는 이렇게 복약지도를 합니다.

환자 : 날이 추워서 그런데 뜨거운 파스 좀 주세요.

나 : 언제부터 아프신 건데요?

환자 : 조금 아까 옆구리를 부딪쳤어요.

나 : 날이 춥다고 뜨거운 파스, 덥다고 찬 파스를 붙이는 게 아니예요.

환자 : 그럼요?

나 : 갑자기 아플 때에는 찬 파스를 붙이는 거고, 노인들 신경통처럼 오래 된 병에는 뜨거운 파스를 붙이는 거예요.

환자 : 그래요? 그럼 나는 추워도 찬 걸 붙여야 되는 거네요?

나 : 그렇지요. 뜨거운 파스를 붙여야 할 때 찬 파스를 붙이는 건 큰 문제가 없지만, 찬 파스를 붙여야 할 때 뜨거운 파스를 붙이면 문제가 생길 수 있어요. 찬 파스를 2~3일 붙였는데도 효과가 없다면 뜨거운 파스를 붙일 수도 있겠는데요, 그렇다면 병원부터 가보세요.

멘톨 냄새가 많이 나고, 붙이면 따뜻하거나 찬 느낌이 나는 파스 말고 소염진통제가 함유된 플라스터나 패치류를 붙인 분들은 이런 말씀을 많이 하십니다.

환자 : 아니! 파스를 붙였는데 어째 아무 느낌이 없어요? 냄새도 없고 이거 파스 맞아요?

나 : 붙인 느낌이 있어야만 파스인 건 아니예요. 제가 드렸던 파스는 그런 느낌이 없이 효과가 나는 거예요.

저는 파스를 복약지도할 때 이렇게 합니다.
냄새 나고 뜨겁거나 시원한 느낌이 나는 파스는 근육이 뭉쳐서 아플 때 효과가 좋고, 냄새 없고 별 느낌도 없는 파스는 관절처럼 근육이 많지 않은 곳에 효과가 좋다고 말합니다. 또 아무렇게나 붙이지 말고 관절이 구부러지는 방향으로 길게 붙이라고 이야기해줍니다.

위장약

만일 주방의 모든 수도꼭지가 열려 주방에서 물이 흐른다면 어떻게 하겠냐고 묻습니다.

1) 걸레로 물을 계속 닦아 내는 방법도 있겠고

2) 수도꼭지 중 하나를 잠그는 방법도 있겠고

3) 아예 수도 계량기로 들어오는 수도꼭지를 잠그는 방법도 있을 거다. 라고 서두를 꺼낸 뒤,

1) 은 간단한 겔 타입의 제산제만 먹는 방법과 같다고 비유하고
2) 는 항히스타민제(시메티딘 등)를 먹는 방법과 같다고 비유하며
3) 은 오메프라졸 제제를 먹는 방법과 비슷하다고 비유합니다.

젖 떼는 약

전문약을 약국에서 판매할 수 있을 때의 이야기입니다.
아기를 낳은 뒤 아예 우유를 먹이려고 젖 떼는 약을 사러 오는 요즘의

아기 엄마들이 많습니다.

산모 : 젖 떼는 약좀 주세요.

나 : 아기가 몇 살인데요?

산모 : 일주일 됐는데요.

나 : 백일까지 만이라도 엄마 젖으로 키워요.

산모 : 젖이 잘 안 나오고 젖꼭지가 갈라져서 아파서 못 먹이겠어요.

나 : 그래도 아기나 엄마를 생각한다면 엄마 젖을 먹여야 돼요. 엄마 젖 특히 초유를 먹어야 아기가 잔병치레를 안 해요. 또 변비도 없고, 아기가 물살도 찌지 않고 또 어떤 연구 결과에서는 모유 먹고 자란 아이가 우유 먹고 자란 아이보다 IQ가 평균 10 정도 더 높대요. 또 커서도 당뇨병에 걸릴 확률이 더 낮고요. 또 엄마 젖엔 타우린이란 성분이 들어 있는데 요즘 이 성분의 효능이 여러 각도에서 연구되고 있는데 특히 심장을 튼튼하게 해 줘요.

그런데 엄마 젖을 먹이는 게 아기에게만 좋은 건 아녜요. 산모가 아기에게 젖을 먹이면 엄마 자궁의 회복이 빨라지고 또 몸에 끼었던 지방도 빨리 분해되어 몸매도 빨리 회복돼요. 아기 엄마의 엄마는 그런 고생 안 하면서 아기 엄마 키우셨겠어요? 돼지 족발이나 전복 같은 것을 먹으면 젖이 잘 나올 수 있어요. 되도록 아기나 엄마를 생각해서 엄마 젖을 먹이세요.

이렇게까지 말해 주면 젖을 먹이겠다고 말하며 돌아가는데 결국은 젖 떼는 약을 사러 오는 엄마들이 많더라고요. 힘들여 빨지 않아도 우유가 술술 나오는 우유 병에 재미 들린 아기가 힘들게 빨아야 나오는 엄마 젖을 먹기가 힘든가 봐요.

자식을 위해서라면 못하는 게 없다는 우리나라의 아기 엄마들이 왜 그리 젖을 먹이는 일엔 신경을 안 쓰는지 모르겠습니다. 여건이 뒷받침해 주지 못하는 현실도 있긴 하지만요.

지방간

환자 : 병원에서 진찰을 받았더니 지방간이래요. 지방간은 왜 생기죠?

나 : 대개는 술을 많이 먹어 간에서 지방을 미처 처리하지 못해서 생기죠.

환자 : 나는 술도 전혀 안 먹는데 왜 지방간이 생겼죠?

나 : 차 운전을 하거나 무단 횡단을 해야만 교통사고 나나요? 인도로 잘 걸어가다가도 차에 부딪칠 수 있고 또 집안에 앉아 있다가도 대형 트럭 같은 것이 쳐들어 와서 사고가 나는 경우도 있잖아요. 신경을 많이 쓰거나 피로해도 지방간은 생길 수 있어요.

마취

에테르나 클로로포름같은 흡입마취제를 맡으면 마취가 되는 이유.

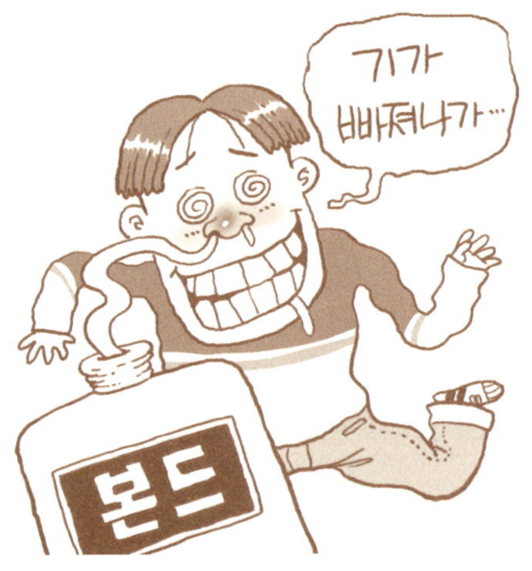

흡입 마취제는 휘산성이 좋기 때문에, 몸에 들어가면 우리 몸의 모든 구멍을 열어 그 구멍으로 약이 휘발하면서, 몸안의 氣도 같이 빠져나가(泄氣) 몸의 기가 소진되어 늘어지게 됩니다.

이 상태가 심한 것이 마취상태입니다.
요즘의 본드 류에 의한 환각 등도 이 현상으로 설명할 수 있을 것입니다. 그런데 한의원에서 침을 오래 맞은 사람도 비슷한 경험을 합니다.
기운이 빠져 축 늘어지고 아이들은 설사를 하는 경우도 있고요.
침을 맞은 구멍으로 몸의 기가 빠져나가기 때문이지요.
그래서 한의원에서 침을 맞겠다는 노인 분들에겐 이렇게 말씀을 드립니다.

> "침 한두 번 맞아 봐서 효과 없으면 침을 더 이상은 맞지 말고 끊으세요. 아니 효과가 있어도 계속 맞지는 마세요. 계속 맞으시다 보면 기운이 빠져 다른 이상이 생길 수도 있어요."

이렇게 말씀드리면 이미 기운이 빠져 있는 분도 많더라고요.

물과 함께

'약 먹을 때 물 많이 마셔라!'

사람들은, 자신들이 먹는 약에 대해서 관심을 갖는 것에 약값과 약 먹는 시간 말고 또 하나가 있습니다.

'이 약을 먹으면 속이 나빠지지 않을까?'

전에 이미영 약사님이 쓰신 책 '약이 되는 약이야기'에 보니, 약을 먹을 때에는 물을 많이 마셔야 약성분이 잘게 녹아서 핏줄을 뚫고 핏속으로 녹아 들어가 조직으로 가서 효과를 내기에 좋다는 내용이 있더군요. 그래서 저도 그 뒤로는 환자들에게 약 먹을 때에는 물을 많이 마셔야 한다고 얘기를 해주고 있습니다. 그래야 위장장애도 많이 가라앉을 수 있다는 말도 해주지요. 위장장애를 가라앉히려면 식후에 바로 먹어야 된다고들 알지만, 그렇게 해도 위장장애가 100 % 없어지는 것은 아니므로 그것이 원칙이 될 수는 없다고 봅니다.

오히려 물을 많이 마시는 것이 더 현실적이지 않을까 합니다. 이런 이유로 물을 많이 마시라고 하면,

환자 : 물을 많이 마시면 약이 묽어지잖아요? 그러면 효과가 더 떨어지는 거 아닌가요?

나 : 물을 많이 마실 때 약이 묽어지는 곳은 위이므로 위에서 작용하는 약(헬리코박터 치료약 등) 말고는 물을 많이 마셔서 나쁜 것은 없어요.

많은 사람들이 약의 부작용 중 가장 무서워하는 것이 위장장애입니다. 많은 학자들이 연구하고 또 약의 설명서에 있는 많은 부작용 (간수치 상승, 재생 불량성 빈혈, 레이노우드 증후군 등)에 대해서는 전혀 관심 없습니다.

대머리 환자

머리가 빠지는 것 때문에 프로스카를 프로페시아와 비슷한 용량이 되게 잘라서 달라는 사람들이 있습니다. 프로스카는 5 mg이고 프로페시아는 1 mg이니까 5 등분해야 되지만, 그냥 4등분해서 먹겠다고 잘라달라고 부탁합니다.

이런 사람들에게는 이 약에 대해 사실을 말해줍니다.
남성호르몬이 있으면 수염도 나고, 가슴에 털도 나며, 팔다리와 또 어디에도 털이 나고 여드름도 나고 하는데, 이 남성호르몬은 머리카락에 대해서는 반대작용을 하기 때문에 남자는 머리가 빠지는 거라고 얘기해줍니다.
그리고 또 남성호르몬 때문에 전립선이 커지기도 한다고 얘기해줍니다. 그래서 프로스카는 남성호르몬을 억제해서 전립선이 커지는 것을 막아주며 그 부수적으로 머리가 빠지는 것도 막아주는 거라고 말해주지요.

이 프로스카를 먹으면 남성호르몬이 억제되니까 정력에도 문제가 생길 수 있다는 얘기를 해주면 많은 사람들은 먹기를 포기합니다.
옆 병원의 원장님도 이 약을 먹는데, 다음과 같은 know-how를 알려주더군요.
처음 3달은 매일 1/4조각을 먹고, 그 이후로는 3 ~ 4일마다 1/4조각씩 먹어 혈중농도가 유지되게 한답니다.
3달을 매일 먹는 이유는 어차피 머리카락의 수명이 3달이니까 이미 나와있는 것이 다 빠질 기간동안은 매일 먹는다는 뜻이랍니다.
그렇게 해서 남성호르몬이 다 없어져야 머리카락이 힘이 생긴다는 이론을 얘기해주네요.
근데 처음에는 며칠에 한 번씩 1/4조각씩 먹더니, 이젠 매일 먹는 걸 보니 저 know-how도 소용없나 봅니다.
많은 사람들이 프로페시아 대신 프로스카를 잘라서 먹으니까 MSD에서는 프로스카를 잘라먹으면 약효가 떨어진다고 디테일을 하고 있습니다.

청심원

전화 : 연세가 90되신 어머니신데 숨을 몰아쉬시는데 청심환을 드시게 해도 될까요?

나 : 글쎄 별 도움이 안될 것 같은데요. 그런 상태라면 빨리 병원에 모셔 가셔야지요.

환자 : 병원에 모시고 갈 상황이 못돼요.

나 : 그래도 병원엘 모셔야지요.

환자 : 집에서 임종을 하려고 그래요.

나 : 그런 상황에서 청심원을 드시게 하면 뭐해요?

환자 : 그 약국에 청심환 없나요?

나 : 청심원이야 있지만, 지금 할머니 상황에서는 청심원으로 어떤 도움도 드릴 수 없을 것 같아요. 괜히 고생만 하시게 되지요.

환자 : 예. 알겠습니다.

돌아가실 분에게 드릴 약을 사 가지고 가서 약을 드시게 하고는 그 분이 돌아가시게 되면 약사에게 덤터기를 씌우는 사람이 있다는 말을 어느 약사님께 들은 적이 있습니다.

이번 경우에도 만일 그 전화하신 분이 누가 드실 약이란 것을 말했기 망정이지, 그냥 사갔다면 어떤 상황이 벌어졌을지 알 수 없지요.

복통

환자들은 간혹 뭐가 더 급한 지도 모르고, 우선 급한 증상이나 가라앉힐 생각만 합니다.

환자 : 우리 애가 아랫배가 많이 아프다는데 왜 그럴까요?
나 : (왜 아픈지 제가 어떻게 알아요? 단순히 체했겠다고 생각하며)글쎄요. 아랫배가 아프면서 메슥거린다는 얘긴 않던가요?
환자 : 메슥거리는 것 같던데요. 아랫배를 움켜쥐고 몸을 구부리며 아프대요.
나 : (단순히 체한 것 같진 않아서)병원에 한 번 데려가 보시죠.
환자 : 지금 걔가 친구들하고 어딜 가야 되는데... 우선 아픈 거 가라앉힐 약이나 좀 주세요.
나 : 지금 어딜 가는 게 문제예요? 혹시 맹장염인지도 모르니까 병원부터 데려 가 보세요.
환자 : 그래도 안 갈려고 할 텐데...
나 : 지금 아픈 것 가라앉는 게 문제가 아니에요. 정말 맹장염이라면 아픈 거나 가라앉히고 놔두면 터질 수도 있으니까 병원부터 데려가 보세요.

제 경험에는 맹장염 즉 급성 충수염인 경우, 오른쪽 아랫배가 아프면서 구역질도 나고 심하면 구토도 납니다. 다리를 펴지도 못할 정도로 아랫배가 땅기기도 하지요. 남자의 경우는 비교적 단순한 경우가 많지만 여자의 경우는 다른 병일 수도 있어 쉽게 알 수는 없답니다.

GOT, GPT

저는 GOT, GPT를 다음과 같이 설명해 줍니다.

환자 : 병원에서 피검사를 했더니 GPT가 높다고 하던데 그게 뭐예요?

나 : 예를 들어 방에 쌀이 많이 쏟아져 있으면 어떤 생각이 맨 먼저 들겠어요?

환자 : 글쎄요.

나 : 쌀은 쌀독에 들어 있어야 정상인데, 그 쌀이 방바닥에 잔뜩하면 쌀독이 터졌다고 생각하지 않겠어요?

환자 : 아! 그렇겠네요.

나 : GOT, GPT 중 특히 GPT는 간에만 있는 효소인데, 그 효소가 간에 있지 않고 피 속에서 많이 발견되었다면 어떤 생각을 하겠어요?

환자 : 간이 터졌다고 생각하게 되겠네요.

나 : 맞아요. 간세포가 터졌다는 뜻이 되지요. 즉 간에 염증이 있다고 생각하게 돼요. 가장 흔한 것이 바이러스성 간염이예요. 그래서 정상인들은 그 수치가 50이 채 안 되는데 간염 환자들은 수천까지 올라가기도 해요.

환자 : 아하! 그런 뜻이었구나. 그럼 그 수치만 정상이면 간엔 이상이 없다고 봐도 되나요?

나 : 어떤 경우에는 GOT, GPT는 정상인데 간암인 경우도 있어요.

환자 : 그건 왜 그렇죠?

나 : 그 효소들이 나오다 나오다 더 나올 게 없으니까 그 수치는 정상으로 나오는 거예요. 그러므로 그 수치만 믿을 수도 없지요.

습진

남자 : 습진약 좀 주세요.

나 : 어디에 습진이 생겼는데요?

남자 : 사타구니에요.

나 : 그 주위가 거무스레하게 번지나요?

남자 : 예.

나 : 그건 습진이 아닌 경우가 많아요.

남자 : 그럼 뭐예요?

나 : 다들 쉽게 그냥 습진이라고 하시는데, 실은 무좀처럼 곰팡이 때문에 생기는 병이에요.

남자 : 무좀이라고요? 거기에도 무좀이 생겨요?

나 : 그럼요, 정확한 의미로는 무좀이 아니지만 원인균이 무좀을 일으키는 균과 비슷한 곰팡이 종류가 거기에 살고 있어서 생기는 병이에요. 따라서 무좀약처럼 곰팡이를 치료하는 약을 써야 치료가 돼요. 거기뿐 아니고 심지어 여자의 질, 손톱, 발톱에도 그런 곰팡이 종류가 생기는데요. 머리나 몸에도 생기고요.

남자 : 아, 그렇구나. 어쩐지 약을 아무리 발라도 안 듣더라고요.

나 : 무슨 약을 발랐는데요?

남자 : 집에 가려움증에 바르는 약이 있어서 발랐지요.

나 : 그게 다 남자라서 생기는 병이에요. 남자는 고환의 온도가 낮아야 정자가 잘 만들어지기 때문에 사타구니에서 땀이 많이 나요. 땀의 기화열로 음낭과 고환의 열을 내리는 거예요. 그러다 보니 거기에 곰팡이가 잘 살게 돼요.

남자 : 예방하려면 어떻게 해야 돼요?

나 : 잘 씻어야 되지요. 참 팬티는 어떤 거 입으세요?

남자 : 삼각팬티 입어요.

나 : 그거 말고 반바지처럼 생긴 트렁크 팬티를 입으세요. 그래야 땀 같은 물기가 잘 마르니까요.

남자 : 약좀 주세요.

나 : 이걸 바르시는데 몇 번 발라서 나아졌다고 끊지 말고 꾸준히

발라야 돼요.

질염

전에 약국에서 전문약을 취급했을 때엔 이런 환자도 약국에 왔습니다. 어느 여자 분이 와서 자꾸 머뭇거리며,

여자 : 혹시 여자 분은 안 계세요?

나 : 예, 없는데요.

여자 : 말하기가 곤란한데..

나 : 말씀해 보세요.

여자 : 아래에서 냉이 흘러서 그러는데요.

나 : 냄새는요?

여자 : 냄새도 좀 나고요.

나 : 색깔도 있나요?

여자 : 누렇고 푸른색이 나요.

나 : 냉의 모양이 물 같아요, 아니면 우유 엉긴 것 같아요?

여자 : 물같이 퍼져 버려요.

나 : 그러면 질에 트리코모나스란 균이 있어서 생긴 질염 같은데요.

여자 : 예, 전에도 그래서 병원에 갔더니 무슨 균이 있다고 하더라고요. 그땐 나았는데 왜 또 생겨요?

나 : 아저씨도 같이 치료하셨어요?

여자 : 아니요.

나 : 남자는 별다른 증상이 없으니까 치료를 하지 않게 되는데 그래도 남자에게도 그 균이 있어요. 그래서 아주머니 혼자 치료를 받으면 나중에 같이 주무실 때 그 균이 또 옮아 와서 병이 또 생기게 돼요. 그걸 핑퐁 효과라고 해요. 그래서 아저씨도 약을 같이 드셔야 돼요.

여자 : 아저씨가 약을 안 먹으려고 할 텐데요.

나 : 그래도 드시게 해야 돼요. 약을 드리는 것까지가 제가 할 일

이고 아저씨가 약을 드시게 하는 것은 아주머니의 책임이에요. 뭐 영양제라고 속이고 드시게 하든지 아니면 콘돔을 쓰시게 한다든지 아니면 아주머니께서 콘돔을 쓰시던지요. 아저씨가 같이 오셨으면 약을 드시게 하기가 쉬울 텐데...

여자 : 예방하려면 어떻게 해야 돼요?

나 : 꽉 끼는 거들이나 청바지 같은 것을 너무 오래 입지 마시고요. 뒷물을 할 때도 질소독약으로 너무 자주 하시면 좋지 않아요. 평소에 맹물 정도로 하는 건 괜찮은데 소독약을 타서 하면 몸에 필요한 균까지 다 죽어 면역이 떨어질 염려가 있거든요.

여자 : 맹물로 하면 개운하질 않던데.

나 : 병이 있으면 소독약으로 뒷물해도 되는데 병도 없는데 소독약으로 뒷물하면 좋지 않단 말이지요.

여자의 냉이 위와 같은 것 말고, 또 희고 냄새도 별로 안 나고 월경 전후로 무척 가려운 경우도 있지요? 그 경우엔 칸디다질염일 거라고 얘기해 주고 위와 같이 두 분이 같이 치료하시라는 말을 해 줍니다.
이 외에 또 어떤 질염이 있을까요? 제가 흔히 접하게 되는 것은 위의 두 가지뿐이던데..

고혈압

고혈압 약을 먹는 한 환자입니다.

환자 : 혈압약 이렇게 먹어도 돼요? 그거 먹으면 큰일 난다고 하던데요?

나 : 누가요?

환자 : 다른 사람들이요.

나 : 그럼 그 사람들은 큰일 나라고 하세요. 혈압약을 안 먹어서

큰일 나는 거예요. 혈압약을 먹는 건 안경 쓰는 거랑 같아요. 어차피 완치되지는 않지만 사는 동안 험한 꼴 당하지 않으려고 먹는 거예요.

이 환자의 혈압약에는 신경안정제(diazepam)도 들어있습니다. 또 그걸 무서워합니다.

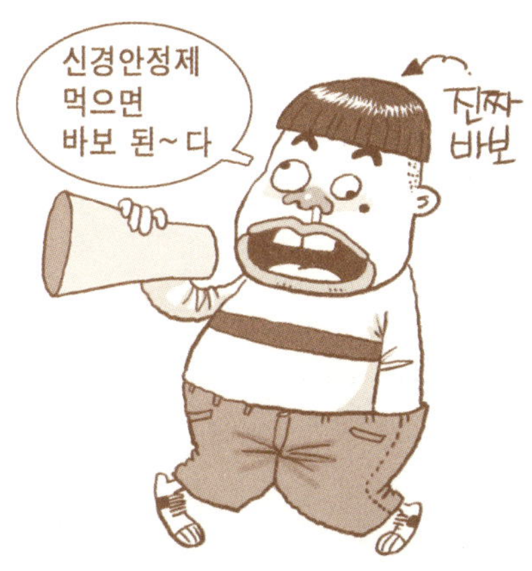

환자 : 신경 안정제 이렇게 먹어도 돼요? 신경안정제 먹으면 바보 된다고 하던데?

나 : 누가요?

환자 : 다른 사람들이요.

환자 : 그런 그 사람들더러 바보 되라고 하세요.

나 : 아주머니는 그래서 더 신경안정제 드셔야 돼요. 왜 의사나 약사 말은 못 믿고 다른 사람 말만 믿어요? 그렇게 쓸데없는 걱정만 자꾸 하니까 혈압이 자꾸 올라가는 거예요.

환자 : 혈압약 자꾸 먹으면 당뇨병이 생긴다고 하던데요?

나 : 혈압약을 먹어서 당뇨병이 생기는 게 아니고
당뇨병이 더 일찍 생길 건데 혈압약을 먹어서 그걸 늦춰주는 거예요. 밥도 많이 먹으면 죽어요.

환자 : 밥 많이 먹으면 죽어요?

나 : 그럼요, 밥 한 100년 더 먹어봐요. 안 죽나. 그렇게 쓸데없는 걱정 많이 하니까 없는 병도 생기지요.

이 환자가 올 때마다 이런 대화를 수도 없이 합니다. 전엔 어느 할아버지가 이랬는데, 이 할머니와 바톤 터치했습니다.

포경수술

남자들이 받는 수술 중에 포경수술(包莖手術)이란 것이 있습니다. 결혼하신 여약사님들은 이해를 잘 하실 텐데 그렇지 않으신 분들은 뭔지 잘 모르실 지도 모르겠네요. 다 아신다고요? 예, 남자 음경의 包皮를 잘라 내는 수술입니다.

유태인들은, 태어난 뒤 1주일이 지나면 누구나 이 수술(?)을 합니다. 그들은 이 일을 하나의 의식(儀式)으로 정해 두었습니다. 남자로 태어나면 누구나 이것을 해야 되는 것이 그들의 율법입니다. 그래서인지는 몰라도 유태인 남자들의 음경암 발생 비율이 세계에서 가장 낮다고 합니다. 어떤 의학박사가 하는 말로는 생후 1주일이 되었을 때 아기의 혈액응고능력이 가장 좋다고 합니다. 요즘 산부인과에서는 신생아에게 마취 없이 이 수술을 하는데 요즘 나온 연구결과에는 그 통증에 대한 감각과 공포심을 아이가 계속 가지고 있기 때문에 신생아도 마취를 하고 수술해야 한다고 합니다. 어느 정도 자란 뒤에 이 수술을 받으면 새벽에 많이 고생합니다. 별 얘길 다 하네요. 약사라면 이 정도는 알아야지요.
이것에 대한 얘기입니다.

1. 어떤 총각이 오더니

총각 : 형이 수술을 받았는데 약좀 주세요.

나 : 무슨 수술?

총각 : 할례를 받았거든요.(위에서 말한 유태인들의 의식을 기독교에서는 할례라 부릅니다.)

나 : 왜 이리 늦게 했어, 어릴 때 해야 덜 고생하는데..

총각 : 예, 형이 새벽엔 아파서 죽겠대요.

2. 어떤 택시를 탔더니 그 기사님이

기사 : 고등학생 조카를 데리고 있는데, 조카가 포경 수술을 해 달라고 하는데 해 주어야 되나요? 친구들끼리 그런 얘기를 하는가 봐요.

나 : 어차피 남자라면 하는 게 좋으니까 해 주세요. 이스라엘 사람들은 태어나면 다 해 주는데, 음경암의 비율이 세계에서 제일 낮아요. 늦게하면 더 고생해요. 지금도 빠른 것은 아니에요.

3. 어떤 학생은

학생 : 수술을 받았는데 약좀 주세요.

나 : 무슨 수술?

학생 : 고래를 잡았거든요.(고래잡이를 捕鯨이라고 하지요. 발음이 같아 같이 씁니다.)

나 : 좋은 거 했네. 그래야 어른이 되는 거지.

4. 어떤 어른은

환자 : 그 수술을 하고서 약을 먹었는데도 왜이리 낫질 않아요?

나 : 좀더 일찍 하셨어야지, 왜 이제 하셨어요? 늦게 하면 새벽마다 힘들어요. 아물었다가도 새벽이면 또 떨어지고 떨어지고 하니까..

환자 : 내 나이가 몇인데 아직까지 그렇겠어요?

나 : 노인도 새벽마다 그런 현상이 있어요. 남자는 누구나 그게 자연스런 생리현상이예요.

환자 : 그래요?

나 : 그래서 그 수술은 어릴 때 시켜 주는 게 좋다는 거예요. 새벽에 고생하지 않게 하려고.

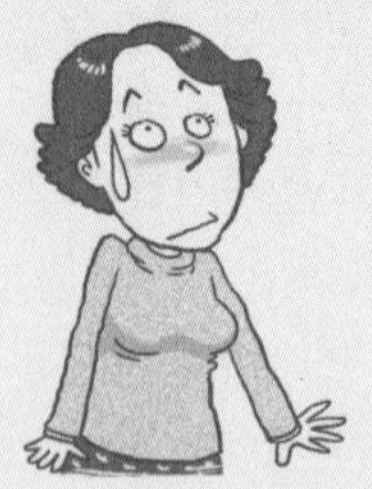

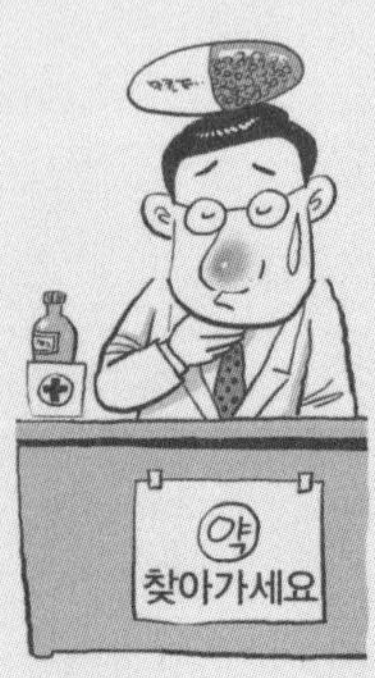
약
찾아가세요

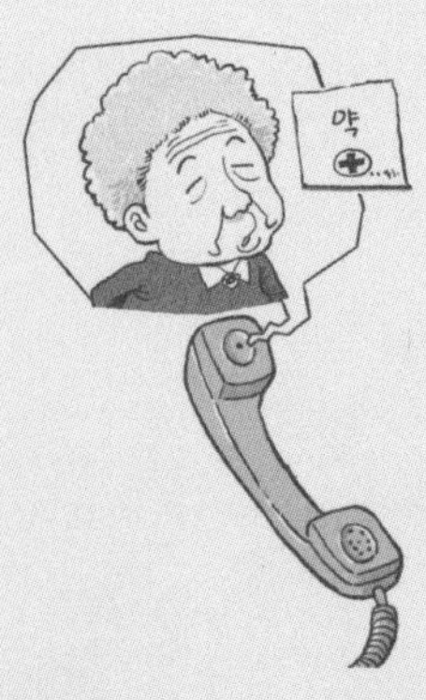
약

11 환자와의 갈등 줄이기

제가 처음 약국을 시작했던 1987년부터 1988년 사이의 조치원에는 전화가 없는 집도 많았습니다. 그래서 조제차트를 쓸 때에도 전화번호 쓰는 난이 빈칸으로 남는 적도 많았는데, 약 10년쯤 지나니까 전화 없는 집이 없어지더군요. 요즈음은 핸드폰이 많아져서 대부분 핸드폰을 하나씩 지니고 있습니다.

전화 대신 핸드폰만 갖고 있는 사람도 많더군요. 세월이 흐르며 사회도 참 많이 변했구나 싶습니다.

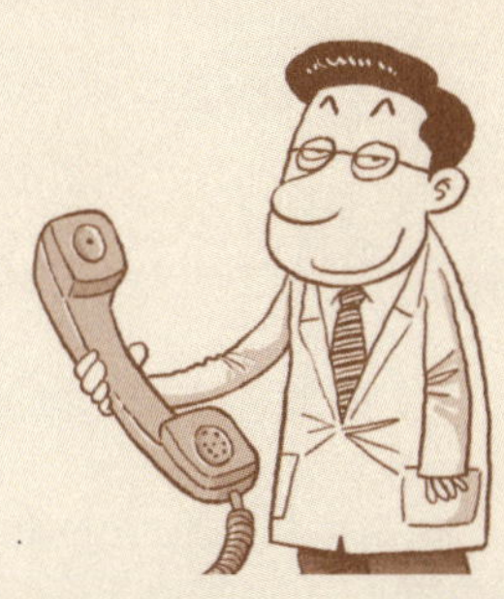

꼬마아이

몇 년 전에 꼬마아이가 약국에 오더니 전화기를 좀 빌려달라고 했습니다.
전화기를 받아서 버튼을 누르는데, 그 누르는 모양이 매우 서툴러 보입니다. 그래서 번호를 눌러주려고 전화기를 달라고 했습니다.

나 : 전화번호가 어떻게 되니?
꼬마 : 01×...
나 : 핸드폰은 안돼.

이때만 해도 핸드폰이 많이 퍼지지 않았을 때였지요. 어른들만 해도, 전화를 빌려준다고 하면 핸드폰이라며 사양할 때였습니다. 그런데 어린아이가 말도 없이 핸드폰에 전화를 걸려고 했던 거지요.

데이트

처방전을 가지고 약국에 처음 오신 분의 보험증내역을 기록합니다.
약국에 있는 여직원이 보험증 내역을 입력한 뒤 묻습니다.
여직원 : 전화번호가 어떻게 되세요?
환자 : 왜요? 데이트 신청하려고요?

안가르쳐줘요

전에 분업 전의 일입니다.

한 분이 조제하러 오셨기에 의료보험증을 달라고 했습니다. 다 입력을 하고,

나 : 전화번호가 어떻게 되세요?
환자 : 전화는 있는데 안 가르쳐 줄래요.
나 : 왜요?
환자 : 전화번호를 알려줬더니 아들놈을 찾는 전화가 하도 많이 와서 전화번호를 안 가르쳐줄래요.
나 : (어이가 없어서)......

바로 간다고요?

약을 조제하고 있는데 환자가 핸드폰으로 전화 통화를 합니다.

환자 : 응, 병원에 왔다가 약국에서 약 조제하고 있어. 조금만 기다려 바로 갈게.

약을 조제해서 가지고 나와서 약을 드리며,

나 : 약이 언제 나올 줄 알고 바로 간다고 하세요? 바로 가고 못 가고는 제 손에 달렸어요.

조제중 일어난 일 1

약을 조제하고 있는데,

소리 : 뭐 하니?
나 : 조제하는데요?
소리 : 응, 나는 아파서 병원 갔다 지금 약국이야.

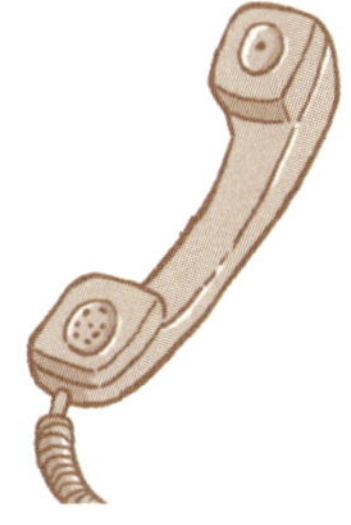

알고 보니 다른 사람과 전화 통화하는 중이었던 겁니다.

엄마! 십자약국 아줌마래요.

전화로 들으면 제 목소리가 여자 목소리처럼 들리기도 한다고 합니다. 물론 전 남자 약사입니다. 분업 전에 어느 집에 전화할 일이 있었습니다.
꼬마가 전화를 받기에,

나 : 응 ○○니? 여기 십자약국인데, 엄마 계시니?
꼬마 : 예.
나 : 엄마 좀 바꿔 줘.
꼬마 : 예.

하더니 전화기를 통해 엄마를 부르는 소리가 들립니다.

꼬마 : 엄마! 십자약국 아줌마래요.

세상에나…

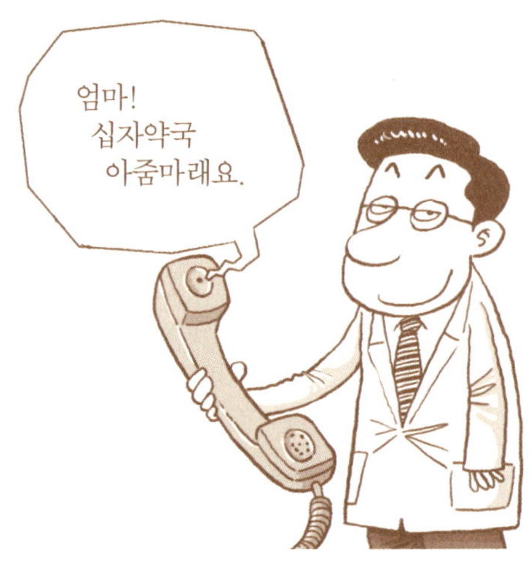

그 뒤로는 전화를 받았을 때 처음 목소리는 되도록 좀 굵게 내려고 노력합니다. 그러면 제 목소리를 아는 사람들이 어디 아프냐고 걱정을 해줍니다.
난 어쩌란 말이여요?

조제중 일어난 일 2

그런데 내가 어느 환자(A)의 약을 조제하다가 지시할 것이 있어 조제실에서 여직원에게 말을 합니다.

나 : A님 꺼 처방에서...

그러면 십중팔구는 A님이

A : 예, 전데요.
나 : 아뇨, 우리끼리 하는 얘기예요.

약국이라고

약국에 와서 핸드폰을 받는 사람들이 있지요?
그러면 전화를 건 사람에게 지금 어디에 있냐고 묻는 모양입니다.
그럴 때 약국이라고 대답하는 사람은 거의 없습니다.

거의 대부분 "응, 병원에 왔어."이라고 대답합니다.
약국은 눈에 띄지도 않나 봅니다.

황당1

전화벨이 울립니다.

나 : 네, 십자약국입니다.
전화 : (할머니 목소리) 거기 어디예요?
나 : 약국인데요?
전화 : 약국? 무슨 약국이요?

나 : 십자약국인데요.
전화 : 아! 십자약국. 난 몰라요. (뚝) 띠띠띠

간혹 약 봉투에 적힌 전화번호가 병원 전화번호인 줄 알고 전화하는 분은 있는데, 이런 경우는 처음이었습니다. 정신이 좀 오락가락하는 분이 아닌가 생각되더군요.

황당 2

약국에 잘못 걸려온 전화를 받을 때가 가끔 있습니다.

전화벨 : 삐리리~~~
나 : 네, 십자약국입니다.
전화 : ....
나 : 여보세요. 약국인데요.
전화 : ....
나 : 아아, 마이크 시험 중, 하나 둘 셋.
전화 : ....
나 : 아아, 마이크 시험 중, 원 투 쓰리.
전화 : ..... 딸깍.

이런 경우 상대방은 제 목소리가 들리는데, 나는 상대방의 목소리를 못 듣는 경우도 있더군요. 그래서 이럴 때에는 소리가 안 들리니 다시 걸어달라고 부탁을 드리기도 합니다. 그럼 다시 전화가 오기도 하더군요.

전화벨 : 삐리리~~~
나 : 네, 십자약국입니다.
전화 : 딸깍
나 : 끊으려면 말이나 하고 끊을 것이지.

아내가 약국에 있을 때 제가 이런 전화를 받게 되면

나 : (아내를 보면서) (전화 한 사람이) 누구야?

아내가 이런 전화를 받으면

아내 : (나를 보면서), (전화한 사람이) 누구예요?
나 : (아내) 없을 때 전화해야지, 지금 걸면 어쩌자는 거야? 눈치 없게 말야.

하면서 서로 웃기도 합니다.

114

전화번호를 잘못 알고 전화를 거는 사람도 많습니다.
이런 경우가 자주 있으면 전 그곳의 전화번호를 알아내서, 전화를 건 분에게 알려주는 114 역할까지 담당하기도 합니다. 그에 대한 에피소드가 있습니다.
제가 전에 조치원에 있을 때 전화번호가 62-0263이었습니다.
그런데 기도원이냐는 전화가 자주 오기에, 알아보니 은혜기도원이란 기도원의 전화번호가 63-0263이었습니다.
어떤 사람은 다짜고짜로 원장님좀 바꿔 달라고도 하고, 어떤 사람은 총무님이냐고 묻기도 하고 해서 하루에도 3 ~ 4번씩 114 노릇까지 겸했습니다. 또 어떤 사람은 그 곳에서 무슨 안 좋은 일이 있었는지 술을 잔뜩 먹은 목소리로 마구 욕을 해대기도 했습니다. 은혜기도원을 광고하려는 것은 아니고요.

조치원에서 있던 일

전화벨이 삐리리 울립니다.
나 : 네, 십자약국입니다.

전화 : 예, 은혜 기도원이죠?

나 : 아닌데요. 여기는 약국인데요, 은혜 기도원은 63국이예요.

대전에서 있던 일

대전에 와서 은혜기도원을 찾는 전화는 까맣게 잊고 지냈는데 컴퓨터 통신을 하기 위해 전화를 한 대 더 놓았는데, 그 전화번호가 867-0263 이었습니다.
그러자 다시 은혜기도원이냐는 전화를 받았습니다. 아마 조치원의 은혜기도원이 867-0263 전화를 새로 놨나 봅니다. 그래서 대전에 와서도 114 노릇을 했습니다.

전화벨이 삐리리 하고 울립니다.

나 : 네, 십자약국입니다.

환자 : 여보세요. 은혜기도원이죠?

나 : 지역번호 0415(그때는 지역번호가 이랬지요.)를 누르셔야죠. 여기는 대전이예요.

환자 : (아무 말도 없이 딱 끊어 버립니다.) 뚝, 띠띠띠...

전화를 끊고 나면 혼잣말로 '십자약국입니다.는 괜히 하는 줄 아나?' 고 중얼거립니다.
은혜기도원과 십자약국의 인연은 이렇게 대전에서까지 이어지기도 했습니다.

은혜기도원 얘길 했더니 한가지가 더 생각나네요.
대전에 이사와서 받은 약국의 전화번호가 585-0263입니다.
그런데 이사 와서 얼마 동안 노○○ 여사를 찾는 전화가 자주 왔습니다. 그래서 이 전화번호 585-0263을 쓰던 사람인가 보다 하고 짐작만 하고 있었지요.
그런데 그 전화가 하도 오기에 통신에 들어가서 노○○란 이름의 전화번호를 찾으니 바뀐 전화번호가 있더군요. (그때 컴퓨터 통신에 바뀐 전화번호를 찾는 서비스가 있었습니다.) 그래서 몇 사람에겐 그 바뀐 전화번호를 알려 줬습니다.

그런데 혹시 그 당사자가 무슨 좋지 않은 일로 이사를 갔을 수도 있겠다 싶은 생각이 들어 그 다음부터는 모른다고 딱 잡아뗐습니다.

지금은 인터넷을 이용하면 전화번호로 상호를 알 수 있습니다.
hwp://www.lets114.co.kr 사이트로 가면 가운데에 '텔피 검색'이라 하여 전화번호를 입력하는 빈칸이 있습니다.
이곳에 지역번호와 전화번호를 입력하면 그 번호의 업소가 무엇인지 찾을 수 있습니다. 업소의 이름 뿐 아니라 그 위치까지도 알 수 있습니다. 업소의 전화번호는 찾을 수 있지만, 일반 가정집의 전화번호는 못 찾습니다. 개인정보 보호 때문이겠지요.
간단히 'hwp://www.lets114.co.kr/지역번호+전화번호' 만 인터넷 익스플로러의 주소 창에 입력해도 해당 전화번호의 사업장의 상호명과 그 위치를 알 수 있습니다.

딸래미

저희 집 딸의 에피소드
전화를 받는 작은딸(이름이 은지입니다)이 초등학교 2학년 때의 일일 것입니다. 집에서 작은딸이 전화를 받았습니다.

은지 : 여보세요.
전화 : 여보세요. 누구니?
은지 : 은지인데요.
전화 : 아 은지구나. 은지야 너 지금 뭐 하니?
막내 : 전화 받고 있어요.

나중에 이 얘길 듣고

나 : 은지야, 그런 거 어디서 배웠니?
은지 : 아빠가 그러시잖아요.

번호 2개

저희 약국에 전화번호가 2개 있습니다. 약봉투엔 두 가지가 다 적혀 있지요.

환자 : (전화로) 585-0263은 뭐고 586-9263은 뭐예요?
나 : 585-0263은 십자약국이고요, 586-9263은 여기고요.

문자

핸드폰이 생긴 뒤로 문자메시지를 주고받게 됐습니다. 처음에 문자메시지 보내는 방법을 몰랐을 때의 일입니다. 저희 딸아이가 학교에서 보충수업을 마치고 학원에서 늦게 오기에 마중을 갔습니다. 기다리다가 문자 메시지를 쓰기 시작했습니다.

문자 : 학원 몇 시에 끝나니

까지 쓰고 나서 물음표를 써야겠는데 이때만 해도 특수문자를 입력하는 방법을 몰랐습니다. 한참 고민하다가

문자 : 학원 몇 시에 끝나니물음표

본인부담금

전에 의약분업 하에서 총약제비 10,000원을 기준으로 정률제와 정액제가 구분되었을 때에는 본인부담금 때문에 환자들과 시비가 많았습니다. 그에 관한 에피소드입니다.

거의 매일 오셔서 처방 받아 파스를 가져가시는데, 본인부담금이 항

상 1,200원입니다.
또 며칠간은 감기약을 가져가시는데, 또 1,200원입니다.
그러더니 어느 날은 감기약과 파스를 같이 처방 받으셨습니다. 처방전을 내면서 3,000원을 미리 주시더군요.

나 : 3,000원이 넘을 것 같은데요?
할머니 : 어째서? 1,200원하고 1,200원이니까 2,400원이면 되는 거 아니야?
나 : 그렇게 계산하는 게 아니구요. 다 합쳐봐야 하기 때문에 그런 계산하고는 달라요.
여직원 : 3,600원이네요.

그 할머니가 약값이 왜 그렇게 비싸졌는지 전혀 이해하지 못하셨겠지만, 하여간 그 할머니는 거스름돈 600원을 받을 생각을 하셨다가 600원을 더 내고 가셨습니다.

시비

정액제 처방 두 가지를 함께 하면 쌀 줄 알았다가 비싸게 냈던 할머니처럼 약값 가지고 시비를 건 또 하나의 이야기가 있습니다.

전화 : 아까 약을 지어간 사람인데요.
나 : 예.
전화 : 3일 전에 약을 사흘치 조제했는데, 오늘은 5일치 조제했거든요?
나 : 예.
전화 : 사흘치가 1,200원인데 어떻게 5일치가 3,400원이나 나와요?
나 : (조제기록을 보며) 약값은 그렇게 계산하는 게 아니고요, 약값이 10,000까지는 1,200원인데, 10,000원을 넘으면 그렇게 비

싸져요. 할아버지는 사흘치 약값이 8,470원이어서 1,200원인데, 5일치는 11,450원이라서 3,400원이었던 거예요.

전화 : 그래요? 알았습니다.

100원

약값에 100원이 붙는 경우가 있습니다. 예를 들어 7,100원, 10,100원 등.

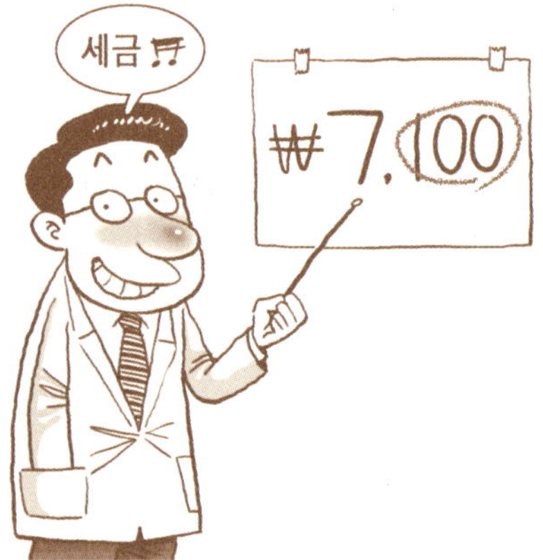

환자 : 그 100원은 안 받으면 안돼요?

나 : 그건 세금이예요.

그러면 많은 사람들이 웃으면서 주십니다.

비싸요

어떤 할머니께 약을 3일치 지어서 드렸습니다.

할머니 : 얼마예요?

나 : 3,500원이네요.

할머니 : 엥? 왜 그리 비싸요? 지난번엔 1,200원이었는데...

나 : 지난번엔 이틀 치였어요.

할머니 : 그래도 약이 똑같은데 무슨 소리야? 하루 차이 난다고 이렇게 비싸게 받아?

나 : 지난번엔 약값이 10,000원을 넘지 않아 1,200원이었고요, 이번엔 약값이 10,000원을 넘어서 3,500원이 되는 거예요.

할머니 : 이봐 약도 3개씩 똑같은데 왜 약값이 그렇게 차이가 나?

나 : 지난번엔 이틀 치니까 약이 6봉지고, 지금은 3일치니까 약이 9봉지잖아요?

할머니는 화가 나는지 더 이상 얘기 않고 약값 내고 가셨습니다. 으이구 답답해... 이제 모두 정률제로 되면 이런 일이 적어질까요?

젊은 아줌마

한번은 약국에 할머니 환자가 죽 들어오신 적이 있었습니다.

다들 정액제에 해당하는 처방이라 본인부담금이 1,200원이 나왔습니다.

그렇게 세 분이 1,200원을 내고 가신 뒤, 어느 젊은 아주머니 순서가 됐는데, 역시 정액제에 해당하는 본인부담금이 나왔습니다.

환자 : 얼마예요?

나 : 1,500원이예요.

환자 : 예? 왜요? 1,200원 아니고요?

나 : 아까 그 할머니들은 연세가 많으셔서 그랬던 거예요. 그 동안 그분들은 세금도 많이 내셨잖아요.

기억력

환자가 본인부담금을 잘못 기억해서 약국에서 항의를 하는 경우가 많지요?
매번 같은 처방을 받아서 약을 조제하는 환자는 약값을 잘 압니다. 그런데 그 약값이 좀 달라지면 무조건 비싸졌다며 항의합니다.

환자1 : 약값이 얼마죠?
나 : ◇◇◇◇원이네요.
환자1 : 어? 왜 그렇게 비싸요? 지난번엔 그렇지 않았는데?

지난 처방을 확인합니다. 약값이 전과 같습니다.
나 : 전과 같은데요?
환자1 : 그래요?

하고 아무 말 않고 그냥 갑니다. 이러고서도 자신이 착각했다고 사과하는 환자는 없습니다.
위의 경우는 지난번의 약값을 착각해서 그런 경우인데,

환자2 : 약값이 얼마죠?
나 : ○○○○원이네요.
환자2 : 어? 약값이 올랐어요?

지난 처방을 확인합니다. 약값이 오히려 전보다 싸졌습니다.
환자들은 대개 전에 냈던 적게 냈던 본인부담금만 기억하고는 조금 많이 나오면 항의를 하고는 합니다.

나 : 지난번보다 약값이 내렸는데요?
환자2 : 그래요?

자신들의 기억과 다르게 약값이 나오면 약값이 내렸어도 무조건 비싸다고 한마디를 합니다.

환자 본인부담금을 가지고 환자와 시비가 자주 있습니다. 이런 시비는 주로 정액제 본인부담금 제도가 있을 때 많았지요.

환자 : 약값이 얼마예요?
나 : 3,500원이네요.
환자 : 예? 이틀 치는 1,500원이었는데 하루 늘었다고 그렇게 비싸져요?
나 : 예, 약값이 만원까지는 환자가 1,500원만 내면 되는데, 만원을 넘으면 예를 들어 10,010원만 돼도 환자는 30%인 3,000원을 내야 돼요.
환자 : 그래도 어떻게 하루 더 조제했다고 약값이 배나 많아져요?
나 : 사흘치 약값이 1,500원이었다고 해서 하루치에 500원 받지는 않았잖아요? 기본까지만 1,500원이고 그 이상이 되면 비싸지는 거예요. 택시 요금이 기본까지는 1,800원이었다가 그 뒤로 많이 나오는 것과 비슷해요.

기억력 2

이번에 여직원이 바뀌었습니다. 약을 계속 조제해 가시던 할아버지가 오셔서 약을 조제해 드렸는데, 약값이 3,000원이라고 여직원이 말하니,

할아버지 : 무슨 말이야? 약값이 지난번엔 1,200원이더니…
나 : 약이 다르겠지요.
할아버지 : 아냐. 약은 똑같아.

그래서 조제기록을 봤습니다. 처방은 3가지 약으로 나왔는데, 새로 바뀐 여직원이 입력을 두 가지만 한 겁니다. 조제는 제대로 했는데 약을 빼고 입력했으니 약값이 적게 나왔었지요.

나 : 그날은 약값 계산을 잘못 해서 덜 내신 거네요.

그러니까 지난번의 잘못 되었던 싼 약값을 말하며 제대로 된 약값에 시비를 걸었던 겁니다.
그러니까 그전엔 제대로 3,000원씩 받다가 지난번에 한번 실수로 1,200원을 받고 이번에 다시 제대로 받은 건데, 지난번에 적게 받았을 때는 아무 소리 안 하시고는 이제 와서 노발대발 하셨던 겁니다. 가시고 나서 생각하니 괘씸한 마음이 드는 겁니다.
나중에 심사결과 나오면 추가청구를 해야 될 모양입니다. 그래도 본인부담금 차액 1,800원은 받을 도리가 없지요.

계산착오

약값을 잘못 계산해서 환자에게 잘못 받는 경우가 있습니다. 어느 할머니에게 그런 경우가 있었는데, (이 경우는 덜 받은 경우였죠) 다음에 오셨을 때 그 말씀을 드렸더니,

할머니 : 그때 못 받은 건 그냥 말아야지 뭐...

하면서 주실 생각을 않으시는 겁니다. 분업 초기에 그랬는데, 아직까지 못 받고 있고, 지금 약국에 오셔서도 그에 대해서는 얘기도 안 꺼내십니다.
이런 일도 있었습니다.

어느 한 분의 약값을 잘못(3,700원을 1,500원으로) 계산해서 덜 받았습니다.
그래서 고민하다가 다음에 오셨을 때 약값에다 500원씩을 네 번을 더 붙여서 받았습니다. 그랬더니 이 환자가 약값이 다르니까 병원에 가서 확인해본 모양입니다.
그래서 자초지종을 말씀드렸습니다. 무지 혼났죠.

환자 : 그런 일이 있으면 솔직하게 덜 받았다고 얘기하면 안 주겠냐? 그런데 그걸 환자도 모르게 조금씩 붙여서 받으면 어떡하나?"

이런 식으로요. 그 뒤로는 실수로 덜 받은 것들은 아예 잊어버립니다. 언제나 같은 처방의 약을 같은 날수만큼 처방 받아 약을 조제해가는 분이 계십니다. 그래서 약값도 항상 같습니다.(정률제 해당) 그런데 이런 분이 토요일 오후 늦게 처방을 받아오면 본인부담금이 달라집니다. 몇 만원 아니 몇 천원이 달라지는 것도 아니고 겨우 500원 이쪽저쪽 달라지는데도, 굉장히 불쾌하게 생각하고 화를 많이 냅니다.

이럴 바에야 환자본인부담금은 똑같이 받고 시간외 할증분을 청구액에 더해서 청구하면 어떨까 하는 약사로서의 욕심도 있습니다. 환자들과 하도 자주 실랑이를 하다 보니...

계산법

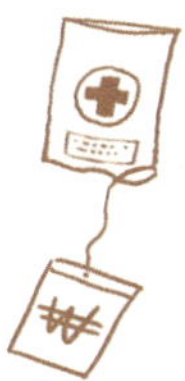

2007년 8월부터 환자 본인부담금 계산법이 달라진 뒤 가끔 환자들이 항의합니다.

환자 : 약값이 왜 이리 올랐어요?
나 : 약값 계산법이 예전과 달라져서 그래요. 예전엔 기본이란 게 있어서 10,000원까지는 환자가 1,500원만 내면 됐는데, 이제는 약값의 30 %를 내게 돼있어요. 환자에게 많이 받아서 보험재정을 아끼겠다는 거예요. 약국에는 아무 이득이 없어요. 그렇게 해서 아낀 보험재정으로 암 같은 큰 병 치료에 더 도움을 주려고 하는 거예요.
환자 : 그래요?

한번 이렇게 얘기했더니 다른 사람에게도 설명을 해주더군요.

할머니

어떤 할머니가 처방을 받아왔습니다. 3일치 처방인데 파스가 같이 처방되어 있었습니다.

할머니 : 얼마예요?
여직원 : 3,300원이예요.
할머니 : 여기는 파스 값도 따로 받아요? 저기서는 파스 들어가도 값이 같던데?
여직원 : 파스 때문에 약값이 10,000원이 넘어서 그런 거예요.

이게 뭔 말인지 할머니가 어떻게 이해하겠습니까?

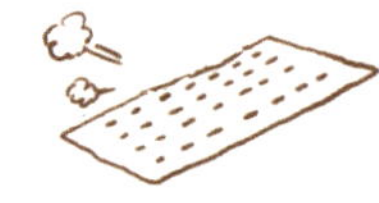

순서

A 라는 분이 먼저 처방전을 가지고 오셔서 약을 조제하고 있는데, B 라는 분이 또 처방전을 가지고 왔습니다. 약을 다 지어서 가지고 나왔습니다. 물론 A 의 약이지요.

나 : (A에게) 약 다 됐습니다.
B : 제 꺼예요?
나 : 늦게 오셔서 벌써 가시려고 하면 돼요?

투덜

환자 : 약을 먹었는데도 왜 이리 안 나아요?
나 : 서울 갈 때 얼마나 걸리죠?
환자 : 글쎄 두 시간 조금 더 걸리지 않을까요?
나 : 차가 밀리면요?

환자 : 글쎄 조금 더 걸리겠죠?
나 : 사고가 나면요?
환자 : 더 걸리겠네요.
나 : 마찬가지죠. 상황에 따라 병이 잘 안 나을 수도 있죠.

과시

약을 조제해서 건네줄 때 환자들이 가장 중요하게 여기는 것은 약에 대한 복약지도가 아니고 약값이란 생각이 듭니다. 약을 가지고 나오면 벌써 "얼마예요?"라는 말부터 하는 경우가 많으니까요.

그런데 건강보험 환자야 약값이 자꾸 달라지니까 그렇다지만, 왜 의료급여 환자, 그것도 2종 환자가 매번 약값을 묻는지 모르겠습니다. 자신은 500원만 낸다는 것을 다른 사람들에게 과시하고 싶은 건지…

복용법

환자들이 약을 받을 때 중요하게 여기는 것이 약값이란 글을 위에 썼는데, 또 하나 있더군요.

나 : 약 여기 있습니다.
환자 1 : 약 어떻게 먹어요?(식후에 먹는지 하루 몇 번 먹는지 묻는 거지요.)
나 : 물로 삼키면 돼요.

환자 2 : 약 식후에 먹나요?
나 : (건성으로)예.

시간이 나면 식후가 중요한 게 아니고 시간 맞춰 먹는 거란 얘기를 길게 해주는데, 시간이 없으면 먹고 싶은 대로 먹으란 뜻으로 그렇게 드시라고 말해줍니다. ← 약사로서의 직무유기지요.
그러면 또 어떤 분은,

환자 3 : 꼭 식후 30분에 먹어야 돼요?

라면서 시간을 매우 중요하게 여기시기도 합니다.

파리, 모기

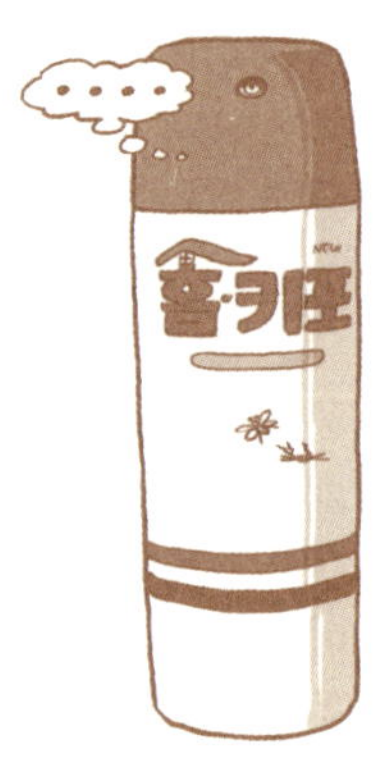

시골에 있을 때, 한여름이 다 지나 서늘한 바람이 조금은 불어 주는 때가 되면 모기, 파리가 에어로졸로도 잘 안 죽는다고 환자들이 불평하곤 했습니다.

환자 : 왜 이렇게 파리, 모기가 안 죽어요?
나 : 지금 남은 놈들은 여름 내내 이 약, 저 약 다 먹어 본 놈들이라 잘 안 죽나 봐요.

환불

약을 사간 뒤 이런저런 이유로 반품하거나 환불을 요구하는 사람이 있습니다. 제가 경험한 바로는 밤에 남자가 아내 약을 사가면 십중팔구는 다음날 아내가 환불을 요구합니다. 특히 밤에 남자가 술을 먹고서 아내 약을 사가지고 가면 꼭 그렇더군요.

그런데 전에 그런 경우가 있었습니다. 남편이 영 피로한 것 같다고 영양제와 간장약을 달라고 해서 드렸습니다. 그런데 다음날 그 아주머니가 약을 도로 가지고 왔습니다.

집에서 크게 싸우고 많이 운 것 같았습니다. 눈이 퉁퉁 부은 채 와서,

아주머니 : 남자들은 여자 마음을 너무 몰라줘요.

하며 환불해 달라고 하시기에 환불해드렸습니다.
환자가 사간 약을 반품하며 환불을 요구하면 누구나 기분이 나쁩니다. 그러나 그런 내색을 하지 말고 이렇게 생각을 바꿔 보세요.
'어차피 그 약은 팔지 않았던 것'이라고요. 즉 그 약값으로 받았던 돈은 내 돈이 아니었다고 생각하면 환자 앞에서 얼굴을 붉힐 일은 없을 것입니다. 그냥 웃는 얼굴로 기꺼이 돈을 물러 주세요.

그런데, 이렇게 하다 보니 요즘은 남편이 아내의 약을 조금 비싼 것을 사가면 무르지나 않을까 내내 불안합니다. 아내가 남편 약을 사가면 환불을 요구하는 경우가 별로 없는데, 남편이 아내 약을 좀 비싼 것을 사면 아내가 와서 물러가는 경우가 꽤 많아요.

약효1

약을 먹어도 왜 이리 안 듣느냐고 약국에 와서 짜증을 내는 사람이 많지요?

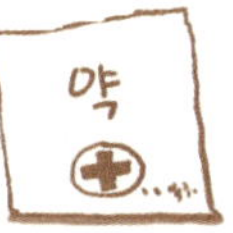

환자 : 약을 먹어도 왜 이리 먹을 때에만 효과가 나고 안 들어요?
나 : 약을 더 드셔야죠.
환자 : 약이 시원찮은 거 아냐? 먹으면 먹을 때에만 좀 괜찮고, 약 기운 떨어지면 또 마찬가지니 말야.
나 : 약을 먹어도 효과가 없는 게 문제지, 약을 먹으면 효과가 있다는 것은 나을 가능성이 있다는 거예요.
환자 : 아! 그래요? 그럼 더 꾸준히 먹어야 되겠네.

약효2

환자 : 지난 번에 지었던 약을 먹었는데 안 들어요.

나 : 어디가 아프신데요?

환자 : 콧물이 나서요.

나 : (지난 번 처방을 보니 기침약입니다) 지난번과는 병이 다르니까 안 듣죠. 서울 가는 기차 타고 부산 갈 수 있나요? 배고플 때 물만 마셔도 돼요? 병에 맞게 먹어야죠.

항의

약국에 와서 말도 안 되는 것 가지고 항의하는 환자들이 많지요?

환자 1 – 그렇게 약을 먹는데 왜 이리 안 들어요?

환자 2 – 약을 왜 이렇게 조제해요?

환자 3 – 이 약은 빼주세요.

환자 4 – 혈압약을 처음 먹는 건데 한 달씩이나 약을 주면 어떻게 해요?

환자 5 – 약을 열흘 치로 늘려(줄여)주세요.

환자 6 – (시럽제나 파우치 겔제제가 같이 처방 나왔을 때) 나 이런 약은 못 먹어요. 다른 약으로 줘요.

이중 약사 손에서 해결될 것이 하나나 있나요? 그런데 환자들은 의사 앞에서는 한마디 말도 못하고 약국에서 분풀이를 다 합니다.

약값

약값 가지고 시비 거는 환자들 많죠? 어느 약사님께 들은 know-how입니다.

환자 : ♡♡♡ 얼마죠?
약사님 : ♥♥♥♥원입니다.
환자 : 왜 그렇게 비싸요? 다른 약국에서는 ◇◇◇◇원이던데요?
약사님 : 그래요? 그럼 빨리 거기 가서 사세요. 그 약국에는 재고가 아직 남아 있나 보네요.
환자 : 며칠 전에 산 건데요?
약사님 : 그 약국에서도 며칠 전에 그 약국에 들어온 약을 드린 게 아니고, 오르기 전에 들여놓은 약을 드렸겠죠.

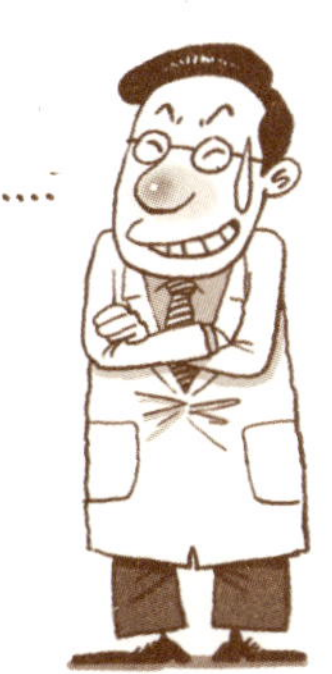

소변이 노래졌어요

비타민 영양제를 먹고서 소변이 노랗게 나온다며 호들갑을 떠는 사람이 있지요.

환자 : 약을 먹었더니 소변이 노랗게 나와요.
나 : 비타민이 들어있어서 그래요. 비타민 B_2는 색이 노랗거든요.
환자 : 그럼 그건 먹자마자 다 빠져 나온다는 말인가요?
나 : 몸에서 쓰이고 남은 나머지가 빠져 나오는 거니까 아무 문제 없어요.

그래도 환자는 영 찜찜한 모양입니다. 그래서

나 : 콩나물 시루에 물을 주면 물이 다 빠져버리지만 콩나물은 잘 크잖아요?

장용캡슐제

환자 : 무슨 약이 하나도 소화가 안돼요?

나 : 뭐가요?

환자 : 며칠 전에 장을 튼튼하게 하는 약이라고 산 것 있잖아요. 그걸 먹고서 한참 있다가 음식을 토했는데 약이 하나도 소화가 안되고 그대로 나왔어요. 약이 하나도 소화가 안되면 어떻게 효과가 나요?

나 : 아! 그건 그 약이 위에서는 녹지 않고 장에서만 녹도록 만들어졌기 때문에 그래요. 그 약은 위에서 녹으면 그 안에 있는 유산균이 다 죽기 때문에 위에서는 안 녹고 장에서만 녹도록 만들어져서 그래요.

이렇게 얘기해 줬는데도 나중에 와서 또 딴소리합니다.

환자 : 전에 그 약은 소화도 하나 안 되고 이상해요.

약 이름이 뭐예요?

전화가 옵니다.

나 : 네 십자약국입니다.

전화 : 예 여기 ◇◇◇병원인데요. ○○○환자분의 약을 알고 싶어서요.

나 : 몇 년생이시죠?

전화 : ××년생인데요.

나 : 예.

하고서 약이름을 전화로 알려주면 못 알아듣는 경우가 매우 많습니다. 이런 경우 약 이름을 알려주면 안 된다면서요?
그래도 어쩝니까? 알려줘야지요.

유명한 약이라면 다들 알 테니 전화로 묻지도 않을 테지만, 대개는 모르는 약이라 전화를 하는데, 회사 이름이 앞에 붙는 약(회사명+성분명)은 정말로 못 알아듣습니다.
이럴 때 전화로만 알려주려고 하면 서로 소리만 지릅니다. 그래서 이럴 때 저는,

나 : 핸드폰 번호를 알려주시면 SMS로 보내드릴게요.

이렇게 말하고 인터넷을 이용해 SMS로 보내줍니다.

급한거 맞아요?

어느 할머니와의 한바탕 소동입니다.
토요일 오후 늦게 전화가 왔습니다. 위장약을 계속 드시던 할머니인데, 얼마나 까다로운 분인지 모릅니다. 옆 병원에서도 이 할머니 전화만 오면 고개를 설레설레 흔듭니다.

할머니 : 내가 그 동안 병원에 입원하느라고 약을 못 먹어서 죽겠어요. 병원에서 처방전 끊어서 약국으로 가져오면 조제해서 지난번처럼 택배로 보내줘요. 내가 지금 아파서 꼼짝을 못해요.
나 : 할머니! 지금이 토요일 오후라 택배 안돼요. 아무리 급하셔도 월요일까지 기다리셔야 돼요.
할머니 : 그래요? 그럼 월요일 일찍 부탁해요.

처방은 위장약 처방인데,

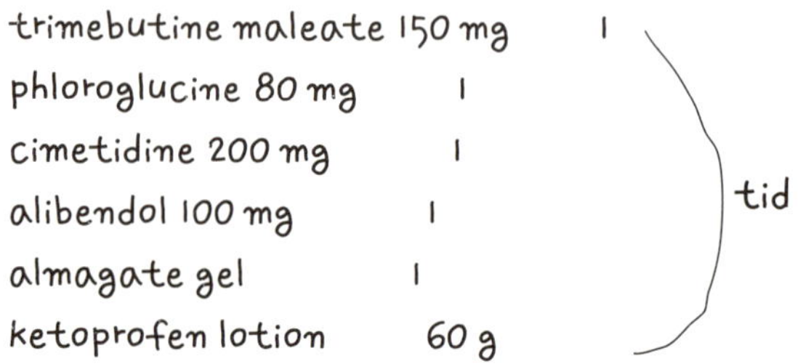
trimebutine maleate 150 mg 1
phloroglucine 80 mg 1
cimetidine 200 mg 1
alibendol 100 mg 1
almagate gel 1
ketoprofen lotion 60 g
tid

급하다고 했기에 토요일 오후에 약을 조제했습니다. 월요일 일찍 택배로 보내주려고… 포장까지 마쳤습니다.
월요일 아침 병원에서 간호사가 오더니,

간호사 : 그 약 처방 고쳐야 된대요. 거기에다가 bromazepam 0.5 T씩 더 넣어주세요.
처음에는 그거 빼고 해달라더니 이제 또 추가해 달래요. 으이구 못살어..
나 : 다 포장했는데 다시 또 조제하라고? 못 살 건 나여.
간호사 : 나두 그 할머니 전화만 받으면 짜증나 죽겠어요.

별 수 있나요? 또 다 뜯어서 향정 반 알씩 추가했지요. 택배로 보내기 위해 상자에 넣어서 포장까지 해서 접수시켰는데…
간호사가 또 오더니,

간호사 : almagate gel은 빼달래요.
나 : 그 할머니 약이 급한 거 맞어?

다시 택배 접수시킨 거 찾아서 almagate gel을 빼고 다시 포장했습니다.
이렇게 몇 번을 당하고 나니 급하게 보낼 필요가 없겠기에 좀 더 기다리다가 오후에야 택배로 접수시켰습니다. 그랬더니 그 다음날 아침 9시 조금 넘었는데 전화가 옵니다.

할머니 : 약이 왜 안 와요? 어제 약이
없어서 죽는 줄 알았어요.

나 : 분명히 보냈는데요, 한번 알아
볼게요.

확인해보니 접수된 것 분명히 맞습니다.
전화가 다시 옵니다.

할머니 : 약 어떻게 됐어요?

나 : 처방을 하도 바꾸셔서 그날(월요일) 좀 더 있다 보내서 오늘 들어갈 거예요. 할머니, 제가 얼마나 정신없었는지 아세요? 몇 번을 포장을 뜯었다 붙였다 했는지 몰라요.

할머니 : 죄송해요. 내가 정신이 없어서 쪼끔 있다 생각나고 쪼끔 있다 생각나고 그래서 그랬어요.

나 : 죄송하실 건 없구요, 조금만 기다리시면 약 갈 거예요.

그러다가 한참 있다가 전화가 다시 왔습니다.

할머니 : 약 이제 왔어요. 약값 조금 모자른 건 다음에 갈 때 드릴게요.

이 할머니가 전에도 이렇게 택배로 약 받고 돈을 송금하신 적이 있는데, 이때 약값을 잘못 알아듣고 2만원을 더 보내셨습니다. 이번 약값이 2만원을 넘는데 그 나머지를 담에 주시겠다는 겁니다. 할머니와의 한바탕 소동 끝 ~~~

시간외 할증

시간외 할증이 되어 환자 본인부담금이 늘어나면 환자들은 항의를 많이 합니다. 많은 금액이 차이나는 것도 아닌데도 환자들은 화를 많이 냅니다. 그래서 그럴 때 저는 이렇게 말을 돌립니다.

나 : 공무원들 퇴근시간이 지나서 그래요.

이러면 환자들의 비난의 화살이 공무원에게로 향하겠지요?

환불

앞에서 약을 사 간 사람이 환불이나 반품을 요구하면 '그 약은 아예 팔지 않았던 약이다'라고 생각하면 맘 편히 환불해줄 수 있다는 글을 쓴 적이 있습니다.
그에 관한 일이 생각이 나네요. 이런 일이 있었습니다. 10년도 더 된 일이네요.
어떤 남자가 약을 물러달라기에 아무 말 없이 물러줬습니다.
그랬더니 다음날 이 분이 다시 오시더니,

남자 : 약을 아무 말 없이 물러줘서 고마와서 다른 약을 하나 더 사려고 왔어요.

비싼약

어느 할머니의 처방이 좀 특이해서 다른 분보다 약값이 좀 많이 나왔습니다.

할머니 : 약이 왜 이리 비싸?
나 : 좀 비싼 약이 들어갔어요.

약을 조제하실 때마다 왜 이리 약값이 비싸냐고 약국에서 화풀이를 하셨죠. 그래서 이런 실랑이를 여러 번 했습니다. 그러다가 얼마 지나서는 아예 체념을 하셨는지 왜 이리 비싸냐는 말씀을 않으시더군요. 오히려 언젠가는 처방이 잘못 나와서 비싼 약이 빠진 처방을 가져오셨습니다. 그때는

할머니 : 약값이 오늘은 왜 이렇게 싸?
나 : 비싼 약이 빠졌네요.

그러자 할머니는 처방전을 가지고 병원에 가서 비싼 약을 넣은 처방으로 고쳐 가지고 오셔서 역시 비싼 약값을 내고 가셨습니다.

약 찾아가세요

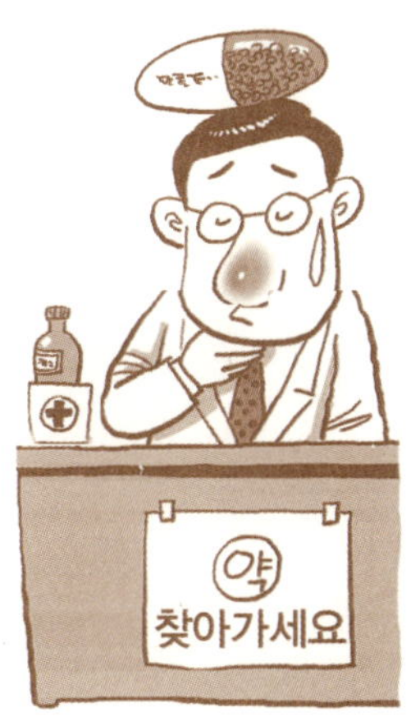

약국에서 약을 조제해서 드리면 그 약을 약국에서 드시고 가는 분이 있습니다. 그런데 그런 환자들 중 많은 사람이 나머지 약을 약국에 놓고는 그냥 갑니다.

전화가 오는 경우도 있지만, 많은 사람들이 약을 찾아가지도 않습니다.

휴가

지난여름 휴가 전날에 있던 일입니다.
매번 오셔서 사흘 치씩 약을 조제하면서 1,500원을 내던 분입니다. 그날은 휴가 때문에 약 처방이 길게 닷새 치가 나왔습니다.

분 : 약값이 얼마죠?
여직원 : 3,200원이예요.

분 : 뭐라고? 왜 1,500원이 아니고?

여직원 : 닷새 치라서 그래요.
분 : 왜 물어보지도 않고 멋대로 닷새 치를 조제하는 거야?
나 : 처방이 그렇게 나왔으니까 닷새 치를 조제했죠.
분 : 왜 묻지도 않고 멋대로 처방을 내느냔 말야.
나 : 내가 처방 낸 거 아니잖아요? 휴가라서 진료를 안 하니까 그렇게 내셨나 봐요.
분 : 아니, 꼭 여기만 오란 법 있어?

한참을 씩씩거리며 화를 내시더니 약을 놓고 그냥 가버리시는 겁니다.
나중에 병원에 물어보니 거기에서도 닷새 치 처방 낸다고 충분히 설명을 했답니다. 그런데 화풀이를 약국에서 한 겁니다.

휴가2

휴가철인 어느 여름날 어느 약사님과의 통화 내용입니다.

나 : 휴가는 좀 다녀오셨어요?
약사님 : 나는 휴가 얘기 꺼내는 사람을 보면, '아 저 집은 아이들이 아직 어려서 유치원이나 초등학교 다니는 아이들밖에 없구나.'하고 생각해요.
나 : 예~~~. 그렇겠군요.

이때가 우리 아이들이 초등학교에 다닐 때입니다.

약사님 : 아이들이 중고등학생인 집에서는 휴가는 꿈도 못 꿔요. 방학이나 안 방학이나 다른 게 없으니까. 집사람은 애들 밥해줘야 되니까 휴가는 꿈도 못 꿔요. 좀 지나 봐요. 내 심정이

이해될 테니까.

이 약사님은 크리스천이라 주말과 주일에도 휴가를 못 가시는 것 같았습니다. 아마 저도 이럴 거 같아요.

확인1

전에 진료내역확인서가 집에 배달되던 때에 있던 일입니다.
저희 약국 옆에 있는 의원(S 의원)에 보험공단 직원이 와서 어느 환자가 자신은 이 병원에서 진료 받은 적이 없다고 회신을 했답니다. 그래서 그 직원들이 확인을 나왔답니다.
병원의 사무장이 그 환자와 전화를 했답니다.

사무장 : 저희 병원에 오셨잖아요?
환자 : 아니요, 난 S 의원이란 그런 병원에 간 적 없어요.

그 사무장님도 환장하겠더랍니다.

사무장 : 시외버스 터미널 근처에 있는 병원 몰라요?
환자 : 예? 거기 있는 병원이름이 S 의원이었어요?

환자가 병원 이름을 기억하지 못해 일어난 해프닝이었습니다.

확인2

저희 약국에서도 위와 비슷한 일이 있었습니다.
어느 날 공단 직원이라면서 사람이 왔는데, 어느 환자가 자신은 혈압약을 타러 한 달에 한 번씩만 약국에 가는데, 왜 진료내역 확인서엔 두 번 간 걸로 되어 있냐며 공단에 회신을 보냈더랍니다.
그래서 조제 내역을 보니, 어느 달 1일에 30일치 혈압약을 조제하고,

그 달 31일에 또 30일치를 조제했던 환자입니다. 그래도 처방전을 복사해 가지고 가야 한다고 해서 창고에서 해당 처방전을 간신히 찾아서 복사해주었습니다.
전 국민들로부터 스토킹을 당하던 시절에...

다른 약국에서는 이런 일도 있었다고 합니다.
A 라는 이름의 약국이었는데, 이름을 B 로 바꿨답니다. 그런데 진료확인서엔 B라는 약국에서 조제한 것으로 되어있으니까 환자가 B라는 약국엔 간 적이 없다고 공단에 신고했습니다.
이 이야기를 듣고 약국 이름도 쉽게 바꾸면 안되겠구나 생각했습니다.

한번 먹을 것 먼저

위장약 한달 분 처방전을 가져온 사람이 말합니다.

사람 : 지금 급하게 약을 먹으려고 하는데요, 약 한 봉지 먼저 주시면 안돼요?

귀찮기도 하고 복잡하기도 해서 이렇게 대답을 해버립니다.

나 : 그게 더 늦어요.

이러면 가만히 있더군요.

뒤에 약도 있어요

환자가 새로 왔습니다. 약을 조제하는데 환자가 묻습니다.

환자 : 저는 서울에서 왔는데요, 고속버스 타고 와서 택시 타고 올

때 여기 오려면 어떻게 얘기해야 돼요?

나 : ♡♡ 사거리 가자고 하면 돼요.

환자 : 아 ! 그래요?

약을 지어 가지고 나와서 약 봉투를 가리키며

나 : 이 뒤에 약도 있으니까 택시기사에게 이거 보여주면 되죠.

환자 : 뒤에 약이 있어요? 없는데?

'약도 있다'는 말을 '약이 또 있다'는 말로 알아들었나 봅니다.

나 : 아! 뒤에 약도가 있다고요.

병원가세요

어느 날 아침에 전화를 받았습니다.

나 : 네 십자약국입니다.

전화 : 여보세요. 약국이죠?

나 : 예.

전화 : 엊그제 약을 샀는데요, 하나도 안 들어서요.

나 : (내가 뭘 잘못 했는지 긴장하며) 어디가 아프셨는데요?

전화 : 기침도 하고 가래도 끓고 그래서 사흘 치 처방을 받아서 약을 조제했거든요? 그런데 효과가 하나도 없어요.

나 : (속으로 안심하며, '그래서 나보고 어쩌라고?') 그럼 병원에 전화하셨어야죠. 그래서 처방을 다시 받아서 약을 더 드시던지 해야죠.

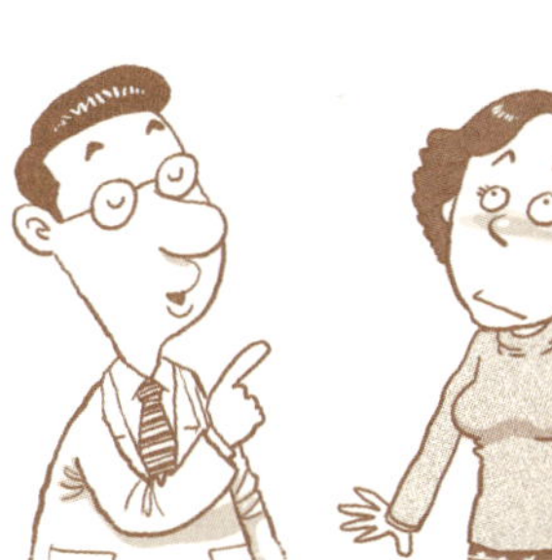

전화 : 그래요? 그래야 되는

거예요? 병원 전화번호가 어떻게 돼요?

아직도 이런 사람이 있네요. 목소리는 젊은 여자였는데...

가격

먹는 약과 외용제(파스 등)가 같이 처방이 나와 약값이 많이 비싸질 때가 있습니다.

환자 : 왜 이리 비싸요?
나 : 파스가 들어있어서 그래요. 그냥 사시려면 그 파스 값만 해도 만원이 넘는 거예요. 그런데 보험이 되니까 훨씬 싼 거지요.
환자 : 그래요?

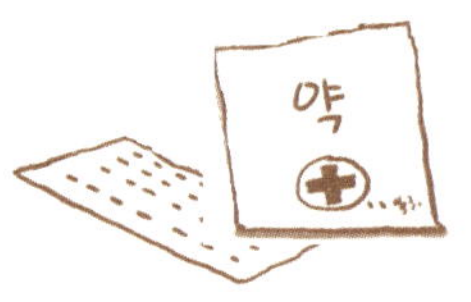

이때 저는 파스 등 외용제의 값을 말할 때 좀 비싸게 말을 합니다. 환자로 하여금 보험이 적용돼서 혜택을 많이 보는 것으로 느끼게 하려고...
이제 파스가 보험에서 빠지면 이런 일이 아주 없어질까요?

의료 보험 1

약국 의료보험 시절의 일입니다. 저는 의료보험으로 약을 조제할 때에 되도록 2일치를 유도했습니다. 그렇게 해야 총약제비가 4,000원이 넘지 않아, 정액제라서 본인부담액은 적고 또 청구액은 많아지기도 하니까요.
어떤 환자가 하루치는 800원, 2일치는 1,000원에 조제했으니까 3일치는 더 쌀 줄 알고,

환자 : 3일치면 더 싸겠죠?

나 : (계산해보니 2,000원 가까이 됩니다.) 2,000원쯤 되겠는데요.

환자 : 왜 그렇게 갑자기 비싸져요?

나 : 택시를 타고 기본요금 거리만 가면 1,000원만 내면 되지만 그 이상의 거리를 가면 요금이 팍팍 올라가는 것과 마찬가지지요.

의료보험 2

전에 조치원에서 약국을 하던 약국의료보험 시절에 죽은 사람이 청구가 되었다고 의료보험조합 연기군 지부(예전엔 의료보험 진료비 관리를 보험조합에서 했습니다.)에서 공문이 날아왔습니다. 사망자에게 청구가 되었으니 환수하겠다고요.
전화를 했습니다.

나 : 십자약국인데요. 그것은 실수로 동명이인인 사망자에게 청구가 된 것이니까 그 청구액은 환수해주세요.

의보조합 담당자 : 어떻게 사망자에게 청구할 수가 있습니까?

나 : 환자 이름을 입력해서 기록하는 게 아니고 커서로 왔다갔다 하다 보면 엉뚱한 사람에게 커서가 가는 경우가 있어요.

이렇게 이야기하고 실수한 제가 담당자에게 되레 큰소리를 쳤습니다.

나 : 그리고 사망자가 있으면 조합에서 약국에 알려주셔야 되는 거 아니에요?

그러니까 담당자가 꼬리를 내리더군요.

의보조합 담당자 : 아니요, 그걸 알려드릴 수는 없고요. 그냥 그

건은 환수 처리하겠습니다.

이렇게 제 실수를 넘긴 적이 있었습니다.

한번은 처방전 내용을 시험 삼아 아무렇게나 입력해서 저장한 것을, 나중에 지웠어야 되는데 미처 지우지 않고 청구한 것이 있었습니다. 이게 심사결과까지 다 나오고 돈까지 받았음을 나중에야 발견했습니다.
그래서 환자에게 확인이 가고 하다 보면 문제가 생길까 봐 심평원에 전화했더니, 심사가 다 끝나서 공단으로 넘어간 것은 자신들도 어쩔 수가 없으니 공단에 전화하라고 하더군요.

그래서 공단에 전화했습니다.

나 : 실수로 잘못 입력한 처방전이 있는데, 지웠어야 되는데 지우지 않고 청구해서 환수 받으려고요.
공단 : 그건 이의신청서를 작성해서 심평원으로 보내셔야 됩니다.
나 : 공단이 아니고요?
공단 : 예! 모든 서류는 일단 심평원에서 받아서 심사한 뒤 공단으로 넘기게 되어있습니다.

그래서 다시 심평원에 전화했습니다.

나 : 처방전을 시험 삼아 입력한 것이 있는데 어쩌구저쩌구...
심평원 : 아! 그건 이의신청서에 환수를 요청한다고 써서 보내셔야 합니다.
나 : 이의신청서를 쓰리고요?
심평원 : 예, 지금 얘기하신 내용을 자세하게 쓰고 이의신청 내역에 환수를 요청한다는 내용을 적어서 우편으로 보내시면 됩니다. 양식을 잘못 쓰면 반송되니까 잘 쓰셔야 합니다.

일단 이의신청서 양식을 심평원 사이트에서 다운 받아 내용을 적어서 우편으로 보내놓고 반송될까 봐 조마조마하며 기다렸는데, 정산처리 끝났다고 공문이 왔네요. 앞으로는 이런 짓(?) 하지 말라고 경고문(?)도 붙어있군요.

이의신청서가 반송되지 않고 잘 접수되고 결과까지 잘 받은 것을 기뻐해야 하는 건지...

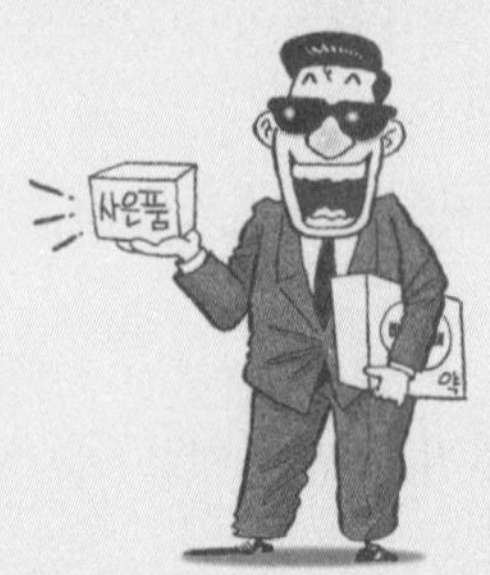
사은품

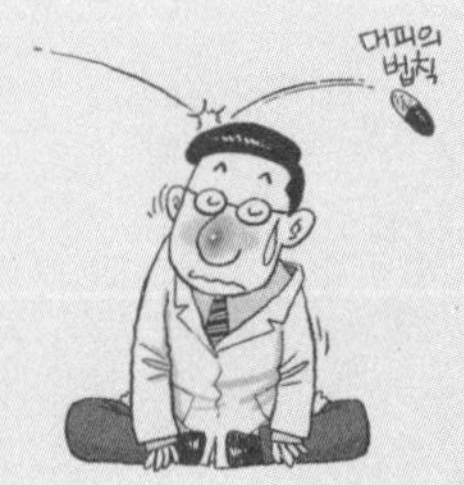
머피의
법칙

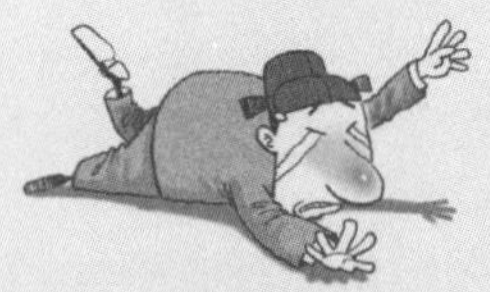

약국경영 파트너 12

일이 자꾸 꼬이는 것을 머피의 법칙이라고 합니다. 약국에서도 그런 게 있더군요. 약국에서의 머피의 법칙입니다.

실수하는 사람에게만 꼭 같은 실수를 반복합니다. 장기 처방된 약을 다 조제하고 포장하다가 나중에 약이 한 알 조제대에 떨어진 것(포장하다가 빠뜨린 것)을 알고 어떤 포장에서 빠졌나 포장된 약포지를 하나하나 살펴보면 꼭 맨 마지막 봉지에서 약이 빠져 있습니다. 찾기 시작했던 반대편부터 찾았더라면 바로 찾았을 텐데, 꼭 반대쪽부터 찾게 됩니다.

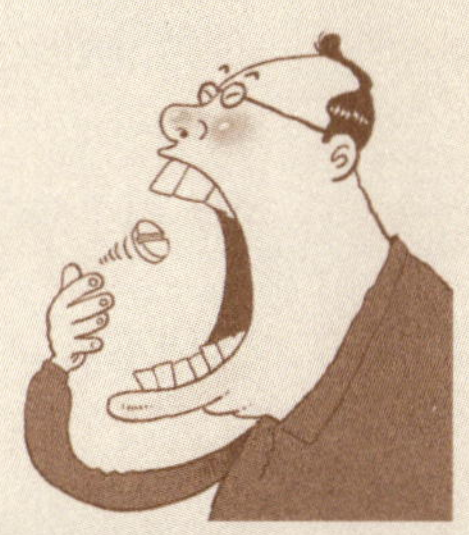

영업사원1

영업사원이 약국에서 약을 소개할 때 어느 사은품을 같이 소개하는 경우가 있습니다.

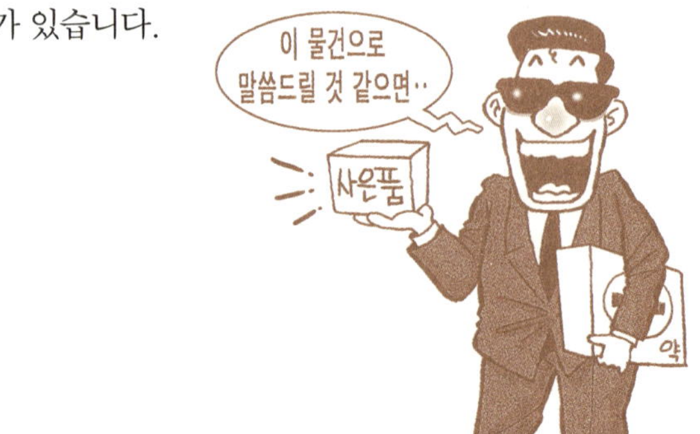

영업사원 : 이 물건은 이러이러해서 참 좋습니다.
나 : 아니, 약을 자랑하는 거여? 사은품을 자랑하는 거여?

영업사원2

혈압이 120/80이 정상이라고 하지요?
디지털 혈압계로 지금까지 여러 번 혈압을 재 봤지만 수치가 저렇게 나오는 경우는 거의 없지요. 그런데 전에 조치원에 있을 때 어느 영업사원의 혈압을 쟀더니 정확히 120/80이 나오는 겁니다.

나 : 혈압이 이렇게 정확히 102/80이 나오는 경우는 거의 없는데 신기하네
영업사원 : 저 이젠 혈압 안 잴래요.

또 이런 경우도 있지요.

영업사원 : 이 약은 마진이 이렇게 좋습니다.
: 약이 팔려야 마진이 좋은 거지, 그냥 묵혀도 마진이 좋아?

도매상

예전에 삐삐가 있던 시절 아침마다 도매상 담장자가 약을 가지고 약국에 오면 꼭 그때 때 맞춰 그 직원의 삐삐가 울린 적이 있습니다. 그러면 가끔은 약국 전화를 빌려줘서 통화를 하게 했습니다.

● 삐삐 : 삐리리~~~

나 : 정말 누군지 귀신같이 여기 도착할 시각을 알아맞히는구만. 밖에서 담당자가 여기 들어오기만 기다리고 지켜봤던 거 아녀요?

하면서 전화기를 건네줍니다.

영업사원 : 그런가 봐요.

● 삐삐 : 삐리리~~~

나 : (전화기를 건네주며) 오늘은 또 어떤 귀신이에요?

빈혈약

어느 영업사원이 병원에 사정해서 어느 빈혈약을 처방 내겠다는 대답을 들었나 봅니다. 그래서 저희 약국에도 갖다 놨습니다. 그런데 몇 달이 지나도록 처방이 안 나오니까, 이 친구가 병원에서 처방을 받아 왔습니다.
하루 두 번씩 한달 치니까 60알이 처방되어 있었습니다.

영업사원 : 약사님! 제 마누라 이름으로 처방을 받았는데요, 사실 약은 다 필요 없으니까 30알만 주세요.

나 : 뭐야? 왜 이런 장난을 해? 약이 필요 없으면 처방을 받질 말던지. 이게 무슨 짓이야?

영맨 : 다른 약국에서는 이렇게 하면 좋아하세요.

나 : 그럼 처방전을 그 약국으로 가져가. 누굴 돈독이 오른 사람으로 보는 거야? 돈 내고 약 가져가려면 조제하고, 그렇지 않으려면 처방전 찢어버려.

괜히 약사들이 영업사원에게까지 책잡힐 일을 할 필요는 없지 않겠습니까?

분업으로 국민이 건강해져서

분업 이후에 영업사원과의 사이에 있던 에피소드입니다.

영업사원 : 요즘 약국, 병원마다 왜 이리 환자가 없대요?

나 : 분업이 정착되어서 다들 건강해져서 그렇겠지.

친할수록 조심해야지

어느 영업사원이 자기 회사 약을 랜딩시키고서 얼마나 처방이 나오는지를 올 때마다 물어봅니다. 몇 번은 대답을 해줬는데 나중에는 여직원 옆에 놓인 처방전을 뒤져보는 겁니다.

나 : 이게 무슨 짓이야? 왜 남의 처방전은 멋대로 열어보고 그래?

영맨 : 저희 약이 얼마나 처방 나오는지 알려고요.

나 : 그렇다고 말도 없이 그걸 뒤지면 어떻게 해? 내가 그렇게 만만해 보여?

영맨 : 죄송합니다. 약사님과 친해서 그랬어요.

나 : 친하다고 그렇게 함부로 해도 되는 거야? 친할수록 조심해서 행동해야지.

머피의 법칙

일이 자꾸 꼬이는 것을 머피의 법칙이라고 합니다. 약국에서도 그런 게 있더군요. 약국에서의 머피의 법칙입니다.

1) 실수하는 사람에게만 꼭 같은 실수를 반복합니다.

2) 장기 처방된 약을 다 조제하고 포장하다가 나중에 약이 한 알 조제대에 떨어진 것(포장하다가 빠뜨린 것)을 알고 어떤 포장에서 빠졌나 포장된 약포지를 하나하나 살펴보면 꼭 맨 마지막 봉지에서 약이 빠져 있습니다.
찾기 시작했던 반대편부터 찾았더라면 바로 찾았을 텐데, 꼭 반대쪽부터 찾게 됩니다.

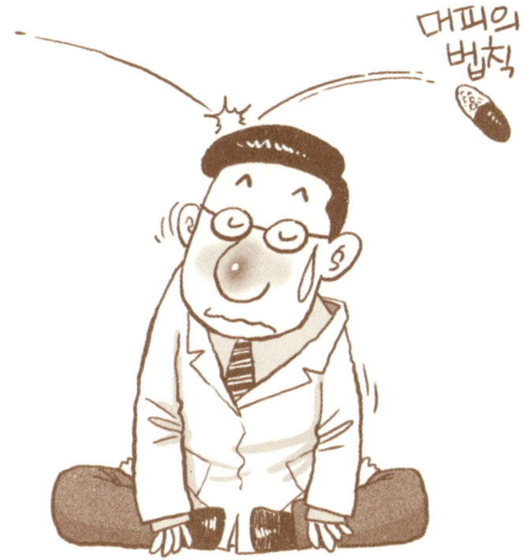

3) 환자가 한참 동안 없어서 잠시 화장실에 다녀오면 꼭 그때 환자가 와서 기다리고 있습니다.(예전에 분업되기 전 혼자 약국에 근무하느라 약국 문을 잠시 잠그고 화장실에 다녀올 때 이런 일이 있었습니다.)

4) 일이 있어 약국 문을 일찍 닫으면 꼭 그 다음날 와서 왜 어제 문을 일찍 닫았느냐고 항의하는 사람이 있습니다.

머피의 법칙 - 잔돈

1,000원짜리가 모자란 날은 환자들이 모두 10,000원짜리만 냅니다. 간신히 1,000원짜리를 구걸하듯이 해서 겨우 몇 장 모아두면 꼭 10,000원짜리 내면서 몇 백원짜리 약을 사는 사람이 있습니다. 이런 경우도 있지요.
약값이 1,100원이 나왔습니다. 환자가 또 10,000원짜리를 냅니다.

> 나 : 1,000원짜리 없으신가요?
> 환자 : 없는데요? 100원 드릴까요?
> 나 : (울며 겨자 먹기로) 예.

900원하고 1,000원짜리 8장만 나갈 건데 100원짜리를 내는 바람에 1,000원짜리가 한 장 더 나갑니다.

100원짜리 동전이 다 떨어져 가는 날은 이상하게 동전이 더 많이 나갑니다.

이럴 때 혹시 100원짜리를 거슬러 줄 경우가 생기면, 100원짜리로 달라고 합니다. 없다면 나중에 달라고 하고 그냥 보냅니다.
100원짜리를 받고 큰돈을 거슬러 주기도 합니다.

예를 들어 700원짜리를 사면서 1,000원을 내면

> 나 : 혹시 200원 없으세요?

200원이 있다면서 200원을 주면 500원을 거슬러 주고 100원짜리는 모읍니다. 이렇게 해서 약국에 100원짜리를 보태 주고 가는 사람에게는 이렇게 말합니다.

> 나 : 오늘은 100원짜리 주시는 분이 구세주네요.

머피의 법칙 – 약

약이 한 가지가 떨어지면 꼭 그 약만 찾습니다. 생산이 중지된 약은 더 많이 찾습니다.
처방이 나오질 않아 묵혀두었던 약을 반품하면 꼭 그 약이 처방 나옵니다.

착각 – 환자

환자들이 착각하기 쉬운 것들을 모아 봤습니다.

1. 약값은 무조건 병원 진료비보다 쌀 줄 안다.
2. 약값은 무조건 10,000원이 넘지 않을 줄 안다. 언제나 1,500원으로 해결될 줄 안다.
3. 약을 하루 이틀만 먹으면 모든 병이 치료될 줄 안다.
4. 약을 먹어도 병이 낫지 않는 것은 오로지 약사가 나쁜 약으로 바꿔서 조제했기 때문인 줄 안다.
5. 약만 먹으면 머리가 좋아질 줄 안다.
6. 약만 먹으면 피부 미인이 될 줄 안다.
7. 담배끊는 약만 사용하면 금방 담배가 딱 끊어질 줄 안다.
8. 정액제에 해당하던 처방이 시간 외 할증이 되어 3,000원이 넘어가면 그 차액이 모두 약사의 순수익이 되는 줄 안다.
9. 먹는 약과 함께 처방 되는 외용제(파스 또는

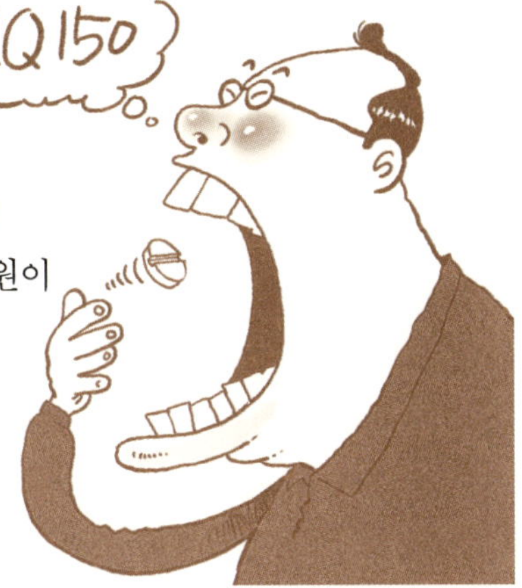

겔 제제)는 그냥 덤으로 끼워주는 줄 안다.

10. 약국에는 모든 처방약이 다 준비되어 있을 줄 안다.
11. 아직도 약은 마진이 많은 줄 안다.
12. 부작용이 있는 약은 나쁜 약인 줄 안다.
13. 소화제를 먹어도 위장장애가 있을 줄 안다.
14. 약값은 절대 오르지 않는 줄 안다.
15. 약 중에 20,000원이 넘는 것은 없는 줄 안다.
16. 병원에 자주 다니면 건강보험료가 올라갈 줄 안다.
17. 장기 처방을 조제하면 약국에 도움이 매우 많은 줄 안다.
18. 박카스 값만 싸면 모든 약값이 싼 줄 안다.
19. 온장고에 있던 쌍화탕류를 식혔다가 다시 데워 먹으면 안되는 줄 안다.
20. 약은 꼭 밥을 먹고 나서 30분 있다가 먹어야 하는 줄 안다.
21. 혈압 약은 한번 먹기 시작하면 평생 먹어야 되기 때문에 아예 처음부터 먹지 않아야 되는 줄 안다.
22. 약을 우유로 삼키면 안 되는 줄 안다.
23. 약 먹을 때 물을 많이 마시면 약이 묽어져서 약효가 떨어질 줄 안다.
24. 진통제는 절대 먹으면 안 되는 약인 줄 안다.
25. 모든 약은 씹어 먹어도 되는 줄 안다.
26. 어떤 약이라도 먹기만 하면 속을 버리는 줄 안다.
27. 약사는 처방된 약보다 나쁜 약으로만 대체하는 줄 안다.
28. 약사는 아프지도 않는 줄 안다.
29. 약사는 처방전에 따라 약을 포장만 하는 사람인 줄 안다.
30. 감기약을 먹으면 무조건 졸려야 되는 줄 안다.
31. 약사는 환자가 달라는 약을 아무 생각없이 집어주는 사람인 줄 안다.
32. 광고에 나오는 약을 모르는 약사는 실력이 없는 약사인 줄 안다.
33. 연말 정산시 약값 영수증을 받아가면 그 금액만큼 모두 세금

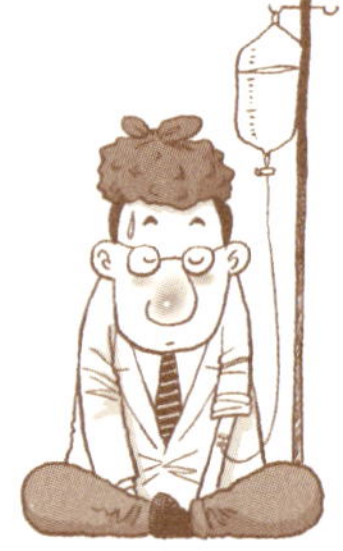

을 깎아주는 줄 안다.

34. 약은 무조건 가짓수를 많이 해서 먹어야 하는 줄 안다.
35. 약이름이 다른 약은 모두 다른 약인 줄 안다.
36. 제형만 같으면 다 같은 약인 줄 안다.(안약이나 연고 등)
37. 환자보관용 처방전만 있으면 언제든지 약을 다시 조제할 수 있는 줄 안다.
38. 약값을 싸게 주지 않는 약사는 도둑ㅇ인 줄 안다.
39. 환자 자신의 기억력이 언제나 정확한 줄 안다.
40. 약값은 얼마든지 깎을 수 있는 줄 안다.
41. 약국이나 병원은 경기를 타지 않는 줄 안다.
42. 약국은 휴일에도 열어야 하는 줄 안다고 어느 약사님이 써주셨고,
43. 약국은 밤늦게까지 해야 되는 줄 안다.
44. 주사를 맞아야 병이 단번에 낫는 줄 안다.
45. 경질 캡슐로 된 약은 모두 마이신(항생제)인 줄 안다. (감기 마이신 소화제 마이신을 찾는다.)
46. 약사는 처방전을 보면 환자에 대한 모든 것을 알 수 있는 줄 안다.
47. 약사라는 직업은 참 편한 직업인 줄 안다.
48. 약사 가족들은 병에 걸렸을 때 1방에 낫는 약만 먹는 줄 안다.

착각 – 제약회사(영업사원)

1. 광고만 많이 하면 약이 많이 팔릴 줄 안다.
2. 약국에는 샘플 약 2～3알만 갖다줘도 약사가 매우 고마와할 줄 안다.
3. 의사에게 로비만 잘 하면 자사 약의 처방이 많이 나올 줄 안다.
4. 환자들은 약에 대해 모르는 게 많은 줄 안다.
5. 자사 약이 일단 처방이 나오기 시작하면 절대 바뀌지 않을 줄

안다.

6. 처방이 나오던 자사 약이 처방이 안 나오는 것은 약사가 약을 타사 약으로 대체조제 하기 때문이다.

착각 - 약사

1. 환자에게 본인부담금을 안 받거나 깎아줘도 약사의 수입은 변함없는 줄 안다.
2. 약값을 싸게 주는 것이 최고의 경영인 줄 안다.
3. 약값만 싸게 주면 모든 환자가 다 올 줄 안다.
4. 약국 인테리어는 약장이 부서지지 않는 한 바꿀 필요가 없는 줄 안다.
5. 환자들은 약국의 인테리어나 분위기에 관심이 없는 줄 안다.
6. 내 약국에 환자가 오지 않는 것은 오로지 다른 약국에서 난매를 하기 때문인 줄 안다.
7. 환자에게 한 번만 설명하면 환자들이 다 알아들을 줄 안다.
8. 영업사원은 약사의 심부름꾼인 줄 안다.
9. 약값이 오르기 전에 잔뜩 약을 사서 쌓아두기만 하면 만사 OK인 줄 안다.
10. 쌀 때 사 둔 약은 값이 올라있어도 싸게 팔아야 되는 줄 안다.
11. 병원 옆에 약국을 차리면 모든 처방전을 다 처리할 수 있을 줄 안다.
12. 약사는 거만해도 되는 줄 안다.
13. 약사는 환자가 달라는 약만 주면 되는 줄 안다.

착각 - 정부

1. 법만 만들어 놓으면 모든 국민들이 그것을 다 잘 지킬 줄 안다.

2. 과태료나 벌금만 정해두면 모든 문제가 다 해결될 줄 안다.
3. 법령이나 시행령 또는 지시사항 등을 관보에 게재하거나 인터넷에만 올리면 모든 국민들이 그 내용을 다 알고 있을 줄 안다.
4. 조제 건수가 많은 약국의 조제료를 삭감하면 처방전이 동네 약국으로까지 갈 줄 안다.
5. 총약제비 10,000원을 기준으로 정액제와 정률제로 나눈 것은 환상적인 방법이므로 절대 손 댈 필요가 없는 줄 안다.
6. 그러므로 저런 구분에 대해 국민들은 이해를 잘 하고 있으며 합리적이라고 생각해서 불평을 전혀 안 하는 줄 안다.
7. 약국을 정상적으로 경영하면 향정신성 의약품 등 마약류의 재고가 장부와 틀릴 리가 없다. 틀린다면 그것은 오로지 약사의 잘못 때문인 줄 안다.
8. 일회용 비닐봉투 환불 보증금을 받으면 일회용품의 소비가 크게 줄어들 줄 안다.
9. 약가를 1~2원씩 인하하는 것도 대단한 업적인 줄 안다.
10. 1회용품 규제, 약제비(진료비) 영수증 발급 의무화 등의 규제로 환경이 매우 깨끗해지고, 부당 청구가 사라질 줄 안다.
11. 모든 병의원에서 처방전을 두 장씩 주는 줄 안다.
12. 불용 재고 의약품 처리에 있어 정부가 아무 도움을 주지 않아도 약사들은 불만이 없는 줄 안다.

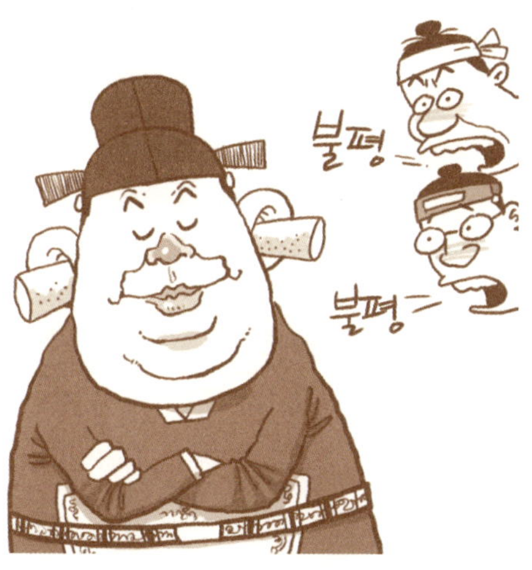

13. 실제로 항생제의 사용량이 줄어든 줄 안다. (항생제의 사용량이 준 것은 심사 후 삭감이 늘었기 때문이며 처방된 양을 기준으로 하면 항생제 사용량의 감소치가 그리 높지 않다)

14. 모든 국민들은, 공문 한 장이면 일제히 움직이는 공무원하고 똑같은 줄 안다.

15. 큰소리만 치면 다 되는 줄 안다.

16. 공무원은 국민 위에 군림하는 존재인 줄 안다.

17. 조제한 약은 반품, 환불할 수 없다는 규정을 국민들이나 약사들은 모두 잘 이해하기 때문에 약사와 환자간에 마찰은 전혀 없는 줄 안다.

18. 약사는 통계처리나 공문작성, 세무관계의 잡무도 잘 처리하는 줄 안다.

착각 - 의사들

1. 의사 자신들이 분업 전에 받던 리베이트만큼, 약사들도 제약회사에서 리베이트를 받는 줄 안다.
2. 자신들의 처방이 최고인 줄 안다.
3. 약 가짓수만 많으면 좋은 처방인 줄 안다.
4. 소화제만 처방하면 모든 위장장애가 없어질 줄 안다.
5. 약사들이 처방전의 약을 다 바꿔칠 줄 안다.
6. 아무리 까다로운 처방을 내려도 환자들은 약을 잘 먹을 줄 안다.
7. 당뇨환자는 시럽을 먹어도 되는 줄 안다.
8. 약사는 모두 아주 무식한 줄 안다.
9. 환자에게 무뚝뚝하게 대해야 의사로서의 권위가 서는 줄 안다.
10. 한약을 먹으면 절대 안되는 줄 안다.
11. 모든 약사들이 전문약을 맘대로 팔 줄 안다.
12. 우리나라에 항생제 내성균이 많은 것은 오로지 약사들 때문인 줄 안다.

13. 약만 많이 먹으면 모든 병이 다 잘 나을 줄 안다.
14. tranquilizer 종류가 만병통치약인 줄 안다.
15. 자신의 처방은 절대 아무런 문제도 없는 줄 안다.

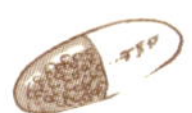

착각 - 한의사들

1. 한약에 양약만 섞어서 달이면 효과가 좋을 줄 안다.
2. 약사들은 한약에 대해 무식한 줄 안다.
3. 한약은 오래 먹어야 효과가 난다고 말하면 모두 속아줄 줄 안다.
4. 한약은 효과가 늦게 나타나는 줄 안다.
5. 한의사 자신들의 체질 분류가 정확한 줄 안다.
6. 한약 먹고 부작용이 나는 것은, 자신들의 전혀 책임 때문이 아니고 모두 환자의 체질 때문인 줄 안다.
7. 자신들이 취급하는 한약재는 모두 최고급품인 줄 안다.
8 자신들이 조제하는 한약은 아무 부작용이 없는 줄 안다.
9. 양약만이 부작용이 나는 줄 안다.
10. 한의원에 환자가 없는 이유가 약사들이 한약을 취급하기 때문인 줄 안다.
11. 자신들은 CT기, X-선 기계, MRI기까지 쓰는 것은 당연한 것이고 의사나 약사가 진맥이나 침, 부항 등을 하는 것은 절대 안 되는 건 줄 안다.

착각 - 심사 담당자들

1. 자신들이 공무원인 줄 안다.(준공무원 신분)
2. 자신들이 대단한 권력가인 줄 안다.
3. 자신들이 삭감면허가 있는 줄 안다. (그들은 간호사 면허가 있을 뿐입니다.)
4. 자신들의 삭감은 모든 것이 정당한 줄 안다.

착각 - 간호사들

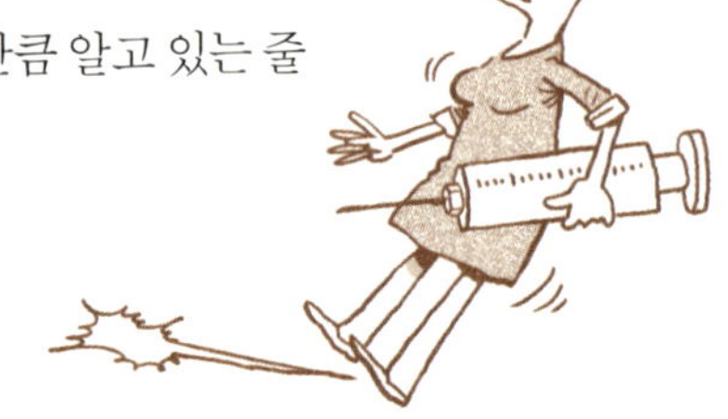

1. 약사에게서 전화가 왔을 때 자신들이 알고 있는 것은 자신이 대답해도 되는 줄 안다.
2 자신들이 약에 대해 의사만큼 알고 있는 줄 안다.
3. 약사의 전화를 의사에게 넘기는 것은 자존심이 상하는 일인 줄 안다.

착각 - 약국 전산원

1. 환자가 달라고 하는 약은 자신이 주어도 되는 줄 안다.
2. 자신이 알고 있는 약은 자신이 환자에게 주어도 되는 줄 안다.
3. 4대 보험 중 자신이 낼 것을 약사가 내주는 것은 당연한 것인 줄 안다.
4. 처방전대로 약을 약포지에 넣는 것이 조제인 줄 안다.
5. 그러므로 자신도 조제할 수 있는 줄 안다.
6. 파스 등 외용제가 처방 나왔을 때에는 자신이 집어주어도 되는 줄 안다.
7. 환자가 뭔가 물었을 때 자신이 아는 것은 자신이 대답해도 되는 줄 안다.
8. 자신이 가장 격무에 시달리는 줄 안다.

착각 - 이 글을 읽으시는 분들

1. 이 글을 쓰는 약사는 약국을 매우 잘 운영하고 있는 줄 안다.

2. 이 글을 쓰는 약사는 타이핑이 매우 빠른 줄 안다.(독수리 타법입니다. 1,500타를 칩니다 ← 24시간 동안 치는 속도입니다. 글을 치는 동안 모니터를 절대 못 봅니다.)
3. 이 글을 쓰는 약사는 매일매일 재미있는 환자만 만나는 줄 안다.
4. 이 글을 쓰는 약사는 환자와 싸움은 절대 안 하는 줄 안다.
5. 이 글을 쓰는 약사는 모든 환자에게 복약지도를 잘 하는 줄 안다.
6. 이 글을 쓰는 약사는 처방조제 환자도 많고 매약 환자도 많은 줄 안다.
7. 이 글을 쓰는 약사는 대형약국을 운영하는 줄 안다.
8. 이 글을 쓰는 약사는 젊은 줄 안다. ← 47살 소띠입니다. 두 딸의 아빠입니다. 그중 하나는 21살이고 하나는 20살이고요.
9. 이 글을 쓰는 약사는 불법이나 비도덕적인 짓은 전혀 안 하는 줄 안다.
10. 이 글을 쓰는 약사는 서울에 있는 줄 안다.
11. 이 글을 쓰는 약사는 임기응변이 대단한 줄 안다.← 같은 상황을 10번 겪어야 대답할 말이 생각납니다.
12. 이 글을 쓰는 약사는 재치가 있는 줄 안다.
13. 이 글을 쓰는 약사는 언제나 웃는 얼굴을 하고 있는 줄 안다.
14. 이 글을 쓰는 약사는 모든 유머를 창작해서 구사하는 줄 안다.←1 %가 창작이고 나머지는 모두 도용하는 겁니다.
15. 이 글을 쓰는 약사는 부부 사이도 좋을 줄 안다. ← 공처가입니다.
16. 이 글을 쓰는 약사는 모범 약사인 줄 안다.

착각 - 이 글을 쓰는 저

1. 이 글을 읽는 모든 분이 이 글을 되게 재미있어 하는 줄 안다.
2. 이 글을 읽는 모든 분이 이 글을 기다리는 줄 안다.

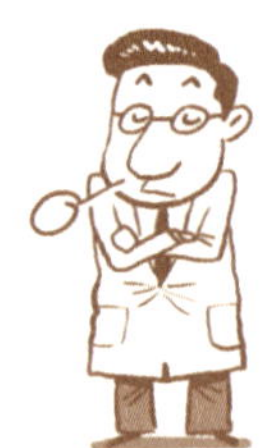

3. 이 글을 읽는 모든 분이 이 글을 읽으며 고마워하는 줄 안다.
4. 이 글을 읽는 모든 분이 자신의 도배 행위에 신경질을 전혀 안 내는 줄 안다.
5. 이 글을 올리는 것이 자신의 사명인 줄 안다.
6. 이런 글을 올릴 만한 소재가 끝이 없을 줄 안다.
7. 이런 글을 올리는 것을 싫어하는 분은 하나도 없을 줄 안다.

공무원들이 무서워 하는 것

공무원은 약사 등 민원인에게 이런 말을 듣는 것을 가장 무서워합니다.

1. 인터넷에 올리겠습니다.
2. 그런 건 미리 알려줘야 되는 거 아니예요?
3. 그러면 낭비가 심하잖아요?
4. 민원이 있을 텐데요?

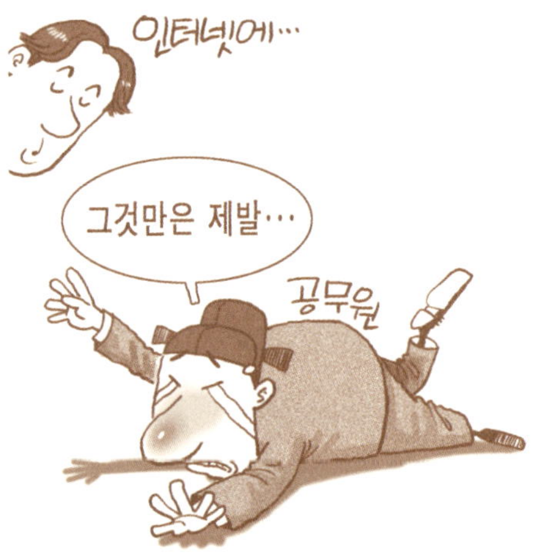

제가 2000년에 약국을 지금의 자리로 옮긴 뒤 보건소에 전화를 했습

니다.

나 : 약국을 이전했는데요, 개설등록증 없이 약을 조제해 줘도 될까요?

보건소 직원 : 당연히 안됩니다. 개설등록증 새로 나오기 전에는 약 주지 마세요.

줘야겠다, 안된다 한참 실랑이를 벌이다가,

나 : 약을 조제하지 못하겠다고 하면 환자들이 민원을 넣을 텐데요?

직원 : 그럼 주세요.

나 : (속으로)ㅋㅋㅋ 이겼다.

환자들이 무서워 하는 것

1. 그 약은 부작용이 있어요.
2. 약값이 3,000원이 넘어가는데요.
3. 이건 진통제예요.
4. 그건 옛날 약이예요.
5. 그 약 먹으면 정력이 떨어질 수 있어요.

영업사원들이 무서워 하는 것)

영업사원은 이런 말을 들으면 무서워합니다.

1. 원장님이 처방 바꾸겠대.
2. 다른 약으로 대체할 거야.
3. 그 회사 약은 효과 없대.
4. 그 회사 약 먹고 부작용 난 사람 있어.

5. 리베이트 주는 거 공단에 신고할 거야.
6. 약이 불량품이 왔어.
7. 다음부터는 도매상에 주문할 거야.

약사들이 무서워하는 것

약사들은 이런 말을 들으면 무서워합니다.

1. 병원이 다른 데로 옮겨간대요.
2. 옆에 약국이 하나 또 들어온대요.
3. 약사감시 나온대요.
4. 검찰청에서 왔습니다.
5. 식약청에서 왔습니다.
6. 보건소에서 왔습니다.
7. (전화)식약청인데요.
8. 전화)세무서입니다.
9. (전화)보험공단입니다.
10. (전화)어제 약 지어간 사람인데요. ← 이런 전화 받으면 제 가슴은 덜컹 내려앉습니다.

의사들이 무서워하는 것

의사들은 이런 말을 들으면 겁을 냅니다.

1. 그 약 처방내면 삭감할 겁니다.
2. 왜 이런 ×약만 처방 내는 겁니까?
3. 리베이트 많이 받았죠?
4. 허위 진료했죠?
5. 그 병원에서 진료 받은 적 없어요.(진료 사실 확인 나왔을 때)

답답한 사람들 – 의사

참 답답한 의사

① 당뇨환자에게 설탕은 먹지 말라면서 시럽은 처방하는 의사
② 장용정을 반으로 나누거나 갈아주라고 처방하는 의사
③ 향정신성 의약품을 무차별로 처방하는 의사
④ 같은 약효의 약을 2개 3개 마구 처방하는 의사
⑤ 어린아이에게까지 10가지 가까이의 약을 처방하는 의사
⑥ 변비 환자에게 주석산디하이드로코데인 제제를 처방하는 의사
⑦ 감기에 스테로이드제를 처방하는 의사

분업 초기에 어느 병원에서 모 회사의 디아제팜이 처방이 나왔습니다. 저희 약국에는 그 디아제팜은 없고 ♡리움밖에 없어서 의사에게 전화했습니다.

나 : ○○ 디아제팜 처방을 받았는데요, 이건 없고 ♡리움이 있는데 대체해도 될까요?
의사 : ♡리움이 어느 회사 ♡리움인가요?

뉘앙스가 디아제팜은 상품명이고 ♡리움을 성분명으로 알고 있는 것 같았습니다.
성분명 처방을 한다고 해도 의사들이 제대로 알고 처방을 낼지 참 궁금합니다.

답답한 사람들 – 정부

참 답답한 정부

① 한번 내린 정책은 문제가 있는 것으로 나타나도 끝까지 밀고

가려는 정부
② 이런 정책이 불합리한 것으로 나타나도 바로 고치지 않는 정부
③ 뭐든 벌금이나 과태료로 해결하려는 정부
④ 시민단체 등 민간단체의 말만 들으려는 정부
⑤ 국민들의 사정은 아랑곳하지 않는 정부

답답한 사람들 - 환자

① 열심히 설명할 때에는 뭘 들었는지 같은 것을 반복해서 묻는 환자.
② 끼니마다 구별해서 먹도록 표시해주어도 멋대로 먹고서 약이 모자란다고 우기는 환자.
③ 하루 두 번 먹으라고 그렇게 강조해도 세 번 먹고 약이 모자란다고 우기는 환자.
④ 양약은 부작용이 많고 한약은 없는 줄 아는 환자.
⑤ 병원엔 여러 날을 계속 다니면서 약국에서는 한 번 먹을 약만 찾는 환자.
⑥ 처방대로 약을 조제했는데 약국에서 항의하는 환자.
⑦ 술 먹고 병이 났고 술 때문에 안 낫는데도 술을 못 끊는 환자.

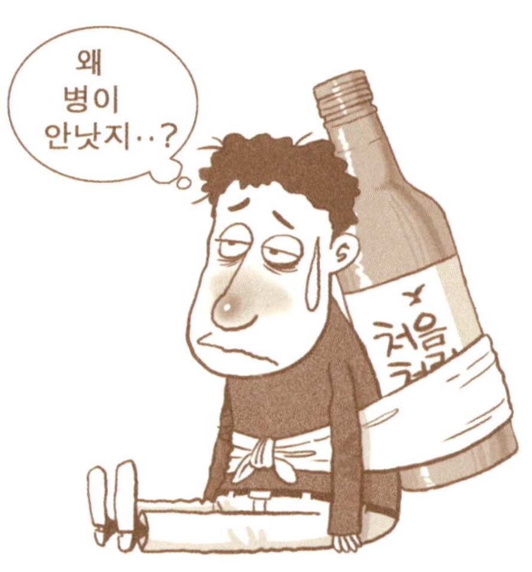

의약분업 손익 계산서

의약분업의 손익 명세를 따져봅시다.
이득을 본 측

1. 제약회사

① 약국에서의 고질적인 악성 결재지연이 많이 없어지고 오히려 약국에 큰소리칠 수 있게 됐다.

② 약값을 알아서 싸게 해줄 필요가 없고 회사의 재무구조가 많이 좋아졌다.

③ 약국을 뻔질나게 방문하지 않아도 알아서 주문 나오고 월말이면 돈 들어온다.(병원에만 열심히 가면 된다.)

④ 약국에서 카드 결재가 많아져서 영업사원들의 삥땅이 줄었다.

⑤ 리베이트를 한 군데로만 집중할 수 있게 됐다.

2. 정부

① 의사, 약사로부터 세금을 뜯어내기가 훨씬 쉬워졌다.

② 의사, 약사들을 통제하기가 쉬워졌다.

③ 제약회사 통제하기도 쉬워졌다.

④ 마음만 먹으면 의사, 약사들을 얼마든지 잡아넣을 수 있다.

⑤ 국민들의 질병에 관한 통계를 전보다는 정확히 낼 수 있다.

3. 의사

① 약에 손대지 않아도 리베이트가 잘 들어온다.

② 향정약 때문에 골치 아플 일이 없다.

③ 병원에 약 창고가 필요 없어졌다.

④ 처방 때문에 진료비가 삭감되어도 걱정이 없다(메이커에서 모두 보상해준다.).

4. 환자

① 알 권리가 회복되었다. 약에 대한 정보 등..

② 약에 대해 전문가의 상담을 받을 수 있다.
③ 전문가에게 투약 서비스를 받는다.
④ 전문약의 경우 약값 부담이 많이 줄었다.
⑤ 소비자로서의 권리가 향상되었다.
⑥ 종합병원에서만 받던 처방을 동네의원에서도 받을 수 있다.

5. 약사

① 메이커 영업사원의 방문이 많이 줄어 귀찮은 일이 적어졌다.
② 휴일, 휴가 등을 예전보다 잘 챙길 수 있다.
③ 환자들로부터의 호칭이 달라졌다.

손해를 본 측

1. 약사

① 약의 재고가 눈덩이처럼 쌓인다.
② 약으로 인한 손실을 고스란히 떠 안는다
③ 감시의 눈길을 많이 받는다.(보건소, 검찰, 심평원, 공단, 환자, 언론 기관 등)
④ 주민 건강 지킴이로서의 위상이 많이 약해졌다.
⑤ 소득격차가 매우 커졌다.
⑥ 약사의 실력보다는 인근 의료기관의 존재여부에 의해 경영이 좌우된다.
⑦ 제약회사로부터 제품 정보를 거의 받지 못한다.
⑧ 처방 조제 건수로 약사의 능력이 판가름난다.
⑨ 자유시간이 없다.
⑩ 메이커 측으로부터 홀대를 당한다는 기분이 든다.
⑪ 약사간의 갈등이 더 심해졌다.
⑫ 부수적인 지출이 많아졌다(인건비, 임대료, 4대 보험료, 방범료, 통신비 ...)
⑬ 약사 상호간의 교제가 적어졌다.

2. 환자

① 약 사기가 매우 힘이 든다. (약국이 대체로 일찍 닫는다)
② 일반적으로 약값이 많이 올랐다.
③ 귀찮아졌다.
④ 여기저기서 서류가 많이 날아온다.
⑤ 집안 여기저기에 뭔지도 모를 약 봉투가 즐비하다.

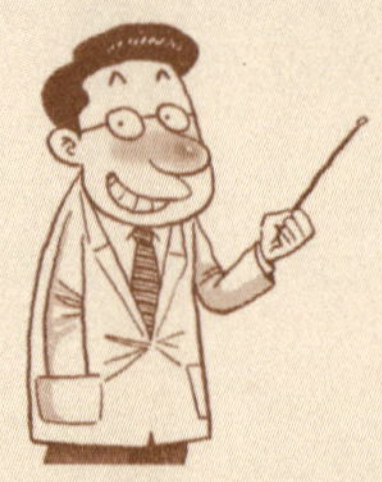

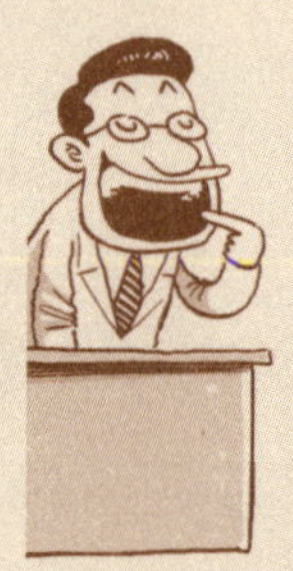

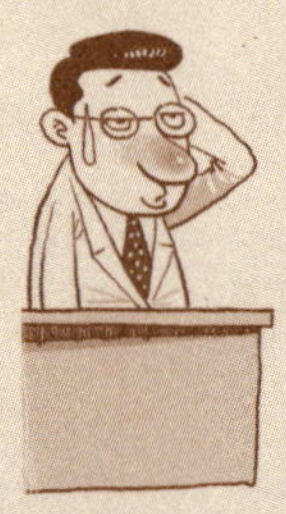

13

더불어 사는 사회 - 약사가 사는 삶

아이들을 가르치실 때 어려운 점이 많으시죠?

제가 겪은 일입니다.

제 딸들에게 빼기를 가르치는데 10의 자리에서 빌려 오는 것을 영 이해를 못해요. 그렇다고 무작정 빌려 오라고 할 수도 없어서 이렇게 했습니다.

먼저 드링크 10병들이 한 상자와 낱병 몇 개를 가져다가 낱병보다 더 많은 병을 꺼내 보라고 했습니다.

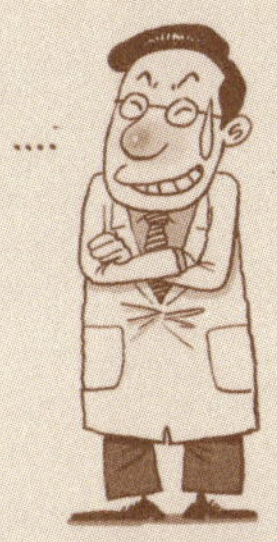

보험 설계사

약국에 있다 보면 보험 설계사들이 찾아 와서 앙케이드 조사에 응해 달라고 부탁하는 경우가 많습니다.

설계사 : 이 설문지에 응답좀 해 주세요.
나 : 이거 아무래도 모범 답안을 하나 만들어 두었다가 복사해서 오는 분들마다 하나씩 나눠 드려야겠어요.
설계사 : 오는 분들 많죠?
나 : 예. (주민등록번호 쓰는 난에 이르면) 이건 틀리게 적어도 되죠?

하고 슬쩍 떠봅니다. 그러면

설계사 : (웃으면서) 주민등록번호가 틀리면 사무실에서 입력이 안 돼요.

호칭

약국에 와서 약사를 부르는 호칭

가장 흔하지만 가장 기분 나쁜 것 : 아저씨, 아줌마
영업사원의 호칭 : 약사님 또는 국장님
분업 이후 듣게 된 호칭 : 원장님, 선상님,

제가 전에 조치원에 있을 때 어떤 식당주인에게 듣던 호칭 : 사장
예전에 조치원에 있을 때의 어느 할머니가 나를 부르던 호칭 : 애기 아부지

잡상인

가방에다 여러 가지 물건 넣고 팔러 다니는 사람들이 약국에 자주 오지요?

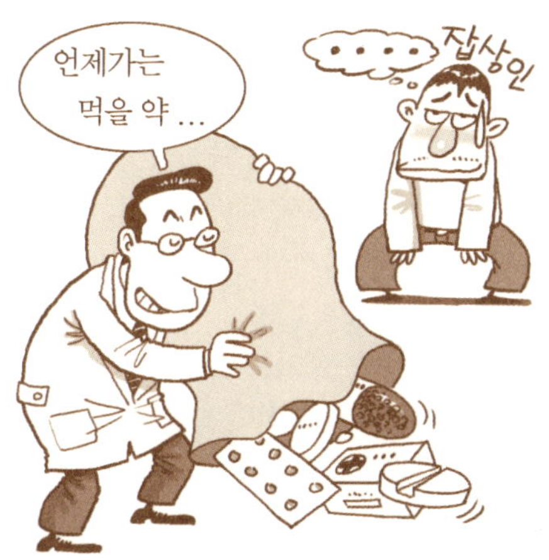

장사 : 이쑤시개 좀 사 주세요. 편지 봉투도 있고 때밀이 수건도 있고 면봉, 치솔도 있어요.

나 : 지금은 필요한 게 없네요. 면봉, 칫솔은 우리 약국에 있는 거고..

장사 : 언젠가는 쓸데가 있는 거니까 사 주세요.

나 : 그럼 우리 약국에 있는 약도 언젠가는 쓸데가 있을 테니까 사실래요?

이 사람들이 왔을 때, 전에는 그냥 보내다가 대개 한가지 정도는 사줍니다. 편지 봉투나 이쑤시개 같은 걸로.

그런데 다른 사람 말을 들으니 물건은 안 사고 돈만 조금 준다고 하더군요. 그래야 그 돈이 그 사람 것이 될 수 있대요. 물건 판 돈은 그 사람이 갖질 못한답니다.

나를 슬프게 하는 것들

- 딸들이 놀러 가자고 하거나 또는 퇴근좀 일찍 하시라고 자꾸 조를 때.(어릴때는 이러더니 요즘은 본체만체 합니다)
- 의료보호대상자에게 약국에선 그 의료보호증은 못 쓴다는 말을 해줄 때.(약국의보시절에 의료보호대상자는 약국에서 급여 처리를 못했습니다)
- 통신에 접속만 되면 환자가 와서, 박카스 하나 달라고 해서 자꾸 접속을 끊게 될 때.
- 전화가 고장나 통신에 못 들어갈 때(이만 하면 저도 통신중독자인가요?).
- 컴이 고장나 아무 것도 못할 때.
- 주사가 최고라는 말을 하는 환자를 대할 때.
- 스테로이드 부작용으로 moon face가 된 환자를 만났을 때.
- 술, 담배 때문에 병이 생긴 줄을 알면서도 그걸 못 끊고 약만 먹으려는 환자를 대할 때.
- 방송 등 언론에서 계속 약사가 얻어맞을 때.
- 신경통 때문에 계속 약만 먹고 지내는 노인을 대할 때.
- 약사들이 하나로 뭉치지 못하는 것을 볼 때(저도 그렇지만요.).

나를 기쁘게 하는 것들

- 옷을 갈아입었는데 그 주머니에 생각지도 않던 돈이 들어 있을 때.
- 인터넷에 내가 올린 게시물의 조회수가 올라갈 때, 또 그 내용이 도움이 되었다는 쪽지를 받았을 때.
- 의료보험 청구액이 전혀 삭감이 없이 지급되었을 때, 또는 오히려 불어서 나왔을 때(이런 것은 제가 컴퓨터로 작성하지 않고 손으로 작성한 경우 계산을 잘못 했을 때 간혹 있습니다).
- 이의신청한 금액을 지급하겠다는 통지를 받았을 때.
- 의료보험 청구액이 들어왔을 때.

· 잔돈이 없어 쩔쩔 매고 있는데, 어떤 환자가 약값을 잔돈으로만 주고 갈 때.

조제 환자가 많이 밀려 있어도 끝까지 기다려 주는 환자가 있을 때(지금은 많이 밀리는 경우가 아예 없지만).

총각행세

벌써 한 10년 전의 이야기네요. 가끔 저보고 결혼했느냐고 묻는 분이 계셨습니다.

환자 : 결혼하셨어요?
나 : 왜요? 중매 서시려고요?

한 번은 딸아이가 전화를 걸었는데,

딸 : 아빠, 어쩌구저쩌구...
나 : 아빠 지금 바쁘니까 전화 끊어.
그 말을 들은 어떤 환자 : 아기 있으세요?
마침 약국에 나와 있던 아내 : 그럼요, 초등학교 3학년 딸이 있는데요.
환자 : 결혼했겠다고 짐작은 했지만 그렇게 큰 딸이 있을 줄은 몰랐어요.

또 한 번은 약을 짓고 있는데 아내가 들어왔습니다.

환자 : 사모님이세요?
아내 : 예
환자 : 결혼 안 하신 줄 알았는데..
아내 : 초등학생 딸이 둘이나 있는데요.
나 : (약을 가지고 나와 웃으면서) 저, 총각 행세해도 믿으시겠어요?

아내 : 좋겠수.

이제는 머리에 서리도 제법 내리고, 저런 말을 절대 못 듣습니다. 아! 옛날이여...

반응

제 처가가 서천인데, 모시로 유명한 한산과 같은 동네입니다. 몇 년 전에 장모님께서 모시옷을 해 주셨습니다. 직접 세모시를 짜셔서..
그 옷을 입고 약국에 있으면 환자들이 반응을 보입니다.

환자1 : 이야! 모시옷이네. 그거 입으면 시원하지?
나 : 어휴! 더울 때는 다 벗고 있어도 더워요.
환자1 : 좋은 것을 입었으면 좋다고 얘기를 해야지, 그렇게 얘기하면 어떡하나? 좋다고 얘길 해야 나도 입고 싶지.

환자2 : 이야! 모시옷이네. 이거 입으면 다른 옷은 절대 못 입을 거야.
나 : (또 잔소리 들을까봐) 예.

제가 모시옷 입었다고 자랑하려는 건 아니고요.
이 모시옷 때문에 보통 시집살이를 당하는 게 아닙니다. 옷이 구겨질까 봐 가운도 못 걸치지, 아무 데나 기대거나 눕지도 못하지, 특히 아무 데나 앉았다가 옷이 구겨지거나 더럽혀지기만 하면 당장 불벼락이 떨어집니다.

아내 : 그거 손질하기가 얼마나 힘든데 그렇게 함부로 입어요?

모시옷이라서 시원하기도 하지만, 이런저런 통제 때문에 오싹합니다.

×겨레

제가 처음에 약국을 조치원에서 시작할 때 그곳이 시장통이었는데, 여기저기서 신문사마다 와서 신문을 봐달라고 사정을 해대는 통에 하나둘씩 보던 신문이 다섯 가지가 넘기도 했습니다. 그러다가 ×겨레 신문이 창간되어 ×겨레신문을 본 뒤로는 모든 신문을 다 끊었습니다. 그 뒤로도 신문을 봐달라고 오는 사람들이 많은데, 한 마디만 하면 더 이상 말을 못붙이고 그냥 갑니다.

신문사 : 약사님 이걸 드릴 테니 신문 좀 1년만 봐주세요.
나 : ×겨레 창간 독자예요.

내가 ×겨레를 고집했던 이유

1. 한자(漢子)가 없다.
2. 끊기가 쉽다. (무료지가 없어 옵션 기간이 없습니다. 지금은 어떤지 모르지만...)
3. 신문 사이에 들어오는 광고지가 많지 않다(이것은 장점도 되고 단점도 되네요. 쇼핑 정보를 얻기가 어려워서 집에서는 다른 신문을 또 봅니다)
4. 면수가 많지 않아 다 읽는데 시간이 많이 걸리지 않는다.

약국에서 수학 가르치기

아이들을 가르치실 때 어려운 점이 많으시죠?
제가 겪은 일입니다.
제 딸들에게 빼기를 가르치는데 10의 자리에서 빌려 오는 것을 영 이해를 못해요. 그렇다고 무작정 빌려 오라고 할 수도 없어서 이렇게 했습니다.
먼저 드링크 10병들이 한 상자와 낱병 몇 개를 가져다가 낱병보다 더 많은 병을 꺼내 보라고 했습니다.

그랬더니 낱병까지는 잘 꺼내는데 나머지를 채울 수가 없다고 하더군요. 그래서 그 때 10병들이 상자를 뜯으면 된다고 하면서 이래서 수를 뺄 수가 없을 때는 그 윗자리에서 하나를 빌려 오는 거라고 설명을 했지요. 그런데 거기에서 빌려 오는 하나는 하나가 아니고 열 개라는 말까지도 했습니다.

그랬더니 그렇게 어려워하던 것을 쉽게 이해하더군요. 어때요? 쓸 만하지 않습니까? 예? 그 정도는 벌써 안다고요?

이 이야기를 가까이 지냈던 치과 의사부부에게 했더니,

치과의사 아내 : 우리는 이빨을 빼면서 가르쳐야겠네.

약국에서 한글 가르치기

조치원에서 약국을 할 때 저희 큰아이는 자주 약국에 나왔습니다.

그러면서 약국에 있던 약의 이름을 익혔던 모양입니다. 어느 날은 박카스 상자를 짚으면서 '박카스'라고 읽는 시늉을 하는 겁니다.

아마 많은 사람들이 그걸 가리키면서 '박카스'라고 하니까 글자의 모양을 익힌 것 같았습니다.

그때부터 딸아이가 글자에 흥미를 느끼나 보다 생각해서 딸아이의 이름부터 해서 하나하나 가르치기 시작했습니다.

한글, 이거 정말로 배우기 쉬운 훌륭한 글자입니다.

외상

제가 조치원에서 약국을 시작한 지 얼마 안되어서 저희 친척분이 물으시더군요.

친척1 : 단골 많이 생겼니?

나 : 예.
친척2 : 그 단골 많아져봐야 외상만 많아지지 뭐.

정말 그렇습니다. 조금씩 조금씩 쌓이는 외상이 꽤 많지요.
분업을 하고 나서도 그 외상이 많아지고 있는데요, 제 입장에서도 환자에게 외상을 갚아달라는 소리를 하기가 참 곤란할 때가 많습니다. 다행히 PM 2000에 메모장 기능이 있어 거기에 자세히 적어두고 말하면 결국 주시기는 주시는데, 몇 번을 망설이다 얘기를 해야 됩니다.

그런 얘기를 할 때의 사람들의 반응입니다.

여직원 : 전에 약값 좀 남은 게 있는데요.
사람1 : 아! 맞다. 좀 떨어진 거 있었지?

여직원 : 지난번에 외상으로 약 가져가신 게 좀 있는데요.
사람2 : 어 그런 게 있었나요? 왜 진작 말하지 그랬어요?

아니 외상을 가져간 사람이 알아서 외상을 갚아야지, 주인 입장에서 외상값 달라기가 쉬운 줄 아나? 얼마나 망설이다가 독촉을 하는지 생각을 안 하는 것 같습니다. 안 그렇습니까?

조치원에 있을 때는 이런 일도 있었습니다.

어느 분(A)께 한약을 지어드렸는데, 몇 달이 지나도 약값을 안 주시는 겁니다.
그래서 그분을 소개하신 분(B)께 전화를 드려서 그분께 약값을 달라는 말씀을 전해달라고 부탁을 드렸습니다. 그랬더니 나중에 들으니 A분이 한약 값이 너무 비싸서 안 줬다고 하더랍니다. 제가 그 말을 들으니 기가 막히더군요.
그렇다면 직접 와서 너무 비싸니까 좀 깎아 달라고 말이나 해보지, 왜 속으로만 비싸다고 투덜대며 약값을 안 주고 있었는지 이해가 안 되더군요.

약을 짓기 전에 이미 약값이 얼마인지 얘기를 했는데도 그런 말을 했다니 참 너무하다는 생각도 들었습니다.

우리약국 단골 고객들

저희 동네에 어느 중년 분이 계십니다.
약국에 오면 전산직원에게 이런 농담을 하십니다.

중년 : 아가씨, 이 자리 빌 때는 나한테 꼭 얘기해줘야 돼.

여직원이 약국을 퇴직해서 관두고 나갈 때 얘기를 해달라는 겁니다.

중년 : (나를 가리키며) 저 양반한테 나 좀 써달라고 얘길 했는데도 연락을 안해줘서 아직까지 여기 취직을 못했어.

잠깐 자리가 난 적이 있는데 내가 이력서를 못 갖고 와서 취직이 안됐고...
이번에 여직원이 바뀌었습니다. 이 분이 또 오시더니...

중년 : 어라! 다른 사람이 온 것 같은데? (나를 보며) 왜 나한테 얘기 안 했어요?
나 : 사람이 바뀐 게 아니구요. 그 아가씨가 성형수술을 한 거예요.
중년 : 엉, 그려?

저는 첨에는 환자들에게 드링크를 드리지 않다가 저희 약국 옆에 약국이 하나 생긴 뒤(지금은 없어졌지만) 드링크를 드린 적이 있습니다.

드링크를 드리지 않을 때에는 환자들에게 "여기는 왜 마실 것도 하나 안 주느냐?"는 항의를 들었지만 꿋꿋이 버텼는데, 결국은 환경에 적응하느라 드링크를 드리게 되었는데, 옆의 약국이 없어졌다고 안 드릴 수 없어서 드린 적이 있습니다.

환자들의 반응도 여러 가지입니다.

환자1 : 올 때마다 이렇게 주니 미안해서 원…

환자2 : 당연히 받을 것을 받듯 하는 표정으로 아무 말도 안 하고 넙죽 받는 사람

환자3 : 나 이거 말고 소화가 안되니까 까스○○ 줘.

나 : 이건 그냥 드리는 거지만 그건 돈 주고 사셔야 돼요.

이렇게 하면 대부분 포기합니다.

이런 말을 할 때마다 은근히 화가 납니다. 그 사람들은 홈쇼핑 등에서 사은품 줄 때도 다른 걸로 달라고 하는지…

왜 약사만 만만하게 보는지… 약사들이 그렇게 만들었으니 누굴 탓하겠습니까.
그런데 약국을 찾는 고객들의 있는 그대로의 모습들은 때론 정말 힘들게 느껴지기도 하지만, 정겹습니다. 이들과 더불어 약국에서 약사로 사는 삶은 평범해 보이지만, 제게는 평범함을 넘어서 소중하고 특별한 삶입니다.

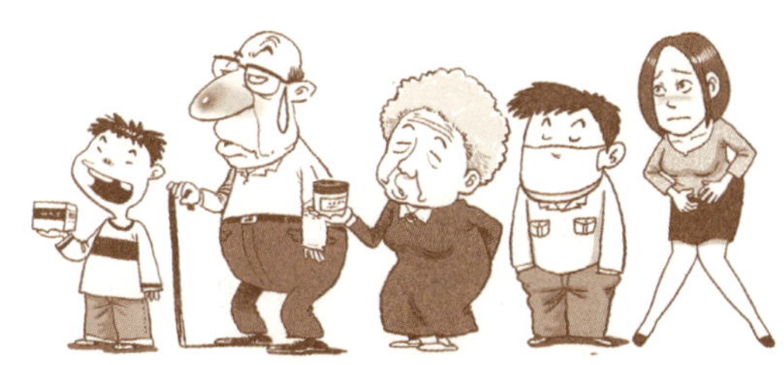

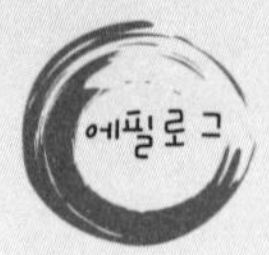

마음의 병을 이기려면

제가 중학교 때 어느 친구(A)에게 또 다른 친구(B)의 흉을 좀 얘기한 적이 있었습니다.

"난 B가 싫어."라는 내용으로 기억합니다. 그런데 그 A가 제게 아주 곤란한 듯이 얘기를 하더군요.

"나는 누구 말을 들어야 할지 모르겠다. B도 너에 대해서 그런 얘기를 하더라."

전 그때 이 말을 듣고 제법 큰 충격을 받았습니다.

저 나름으로는 제가 제 주위의 모든 사람들에게 좋은 소리를 듣고 있는 줄 알았던 거지요.

그래서 그 뒤 저는 생각을 고쳐먹었습니다.

나를 좋아하는 사람이 있으면 분명히 나를 싫어하는 사람도 있고, 또 나를 싫어하는 사람이 있으면 나를 좋아하는 사람도 분명히 있을 거라는 생각을 하게 됐습니다. 모든 사람이 다 저를 좋아하거나 또 모든 사람이 다 저를 싫어하지는 않을 거라는 생각이지요.

그러다가 고등학교 때(FM 라디오를 켜놓고 공부할 때였지요.) 라디오에서 나오는 진행자의 말이 다시 한 번 저를 깨우쳐주었습니다.

그 진행자는, 남을 향해 손가락질을 하면 손가락 하나는 남을 향하지만, 손가락 세 개는 나를 향한다는 내용의 말을 했습니다. 그런데 얼마 전에는 여기에 하나 더 덧붙은 말을 들었습니다.

남에게 손가락질을 할 때 손가락 하나는 남을 향하고 세 개는 나를 향하지만, 나머지 하나는 하늘을 향한다는 말이 그것입니다.

제가 약사로서 생각을 해보니, 이 두 가지 이야기가 일리가 있는 말인 것 같습니다.

현대인의 병은 대부분 마음에서 온다고 합니다. 스트레스 때문이라고 하지요.

남의 흉을 보면 그 당시는 자신의 마음이 잠깐 후련해질지도 모릅니다. 그러나 그런 생각을 하는 것 자체는 그 사람 자신에게 아무런 이익이 없습니다. 오히려 해가 됩니다.

어느 사람을 미워하는 맘을 가지고 있거나, 또 그 사람의 흉을 보면 우선 흉을 보는 당사자의 마음에 그 사람을 미워하는 마음, 비난하려는 마음, 분노의 마음이 생깁니다.

그러면 그 사람은 스트레스 지수가 올라가 혈압이 올라가고, 심장도 빨리 뛰며, 호흡도 거칠어지고, 어지럽고 머리도 아프고 소화도 안되고, 얼굴도 벌개지며 잠도 푹 자지 못할 것입니다. 이처럼 여러 가지 해로운 점이 생깁니다.

그렇지만 정작 흉의 대상이 되는 사람에게는 아무런 해도 끼치지 못합니다. 그 사람은 다른 사람이 자신의 흉을 보는지 어쩐지 모르지 않겠습니까? 그 사람은 참 편안히 생활하고 있을 것입니다. 잠도 정말 푹 잘 것입니다. 괜히 나 혼자서만 그 사람을 미워하면서 화내다가 손해를 많이 보고 있는 겁니다.

이런 생각을 하면서 생활하다 보니 괜히 누군가를 마음에 품고 그 사람을 미워하거나 하지 않게 됐습니다. 그렇게 하니 제 마음도 편하고요. 이런 마음으로 생활하니까 남들과 크게 부닥칠 일도 적어지고, 그런 우스갯소리를 자주 하게 되었던 것 같습니다. 이런 생각으로 생활하는 것이 그런 농담을 주고받게 된 밑바탕 아닐까요?

이런다고 제가 환자들과 전혀 다툼이 없는 것은 물론 아닙니다.

이런 성경구절들이 생각납니다. 쉬운 성경에서 인용했습니다.

> 그러나 나는 너희에게 말한다. 자기 형제에게 화를 내는 사람은 재판정에 설 것이며, 자기 형제에게 나쁜 말을 하는 사람도 산헤드린 법정에 설 것이다. 또한 자기 형제에게 바보라고 하는 사람은 지옥 불에

던져질 것이다. 그러므로 네가 제단에서 예물을 드릴 때, 네 형제가 너에게 나쁜 감정을 갖고 있는 것이 생각나거든, 제단에 예물을 놓아두고, 가서 먼저 네 형제와 화해하여라. 그 후에 다시 와서 예물을 바쳐라. **마태복음 5:22-24**

"나는 빛 가운데 있습니다"라고 말하면서 자기의 형제를 미워하면, 그는 여전히 어두움 가운데 사는 사람입니다. 자기의 형제를 사랑하는 사람만이 빛 가운데 살고 있는 사람이며, 그런 사람은 다른 사람들을 잘못되게 하는 일이 없습니다. 그러나 형제를 미워하는 사람은 어두움 가운데 있는 사람이며, 어두움 속에 살면서 자신이 어디를 향해 가고 있는지를 알지 못하는 사람입니다. 그것은 어두움이 그를 눈멀게 만들었기 때문입니다. **요한 일서 2:9-11**

화가 나더라도 죄를 짓지 말며, 해가 지기 전에는 화를 풀기 바랍니다. **에베소서 4:26**

다른 사람을 헐뜯는 말을 하고 다니지 마라. 이웃의 목숨을 위태롭게 할 일을 하지 마라. 나는 여호와이다. 네 형제를 미워하는 마음을 품지 말고, 형제가 잘못을 하거든 타일러라. 그렇게 하지 않으면 그의 잘못 때문에 네가 죄를 뒤집어쓰게 될 것이다. 사람들이 너에게 나쁜 일을 했다 해도, 복수를 하거나 앙심을 품지 말고, 네 이웃을 네 몸과 같이 사랑하여라. 나는 여호와이다. **레위기 19:16-18**

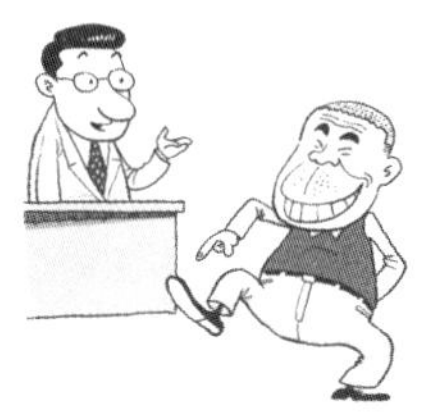

재치와 유머로 배우는

실전 약국경영

저자_ 정일영

1판 1쇄 인쇄_ 2008년 2월 1일

1판 1쇄 발행_ 2008년 2월 4일

펴낸곳_ 조윤커뮤니케이션

펴낸이_ 안혜경

편집장_ 최몽순

일러스트_ 조영남

주소_ 서울시 종로구 내수동 72번지 경희궁의 아침 3-1606호

전화_ 02-730-8841 팩스_ 02-730-8814

출판등록_ 제2-3307호

등록일자_ 2001년 4월 13일

ISBN 978-89-91216-21-1 03590

값 33,000원

• 잘못 만들어진 책은 교환해 드립니다.